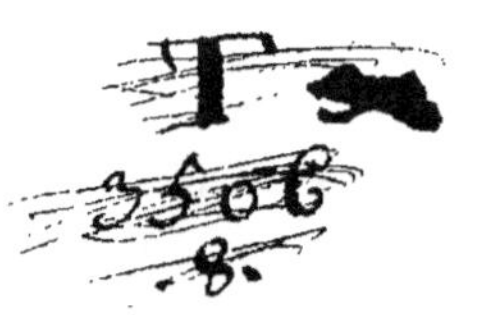

COURS

D'OPÉRATIONS

DE

CHIRURGIE,

SIXIÈME DÉMONSTRATION.

COURS D'OPÉRATIONS DE CHIRURGIE,

Démontrées au Jardin du Roi

Par M. DIONIS, *premier Chirurgien de Mesdames les Dauphines, & Chirurgien juré à Paris.*

HUITIEME ÉDITION,

Revue & soigneusement corrigée ; augmentée de Remarques importantes, & enrichie de Figures en taille douce qui représentent les Instrumens nouveaux les plus en usage,

Par M. GEORGE DE LA FAYE, *Professeur & Démonstrateur royal en Chirurgie, ancien Chirurgien des camps & armées du Roi, ancien Directeur de l'Académie royale de Chirurgie, Associé de l'Académie de Madrid & de celle de Rouen.*

SECONDE PARTIE.

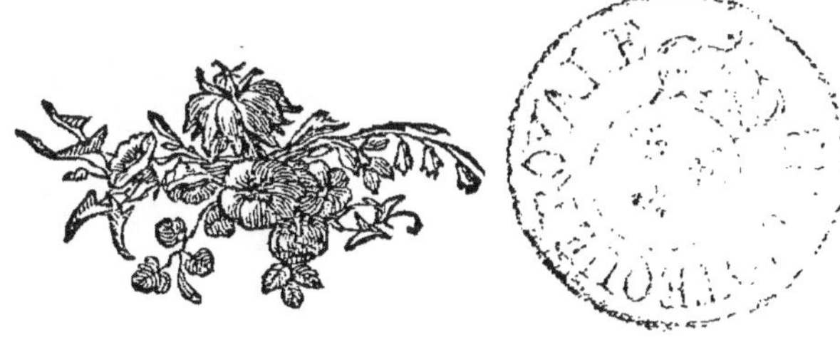

A PARIS,

Chez MÉQUIGNON l'aîné, rue des Cordeliers, près des Ecoles de Chirurgie.

M. DCC. LXXXII.

AVEC APPROBATION, ET PRIVILÈGE DU ROI.

XXX. POUR LES FRACTURES DU CRANE.
A
B
C
D
E
F
G
H
I
K
L
M
N
O
P
Q
X
R
S
T
V
Z
Δ

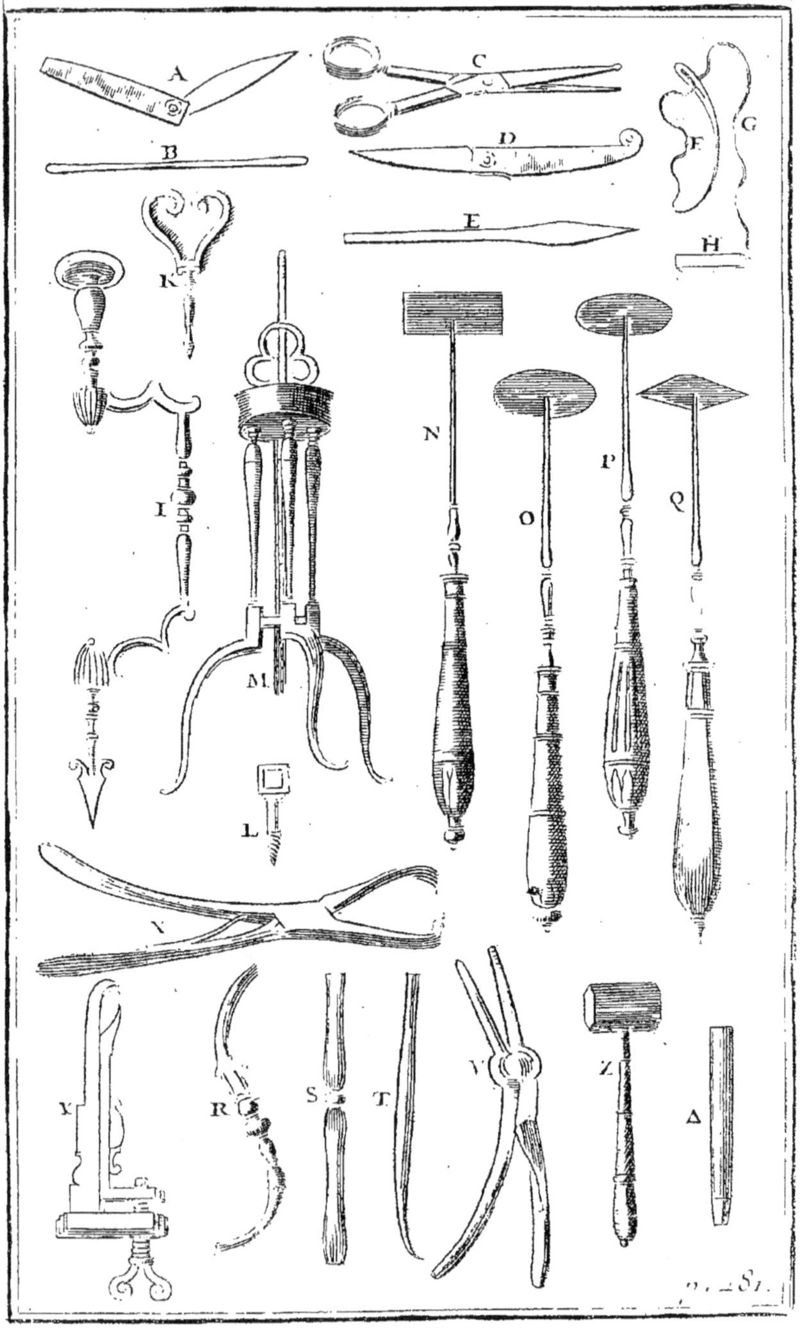

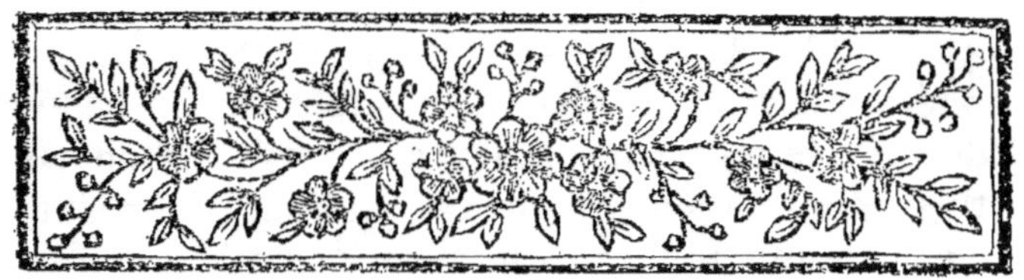

OPÉRATIONS

DE

CHIRURGIE.

SIXIEME DÉMONSTRATION.

*Des Opérations qui se pratiquent à la tête
& aux yeux.*

ET PREMIÉREMENT

DU TRÉPAN.

MESSIEURS, de toutes les opérations particulieres que demandent les maladies de la
tête, n'y en ayant guere de considérables & d'usitées
que celle du Trépan, nous y joindrons celles qui se
font aux yeux & aux parties qui en dépendent,
afin de remplir le temps destiné à notre Démonstration.

Il est bien vrai que les Anciens en pratiquoient
un grand nombre à cette partie; ils faisoient au front
trois incisions en long jusqu'à l'os, de la longueur
de deux doigts, pour couper tous les vaisseaux qui
étoient entre deux taillades; ils appeloient cette

H h

opération *hyspospathisme*, du nom de l'instrument dont ils se servoient, qui avoit la figure d'une spatule. Ils faisoient encore au dessous de la suture coronale une incision qui s'étendoit d'une tempe à l'autre, & pénétroit jusqu'au crâne, duquel ils séparoient le péricrâne : ils avoient donné à cette opération le nom de *periskitisme*, dérivé de περὶ, autour, & de σχιλίξειν, qui veut dire écorcher ou racler. Ils appliquoient aussi des cauteres, ou potentiels ou actuels, sur la suture coronale, pour corriger, à ce qu'ils prétendoient, l'intempérie froide & humide de la tête. Leur dessein étoit d'empêcher, par de tels moyens, le dépôt des humeurs sur les yeux & sur beaucoup d'autres parties, & ainsi de les préserver d'une infinité de maladies ; mais on les a trouvés si cruels & si peu utiles, qu'on ne les pratique plus aujourd'hui.

L'opération du trépan, que je me propose de vous démontrer, ne convient point aux plaies du cuir chevelu, ni à celles des tégumens de la tête, c'est pourquoi je ne vous parlerai pas de ces plaies ; & comme elle ne se fait qu'aux blessures du crâne, desquelles même il y en a quelques-unes où elle n'est pas nécessaire, il faudra vous en établir les différences, afin que vous soyez instruits de celles qui en ont besoin, & de celles où on se dispense de la faire.

Différentes sortes de fractures du crâne.

Les especes de fractures du crâne sont en grand nombre ; elles ont toutes leurs noms particuliers ; & comme ce sont les Grecs qui les leur ont donnés, la barbarie & la rudesse de leur prononciation pourra effrayer le jeune Chirurgien, à qui ils paroîtront au commencement difficiles à retenir ; mais pour peu qu'il s'y accoutume, il demeurera d'accord qu'il étoit mal-aisé de leur en trouver de plus convenables, & dont l'étymologie fît aussi bien entendre la nature de ces plaies.

Je les réduis à douze, que je vais vous expliquer

les unes après les autres. Je rapporterai d'abord leur nom grec, & je vous dirai ensuite le nom que les Latins leur ont imposé ; puis nous viendrons au nom françois sous lequel nous les connoissons. Cette méthode vous en donnera une idée qui s'imprimera dans votre mémoire sans beaucoup de peine.

Hedra, dérivé d'ἕζειν, qui veut dire seoir, en latin *sedes* ou *vestigium*, en françois marque ou siége, est une très-simple incision au crâne, où le coup ne laisse que la marque, sans pénétrer au delà.

Eccope est dérivé de ἐν, qui signifie entre, & de κόπτειν, couper, en latin *incisio* ou *excisio*, en françois coupure, incision ; c'est une solution de continuité en l'os, laquelle ne s'étend pas plus loin dans la partie, que l'instrument qui a fait le coup.

Diacope vient de διά, qui signifie par, & de κόπτειν, couper, en latin *præcisio* ou *dissectio*, en françois taillade, dissection ; c'est une espece de fracture au crâne, dont le coup a été donné de biais, & où la piece de l'os n'est qu'à demi-emportée.

Aposkeparnismos est tiré de ἀπό, préposition grecque qui désigne la séparation, & de σκέπαρνος, une hache ou doloire, en latin *dedolatio*, en françois dédolation ; c'est une solution de continuité au crâne, où la piece est emportée & coupée, comme si la doloire ou la hache y avoient passé.

Trichismos, qui vient de θρίξ, un poil, en latin *rima capillaris*, en françois fente capillaire, est une fracture où la fente du crâne est si fine & si déliée, qu'elle ressemble à un cheveu. Pour la découvrir, il faut quelquefois mettre de l'encre sur le crâne, & après l'avoir essuyé, on apperçoit la fente par le trait que cette teinture y laisse.

Rhogma, de ῥωγμή, qui veut dire diviser, en latin *rima*, *scissura*, en françois fente ou fêlure, est une fente apparente qui s'étend au delà de l'instrument avec quoi on a frappé, & par laquelle l'os ne s'écarte point de sa place, ses pieces divisées reſtant égales & continues; ces fentes ſe font au crâne comme celles qui ſe font aux pots de terre.

Apechema, de ἀπὸ, loin, & de ἤχος, ſon, qui veulent dire redoublement de fracas ou de bruit par écho, en latin *reſonatio*, en françois contre-coup ou contre-fente, eſt une eſpece de fracture du crâne, faite en la partie oppoſée à celle qui a reçu immédiatement le coup.

Thlaſis ou *phlaſis*, de θλάσις, en latin *contuſio*, & en françois contuſion ou colluſion, c'eſt-à-dire, écachement ou froiſſure, eſt une contuſion en l'os, cauſée par quelque effort externe, ou bien une dépreſſion ou un enfoncement fait avec violence à la ſuperficie extérieure du crâne, laquelle eſt rentrée en dedans ſans aucune fente, comme ſe font les enfonçures aux pots d'étain.

Enthlaſis ou *ecphlaſis*, en latin *introitus*, *deſidentia* ou *illiſio*, en françois embarrure, déſidence ou écraſement; c'eſt une fracture du crâne où il y a pluſieurs fentes, & où il eſt briſé en pluſieurs morceaux.

Ecpieſma, dérivé de ἐκ, qui veut dire dehors, & de πιέσειν, preſſer, en latin *depreſſio*, en françois enfonçure ou embarrure avec eſquilles; c'eſt une rupture dure du crâne en pluſieurs pieces, dont quelquesunes ou toutes preſſent & bleſſent les membranes.

Engiſſoma, dérivé de ἐν, qui ſignifie dedans, & γεισσόμαι, en latin *appropinquatio*, en françois approchement; c'eſt une fracture du crâne, en laquelle un des bouts de l'os ſéparé eſt enfoncé ſur la duremere, l'autre bout relevé en dehors, faiſant le pontlevis.

Camaroſis, de καμάρα, qui veut dire une voûte, en latin *teſtudinatio* ou *fornicatio*, en françois voûture, eſt une eſpece de fracture du crâne où le milieu de l'os fracturé s'éleve en forme de voûte, & reſſemble au dos d'une tortue.

Mais je réduis toutes ces fractures du crâne ſous trois genres; ſous l'inciſion, ſous la fente, & ſous la contusion, qui renferment les douze fractures dont je viens de vous parler.

L'incision est une petite plaie au crâne, qui ne va pas plus loin que l'instrument qui l'a faite; elle en contient quatre, qui sont les premieres, savoir; l'*hedra*, qui n'est qu'une simple marque; l'*eccope*, qui est une petite incision; le *diacope*, qui n'enleve point la piece de l'os; & l'*aposkeparnismos*, qui emporte la piece, comme un coup de hache. Ces quatre plaies du crâne ne demandent point le trépan.

De l'incision.

La fente est une solution de continuité au crâne, qui va plus loin que l'arme qui a donné le coup : elle comprend trois sortes de fractures, savoir; le *trichismos*, ou la scissure capillaire; le *rhogma*, ou la fente apparente; & l'*apechema*, ou le contre-coup. L'opération du trépan convient à ces trois especes.

De la con-
tusion.

La contusion est une dépression violente faite par quelque instrument contondant, qui rompt & sépare les parties du crâne qui étoient unies en-semble : elle a sous elle cinq autres especes de fractures, savoir; le *thlasis*, ou l'enfonçure sans fracture apparente; l'*enthlasis*, ou l'écachement & la brisure de l'os; l'*ecpiesma*, où les esquilles pres-sent la dure-mere; l'*engissoma*, où l'os est en forme de pont-levis; & le *camarosis*, où l'os est en voûte & fait comme le dos d'une tortue. Ces cinq sortes de fractures ne se peuvent guérir sans le secours du trépan, excepté le *thlasis*, où l'os peut aux enfans faire ressort & se remettre immédiatement après le coup reçu.

On convient de toutes ces fractures du crâne, excepté de l'*apikima*, qui est le contre-coup.

Tous les Anciens l'ont établi comme certain, & ils nous en parlent comme s'ils l'avoient vu arriver plusieurs fois; ils veulent que ce soit l'air du dedans de la tête, lequel étant poussé par la violence du

Du contre-
coup.

H h iij

coup à la partie oppofée à celle qui a été immédiatement frappée, fait fendre celle-là plutôt que l'autre quand elle y eft beaucoup plus difpofée; & ils appellent cette plaie contre-fente. Mais quelques Modernes la conteftent, croyant prouver par des raifons phyfiques & démonftratives que le contre-coup ne fe fauroit faire, parce que le crâne eft compofé de plufieurs pieces jointes enfemble, ce qui doit amortir le coup; & qu'il n'en eft pas de même du crâne que des pots de terre, qui par une vertu élaftique fe caffent quelquefois à la partie oppofée à celle qu'on frappe; car la grande liaifon de leurs particules fait qu'elles réfiftent toutes à la fois; & lorfqu'il y a moins d'union & de fermeté en un endroit qu'en un autre, c'eft là où ils fe brifent. On ajoute que ces mêmes Anciens donnant pour ufage aux futures d'empêcher qu'une fracture ne paffe d'un os du crâne à un autre, femblent contredire au principe fur lequel ils fondent le contre-coup. On foutient enfin que s'il s'eft trouvé des fentes en d'autres endroits qu'en celui où le coup avoit été directement appliqué, cela vient par un fecond ou troifieme coup reçu, ou par une autre chute dont le bleffé ne fe reffouvient point, parce que la force du premier coup ou de la premiere chute l'ayant tout étourdi, l'aura empêché de favoir ce qui fe fera paffé enfuite.

Hiftoires qui
le prouvent.

Je ferois affez porté à fuivre le fentiment des Modernes, fi deux faits qui me font tombés entre les mains, ne me confirmoient pas dans l'opinion des Anciens : les voici. A Verfailles, en 1690, un Palefrenier de M. le Duc de Chevreufe, allant abreuver fes chevaux, tomba la tête fur le pavé; on le rapporta à l'Hôtel ayant perdu connoiffance. Je fus appelé auffi-tôt, & je lui trouvai une plaie fur le coronal : je la dilatai affez pour y appliquer le trépan. Le lendemain ayant vu une fracture à l'os, je le trépanai : il demeura toujours fans connoiffance. Trois jours après, une tumeur ayant paru sur l'occipital, je l'ouvris, & remarquant qu'il étoit fracturé, j'y fis un second trépan; il sortit par l'un & par l'autre beaucoup de sang, & à mesure que ce sang sortoit le jugement lui revenoit. Je continuai à le panser, & il guérit. En 1692, une fille de neuf ans se trouvant auprès de gens qui jouoient aux quilles, la boule jetée en l'air, au lieu de tomber dans le quillier, tomba sur la tête de la petite fille, qui en fut assommée : on la porta chez son pere, qui tenoit un cabaret auprès des Récolets. On me vint chercher; j'observai deux grosses contusions sur les pariétaux; j'ouvris la plus grosse, où j'apperçus l'os fracturé, & je la trépanai. Deux jours après, l'autre contusion ne diminuant point, je fus obligé de l'ouvrir; & y ayant trouvé une fracture, je ne pus pas me dispenser d'y faire encore un trépan; la connoissance lui revint peu à peu, les accidens se dissiperent à mesure que les plaies suppuroient, & elle en guérit. La premiere de ces histoires prouve le contre-coup de devant en derriere, & la seconde prouve qu'il se peut faire d'un côté de la tête à l'autre; car il n'est pas vrai qu'ils aient reçu chacun deux coups différens, & justement aux endroits où on établit les contre-coups (a).

(a) On a plusieurs exemples d'autres especes de contre-coups. On a trouvé la deuxieme table d'un os brisée, quoique la premiere eût résisté au coup. On a vu des os brisés au dessus & au dessous des endroits où les coups leur avoient été portés. Enfin on a remarqué qu'un os voisin d'un autre os qui est frappé, peut se casser sans que celui-ci soit endommagé.

Il est inutile de donner ici des raisons mécaniques de ces accidens, ni de détruire celles qu'on allegue contre leur possibilité, dont presque tous les Praticiens sont aujourd'hui convaincus. Le témoignage d'un grand nombre d'Anciens & de Modernes, [illegible] plusieurs crânes.

Deux sortes de signes.

Les signes des fractures du crâne, tirés des meilleurs Auteurs, & mis en ordre par les Modernes, sont de deux sortes ; ou sensibles, ou rationnels.

Les signes sensibles, sont ceux qui tombent sous les sens du malade & du Chirurgien. Ceux qui regardent le malade, sont d'avoir ouï du bruit & un craquement à l'os au moment qu'il a été blessé ; d'entendre, lorsqu'on frappe sur l'os découvert, un son comme celui d'un pot fêlé ; de sentir un ébranlement douloureux, qui lui répond à la plaie, quand il serre quelque chose entre les dents. Ce dernier signe n'est pourtant pas constant & certain ; j'en ai vu à qui on faisoit serrer un mouchoir entre les dents, & qui en le tirant ne sentoient point de douleur à la plaie, quoiqu'ils eussent le crâne fracturé ; & d'autres qui en sentoient, quoiqu'il n'y eût point de fracture, parce que la plaie étant au muscle crotaphite ou aux environs, l'effort & le mouvement de la mâchoire s'y communiquoit aisément.

Les signes sur lesquels le Chirurgien se fonde, sont tirés de trois choses ; 1°. de la vue, lorsque la fracture est tellement apparente qu'il la découvre par ses yeux ; 2°. du toucher, quand il la peut sentir avec le doigt ; 3°. de la sonde, qui lui fait rencontrer des inégalités à l'os.

Les signes rationnels dépendent, 1°. de la cause efficiente ; 2°. de la nature de la plaie ; 3°. des accidens.

que des curieux conservent dans leur cabinet, suffisent pour convaincre l'incrédulité de quelques particuliers.

Il arrive quelquefois que des coups violens, en brisant les os, en écartent les sutures. Quand un coup est porté sur l'occipital, il se peut faire qu'elles s'écartent en deux endroits opposés, comme quelques expériences l'ont fait voir. Il se forme une tumeur dans les endroits de ces écartemens.

A la cauſe efficiente il faut conſidérer trois choſes. 1. Celui qui a frappé; ſavoir s'il eſt fort & robuſte, s'il étoit en colere, s'il a frappé avec violence, & s'il étoit ſitué plus haut que celui qui a été bleſſé. Toutes ces circonſtances dénotent que le coup a porté avec plus de force, au lieu que des circonſtances oppoſées marquent le contraire. 2. Avec quoi on a frappé; par exemple, ſi c'eſt un bâton, on doit avoir égard à ſa quantité, s'il eſt gros ou menu; à ſa maſſe, s'il eſt d'un bois peſant ou léger; à ſa figure, s'il eſt égal ou inégal, s'il eſt rond, carré ou triangulaire; & enfin à la qualité & à la forme de ſa ſubſtance. 3. Si c'étoit un inſtrument de fer ou de plomb, tranchant ou obtus & contondant; ou bien ſi c'étoit une pierre, ſavoir ſi elle étoit groſſe ou petite, ſi elle eſt tombée de fort haut.

Touchant la nature de la plaie, il faut examiner, 1. ſa grandeur; car plus elle eſt grande, plus on a lieu de ſoupçonner une fracture. 2. Si elle eſt accompagnée d'une inſigne contuſion, ce qui marquera que le coup aura été contondant. 3. La ſituation, parce qu'étant ſur un os mince comme le pariétal, il pourra plutôt y avoir fracture, que ſur un os épais & dur comme l'occipital.

Sur les accidens, on obſervera de quelle nature ils ſont, car il y en a de primitifs & de conſécutifs : ceux-là arrivent dans l'inſtant de la bleſſure; par exemple, le bleſſé aura d'abord été étourdi comme un bœuf qu'on aſſomme, & il ſera tombé comme un ſac de bled; il lui ſera ſurvenu auſſi-tôt un flux de ſang par la bouche, par le nez ou par les oreilles, avec perte du jugement, de la voix & de la mémoire. Les conſécutifs viennent enſuite de la fracture,

comme les nauſées, le vomiſſement, la fievre &
l'aſſoupiſſement (a).

(a) Les ſymptômes que l'Auteur donne ici pour des
ſignes de la fracture du crâne, n'en ſont des ſignes que
fort équivoques ; car ſouvent ils ſurviennent lors même
que cette partie n'eſt point endommagée, & elle peut
être conſidérablement fracturée ſans que ces ſymptômes
paroiſſent. On ne doit les regarder que comme des
ſuites du dérangement des fonctions du cerveau. Pour
prouver cette importante propoſition, je m'étendrai un
peu au long ſur les déſordres que les coups portés à la
tête y cauſent.

Ces coups ne ſont dangereux, que parce qu'ils dérangent
les fonctions du cerveau, ſoit en l'ébranlant, ſoit en y
occaſionnant une compreſſion.

Je parlerai ſéparément de l'ébranlement ou commotion du
cerveau, & de ſa compreſſion.

Lorſque la tête eſt frappée par quelque coup, ou que
dans une chute elle rencontre quelque corps dur, le
crâne ne peut recevoir de mouvement ſans le communiquer, au moins en partie, à la ſubſtance du cerveau,
qui le remplit exactement. Plus le crâne réſiſte à l'effort
du coup, plus la portion du mouvement qu'il communique au cerveau eſt conſidérable, c'eſt-à-dire, que s'il
ſe fait une grande fracture au crâne, la commotion du
cerveau peut être légere ; mais s'il demeure entier, ou ſe
trouve peu fracturé, la commotion du cerveau eſt proportionnée à la violence du coup. Une expérience fami-
liere aidera à faire concevoir ceci. On prend par un bout
une planche mince, comme celles dont on fait les ton-
neaux, & l'on frappe avec force ſur quelque corps dur.
Si elle ne ſe caſſe point, une bonne partie du mouvement
que le coup aura occaſionné dans toutes les parties de la
planche, paſſe dans les mains qui la tiennent, & y cauſe
un engourdiſſement fort douloureux. Si elle ſe caſſe, les
mains ne ſe reſſentent preſque point du coup, ou plutôt
ne s'en reſſentent qu'à proportion qu'elle eſt plus ou moins
briſée. Il eſt aiſé de faire par comparaiſon l'application de
cette expérience à la matiere qu'on traite.

Voy. l'Hiſt.
de l'Acadèm.
des Sciences,
année 1701.

Pluſieurs faits confirment ce qu'on avance. » Un cri-
» minel, jeune & fort, prit ſa ſecouſſe de quinze pieds
» dans le cachot où il étoit renfermé, &, la tête baiſ-
» ſée & les mains derriere le dos, alla donner de la tête
» contre le mur oppoſé, en courant de toute ſa force ;

» il tomba fur la place roide mort, fans proférer une
» parole ni pouffer un feul cri. M. Littre, appelé pour
» vifiter le cadavre, fut furpris de ne trouver en de-
» hors à la tête aucune contufion, tumeur, plaie ou
» fracture, & de trouver tout en dedans en fon état
» naturel ; feulement le cerveau ne rempliffoit pas à
» beaucoup près toute la capacité intérieure du crâne,
» comme il fait ordinairement, & fa fubftance, auffi bien
» que celle du cervelet & de la moëlle alongée, étoit
» au toucher & à la vue, plus ferrée & plus com-
» pacte que de coutume. Voilà la feule chofe à quoi l'on
» puiffe attribuer cette mort fubite. Le cerveau s'étoit
» affaiffé très-confidérablement par la violente commotion du
» coup ; & comme il a peu de reffort, il n'avoit pas pu
» revenir de cet état ; & par conféquent la diftribution des
» efprits dans tout le refte du corps, néceffaire pour tous
» les mouvemens, avoit ceffé dans l'inftant «.

On a vu fouvent des crânes confidérablement fracaffés,
fans qu'il foit furvenu aucun fymptôme, & que les bleffés
aient gardé le lit. On a remarqué au contraire que de fortes
contufions fans fracture, ou avec de petites fractures appelées fentes capillaires, font ordinairement accompagnées
d'accidens fâcheux. Il eft inutile de rapporter ici des
exemples de ces faits, car on en rencontre tous les jours,
& les Auteurs en font pleins.

De plus, l'expérience fait voir que les fymptômes attri-
bués à la fracture des os furviennent non feulement fans
qu'il y ait de fracture, mais encore fans que la tête ait
été frappée. Un coup reçu au menton, une chute de fort
haut fur les pieds, fur les genoux, & même fur les
feffes, les ont quelquefois occafionnés ; ce qu'on ne fauroit
expliquer, qu'en difant que la violence des coups reçus ailleurs
qu'a la tête, peut fe tranfmettre de partie en partie jufqu'au cerveau, & y caufer une commotion, dont ces accidens
font les fuites.

Enfin l'expérience nous apprend encore que les fymptômes peuvent furvenir fans qu'on ait reçu de coups, ou
lorfqu'on a été frappé par des corps mous, & par conféquent
incapables d'offenfer le crâne. Par exemple, fi une perfonne en prend une autre par les cheveux & lui fecoue la
tête, il peut caufer une commotion au cerveau, qui fera
fuivie de fymptômes. Un lit de plumes, ou une botte de
foin, peut, en tombant fur la tête d'une perfonne, produire
le même effet.

Ce qu'il y a de dangereux dans la commotion du cerveau,
c'eft, 1.°. la perte du reffort de fes fibres qui produit l'affaiffe-

ment du cerveau fur lui-même, & celle du cervelet; 2°. fa rupture de quelque vaifleau fanguin.

Le cerveau eft une maffe très-molle, compofée d'une infinité de fibres délicates, qui, dans le moment de la commotion, peuvent perdre leur reffort en tout ou en partie, & tomber les unes fur les autres. La perte totale du reffort de ces fibres, s'il ne fe rétablit promptement, caufe une mort fubite, telle que celle du prifonnier dont on a parlé.

Il y a une infinité de vaifleaux fanguins qui entrent dans la compofition du cerveau, & dont les tuniques font fort délicates. Il eft aifé par conféquent qu'un ou plufieurs fe rompent, lorfque cette partie eft confidérablement ébranlée. En ce cas, la commotion y occafionne une compreffion formée par le fang qui s'épanche fur la furface du cerveau, ou même dans fa fubftance. Cet épanchement eft plus ou moins confidérable, & plus ou moins de temps à fe manifefter, à proportion que le vaifleau ouvert eft plus ou moins gros.

L'affoibliffement du reffort des fibres du cerveau & l'épanchement des liqueurs, font les caufes immédiates des fymptômes de la commotion, qui fe divifent en primitifs & en confécutifs.

Les primitifs font ceux qui arrivent au moment de la bleffure, comme la perte de mouvement & de connoiffance, la chute du bleffé, caufée par la paralyfie momentanée des extrémités inférieures, l'iffue involontaire de toutes les déjections, le vomiffement bilieux ou celui des alimens, le faignement du nez, des yeux, des oreilles, & de la bouche.

On juge de la grandeur de la commotion & du dérangement qu'elle caufe, par la durée, la violence & le nombre de ces fymptômes. Il faut auffi avoir égard à la délicateffe du cerveau de celui qui a été bleffé. Les enfans, par exemple, l'ont plus mou que les perfonnes avancées en âge.

Les fignes confécutifs font ceux qui furviennent quelque temps après la bleffure. Tels font la léthargie, la fievre, la frénéfie, & la plupart de ceux que l'on a mis parmi les primitifs, lorfqu'ils reviennent. Car il arrive quelquefois que les premiers fymptômes ceffent, & reparoiffent après un certain temps, comme deux ou trois heures, ou même plufieurs jours après l'accident.

La fievre n'eft pas toujours une mauvaife marque; au contraire, dans les fortes commotions fon abfence n'eft pas un figne favorable. Tous ces fymptômes, tant primitifs que confécutifs, viennent, les uns du dérangement ou défordre des efprits animaux, & les autres du trouble qui arrive dans la circulation du fang.

Dans ces cas, on faigue du bras, du pied & de la jugulaire, pour prévenir l'épanchement ou pour y remédier, & pour faciliter le rétabliffement des fibres du cerveau. La faignée peut remédier à l'épanchement qui furvient dans le cerveau lorfqu'il eft petit, comme elle remédie à ceux qui arrivent dans les autres parties du corps; elle peut, en dégageant les vaiffeaux, faciliter la rentrée des liqueurs. Néanmoins l'épanchement eft quelquefois fi confidérable, qu'on ne peut évacuer que par le trépan les liqueurs répandues. Mais, pour l'appliquer, il faut favoir l'endroit où l'épanchement eft formé, & que d'ailleurs il ne foit point dans l'intérieur du cerveau, où l'on ne peut pas pénétrer. Or, il eft prefque impoffible d'avoir des indices du lieu d'un épanchement occafionné par la feule commotion du cerveau. Dans ce cas, le fang épanché devient quelquefois purulent, & le malade meurt.

On a trouvé, en ouvrant les cadavres, beaucoup d'exemples de ces fortes d'accidens.

Il eft important de remarquer ici, au fujet des épanchemens occafionnés par la commotion, qu'il y en a dont les fymptômes ne fe manifeftent que long-temps après le coup reçu. Combien a-t-on vu de perfonnes, & principalement d'enfans, qui avoient reçu quelque coup a la tête, mourir plufieurs mois après, fans qu'il leur fût furvenu d'accidens que peu de temps avant leur mort? Les vaiffeaux qui fe rompent font quelquefois fi fins, que ce n'eft qu'à la longue qu'il fe trouve une affez grande quantité de liqueur épanchée pour produire les fymptômes & caufer la mort.

En effet, en ouvrant les cadavres de ces perfonnes, on a trouvé du pus ou du fang épanché fur la dure-mere, entre les meninges ou dans le cerveau.

Ces exemples font voir qu'auffi-tôt qu'on a reçu un coup à la tête, quoique léger, il faut recourir aux remedes généraux, & démontrent la fauffeté du préjugé de ceux qui s'imaginent qu'il n'y a rien à craindre des coups reçus à la tête, lorfqu'il ne furvient aucun fymptôme pendant les quarante premiers jours.

La compreffion du cerveau, qui eft le fecond effet qu'on a à craindre des coups portés à la tête, peut arriver de différentes manieres.

Du sang, ou quelque autre liqueur épanchée sur la dure-mere, entre cette membrane & la pie-mere, entre celle-ci & le cerveau, ou dans la propre substance du cerveau; quelque portion d'os déplacée entiérement ou en partie, une pointe d'os qui pique la dure-mere; le corps qui a fait la plaie, s'il reste dans la plaie; l'inflammation des meninges, occasionnée par une petite division ou par la contusion du péricrâne, sont les causes immédiates de la compression du cerveau.

L'assoupissement, la perte de connoissance, le saignement du nez, des oreilles, & principalement de celle qui est du côté du coup, celui des yeux, la dureté du pouls, la rougeur du visage, l'inflammation des yeux, la paralysie, la convulsion, la douleur & la fievre, en sont les symptômes ordinaires.

Il faut remarquer que l'assoupissement est plus considérable, quand la compression vient de quelque portion d'os ou d'un épanchement, que lorsque la dure-mere est piquée ou déchirée par quelques esquilles. Mais en ce dernier cas la douleur est plus profonde, & la pesanteur de tête plus considérable. Tous les symptômes en général sont moins violens lorsqu'ils surviennent en conséquence de la contusion du péricrâne; parce qu'alors la dure-mere n'étant lésée qu'en second, à cause de la communication des vaisseaux de cette partie avec le péricrâne, la compression est moins considérable. La douleur est alors plus extérieure & plus vive; le malade se réveille de son assoupissement lorsqu'on touche à quelque endroit de sa tête, & sur-tout à celui de la plaie; ses yeux & son visage sont moins rouges, ses paupieres sont gonflées; on voit sur toute sa tête une tension & un gonflement œdémateux, & quelquefois inflammatoire, qui se borne à l'origine des muscles frontaux & occipitaux, & dont les oreilles sont exemptes. Ces derniers symptômes sont les marques les plus certaines de la lésion du péricrâne.

On remédie à la contusion du péricrâne par la saignée, ou, si elle ne réussit pas, par une incision cruciale qu'on fait à cette partie avec un bistouri droit, dont on porte obliquement la pointe sous la peau, afin que cette incision s'étende plus sur le péricrâne que sur le cuir chevelu. Par ce moyen on débride cette membrane, on donne issue aux liqueurs, on fait cesser l'inflammation & les symptômes qui en sont les suites. On panse cette plaie simplement. On met sur l'os & sur le péricrâne un plumaceau trempé dans une liqueur fpiritueufe , telle que l'eau-de-vie ; on couvre d'un digeftif fimple la plaie des tégumens , & l'on applique fur toute la tête des réfolutifs fpiritueux.

Lorfque la compreffion vient d'une autre caufe que de la contufion du péricrâne, on a ordinairement recours au trépan ; mais, avant que de faire cette opération , il faut connoître le lieu où eft le défordre , ce qu'il n'eft pas toujours aifé de favoir.

La vue découvre facilement une fracture qui eft à l'endroit de la plaie. Il y a lieu de croire alors que le fang épanché , ou quelque piece offeufe détachée , comprime ou pique la dure-mere, & caufe le défordre. On trépane dans ce lieu pour donner iffue au fang épanché , ou pour pouvoir relever les pieces offeufes enfoncées, ou pour ôter celles qui fe font féparées de leur tout, & qui piquent la dure-mere. Peu de temps après les fymptômes fe diffipent, pourvu qu'il n'y ait point d'épanchement dans un endroit inconnu, que la compreffion ne foit pas compliquée de commotion, & que la fracture ne foit pas fi étendue qu'on ne puiffe en découvrir la fin.

Il eft difficile de favoir l'endroit de la tête où eft la caufe du défordre , fi l'on n'apperçoit point la fracture au crâne dans le lieu de la plaie, & encore plus s'il n'y a point de plaie aux tégumens. Lorfqu'il y a une plaie, on conjecture que l'épanchement s'eft formé au deffous d'elle. Mais on ne fait pas fi un contre-coup n'a pas caufé un épanchement dans un autre endroit.

S'il n'y a pas de plaie, ou fi on foupçonne un contre-coup , quoiqu'il y ait une plaie, on fait rafer la tête & on l'examine avec attention.

Quand on trouve en quelque endroit de la tête une tumeur, qu'on appelle vulgairement boffe , il faut voir fi elle eft avec pulfation ou fans pulfation.

La pulfation vient de l'ouverture d'une artere, ou de l'effort que fait le cerveau pour fortir. Dans le premier cas, la tumeur eft un anévrifme. Plus elle eft groffe , moins la pulfation eft fenfible.

Si la pulfation vient du cerveau, qui étant dépouillé du crâne fait effort pour fortir, on fent, en touchant la tumeur d'une certaine maniere, des pieces offeufes fracaffées, qui en fe frottant les unes contre les autres , font un bruit de crépitation, qu'il ne faut pas confondre avec la crépitation que l'on entend en touchant aux emphyfémes qui furviennent quelquefois après des coups portés à la tête. Il est aisé de juger par cette crépitation que font les pieces osseuses, qu'il y a une fracture considérable à la tête.

Quand la tumeur est sans pulsation, c'est le sang vénal qui la forme. Elle est plate, molle dans son milieu, avec une espece de fluctuation, dure dans sa circonférence, & plus ou moins élevée à proportion du nombre des fentes ou fractures qui se coupent.

Lorsqu'on ne trouve point de tumeur à la tête, il faut examiner s'il n'y a point quelqu'endro t déprimé, douloureux ou pâteux, c'est-a-dire, où l'impression du doigt reste ; car cette dépression indique ordinairement le lieu de la fracture & de l'épanchement, s'il y en a. Ce lieu, comme on l'a dit, n'est pas toujours celui qui a été frappé, puisque la fracture peut venir d'un contre-coup.

On ne doit pas être surpris que les coups qui brisent le crâne n'endommagent pas quelquefois les tégumens, principalement lorsque ces coups sont portés par des corps ronds qui passent avec une grande rapidité. Les corps flexibles, tels que les tégumens, cédent, sans se rompre, à la violence du coup qu'on leur porte ; mais les corps durs, tels que le crâne, se cassent & se brisent. Ceux qui sont blessés par des balles de fusil, n'ont souvent qu'une simple dépression sans plaie à l'endroit où la balle les a touchés ; mais l'on trouve au dessous une fracture considérable, ou même une fracture de la table interne. On trépane d'abord ces sortes de plaies, si les accidens l'exigent.

Il faut ouvrir les tumeurs & les endroits déprimés. On y trouve quelquefois une fracture plus ou moins considérable, quelquefois aussi on n'en trouve point. Dans ce dernier cas, si le péricrâne est détaché, on a lieu de penser que la table interne peut être fracturée.

On doit se ressouvenir qu'en prescrivant d'ouvrir les endroits déprimés & les tumeurs, on suppose les symptômes qui marquent la lésion de la dure-mere ou du cerveau, en conséquence de quelque fracture ou épanchement. Car s'il n'y en avoit point, il faudroit regarder la blessure comme légere, & par conséquent ne point faire d'ouverture aux tégumens, à moins qu'en touchant la tête on ne reconnût, par la crépitation ou par la pulsation, qu'il y a un grand fracas des os du crâne, ou une tumeur anévrismale.

On croit nécessaire de finir cet article par quelquesunes des observations qui prouvent ce que l'on a avancé au sujet des plaies de la tête & des symptômes qui en

font

font les fuites ; & qui font voir non feulement que les fractures confidérables ne font pas toujours fuivies de fymptômes fâcheux, mais encore que les meninges peuvent être offenfés, & que le cerveau peut perdre une partie confidérable de fa fubftance, fans que la bleffure foit mortelle, ni même accompagnée d'un accident confidérable.

Un enfant de dix à onze ans étant tombé fur le front, une piece de l'os coronal fe détacha, & perça les meninges & le cerveau. La plaie des tégumens avoit beaucoup d'étendue, & on entrevoyoit à l'endroit de la fracture une portion confidérable de la fubftance du cerveau. Il ne furvint néanmoins aucun accident, & le bleffé fut parfaitement guéri en peu de temps.

Bibl. Chir. Mangei, p. 577.

Sennert rapporte qu'une perfonne ayant été bleffée par une hache qui lui tomba fur la tête, & dont le fer lui entra fort avant dans le cerveau, une portion de la fubftance de ce vifcere, groffe comme une noix, fortit au dehors par l'ouverture de la plaie, & rentra enfuite peu à peu; de forte que le bleffé fut guéri parfaitement.

L. V. p. IV.

Un foldat donna un fi grand coup de la poignée de fon épée à un payfan fur le côté droit de l'os coronal, que le crâne ayant été fracaffé, & les membranes rompues, la fubftance du cerveau qui étoit au deffous fut meurtrie, & fortit les premiers jours par fuppuration. On vit auffi dans le cerveau une cavité où l'on auroit pu mettre une noix. Il ne furvint néanmoins au bleffé aucun fymptôme, excepté une petite fievre qui ceffa après la fuppuration, & la plaie guérit heureufement.

Fab. Hildanus Cent. Obf. 6.

M. de la Peyronnie a guéri une perfonne à qui une grande portion de la fubftance du cerveau avoit été emportée, » fans qu'il en eût aucun accident au commencement, ni » long-temps après fa bleffure, & fans qu'il lui en ait refté » le moindre après fa guérifon. Mais, dit M. de la Pey- » ronnie, lorfque dans le temps des panfemens, la cavité » d'où cette fubftance avoit été enlevée étoit pleine de fup- » purations graffes, telles que le cerveau les fournit ordi- » nairement, pendant tout le temps que le poids de ces » matieres preffoit une portion du corps calleux, le malade » perdoit la vue du côté oppofé à la preffion. Il recouvroit » la vue lorfque les matieres étoient vidées par une refpi- » ration forcée & retenue, ou par le fecours d'une feringue » avec laquelle je la pompois; je fus même obligé d'y faire » des injections pour délayer les matieres, & pour vider les » flocons de la fubftance du cerveau, qui avoient de la peine » à fortir «.

Lettre de M. de la Pey- ronnie à M. Manne.

Ii

V. le Merc.
de France,
Janv. 1722.

Une perfonne ayant tiré imprudemment un fufil dans lequel la baguette étoit reftée, un enfant de dix ans reçut le coup. Le bout de la baguette lui brifa les os du crâne, & une portion entra dans la fubftance du cerveau de la profondeur de deux travers de doigt. On ôta ce corps étranger, & l'on tira pendant les dix-huit premiers jours de la bleffure, & à différentes reprifes, dix-huit efquilles. Il n'arriva à l'enfant d'autres accidens que la fievre, qu'il eut pendant les huit premiers jours; & quand on eut retiré le bout de la baguette & les efquilles, il fut guéri fort promptement.

Obferv. de
M. Briffeau.

Le premier Mai 1716, un foldat fut bleffé d'une fleche, qui ayant fracturé la partie moyenne & latérale de l'os pariétal du côté droit, pénétra fort avant dans la fubftance du cerveau, où le fer refta jufqu'au feptieme du même mois, fans caufer aucun accident. Lorfqu'on eut reconnu avec la fonde ce corps étranger, on appliqua au bleffé deux couronnes de trépan. Il fortit avec impétuofité, par la premiere ouverture, une grande quantité de matiere, & le bleffé devint paralytique du côté gauche. Plufieurs mois fe pafferent fans qu'on pût tirer le fer de la fleche. Le 11 & le 25 Août fuivant, le bleffé eut de violentes convulfions. Enfin le 30 du même mois on tira le corps étranger. Auffi-tôt les fymptômes cefferent; & le bleffé, à qui on avoit coupé une portion confidérable du cerveau, fe trouva parfaitement guéri le 27 Septembre fuivant.

Obferv. de
M. Manne.

Une perfonne de trente-un ans reçut fur la partie fupérieure latérale droite du coronal un coup de pierre, qui lui fit une plaie de la grandeur d'un denier, & enfonça dans la fubftance du cerveau une piece d'os mobile, implantée, dit M. Manne, comme un pieu dans ce vifcere. La bleffure n'empêcha pas cette perfonne de vaquer pendant un temps affez confidérab'e aux occupations les plus pénibles. Mais comme fa plaie ne fe refermoit point, il fe préfenta à l'Hôpital, où on la regarda comme fort légere. Enfin l'abondance du pus qui en fortit la fit examiner plus fcrupuleufement; & quand on eut tiré la piece offeufe, le bleffé guérit en peu de temps. M. Manne, après avoir rapporté ce fait en détail, fait cette réflexion. »Quoiqu'une
» plaie à la tête avec fracas, avec épanchement de matiere
» fur les meninges, avec déchirure des membranes, avec
» folution de continuité dans le cerveau jufqu'à la fubf-
» tance médullaire, avec abcès dans cet organe, avec une
» petite piece d'os enterrée dans ce vifcere, dont la pré-
» fence s'oppofe à l'entier écoulement d'une grande quantité
» de pus qui paroît y croupir, foit une maladie grave;
» néanmoins rien ne me touche dans ce fait, & je n'y

» trouve du merveilleux que dans l'absence absolue des symp-
» tômes ; & qu'un blessé marqué au coin d'une plaie telle
» que je l'ai représentée, ait pu impunément, pendant un
» mois, se porter à tous les excès de travail & de bouche......
» sans que la nature de sa plaie, ni tous ses excès aient ja-
» mais troublé en rien l'économie animale ; voilà ce qui m'a
» paru nouveau, & digne de l'admiration & de la curiosité
» des Savans «.

Toutes ces observations prouvent clairement que les coups portés à la tête ne sont dangereux qu'autant qu'ils dérangent les fonctions du cerveau, soit en l'ébranlant, soit en y occasionnant une compression. Les fractures considérables du crâne, le déchirement des meninges, la perte d'une partie de la substance du cerveau, peuvent non seulement n'être pas mortelles, mais même n'être accompagnées d'aucun accident fâcheux ; parce que les coups qui fracassent le crâne, déchirent les meninges & offensent le cerveau même, peuvent ne point causer de commotion violente, & ne point occasionner de compression.

Ils peuvent ne point causer de commotion considérable, parce que la portion du crâne sur laquelle ils sont portés, cédant à leur violence, le reste du crâne peut n'être presque point ébranlé, & par conséquent ne communiquer au cerveau qu'un fort petit mouvement.

Ils peuvent aussi ne point occasionner de compression, parce que l'ouverture qu'ils font donne une issue aux liqueurs qui, en s'épanchant, avoient comprimé le cerveau.

La connoissance de tous ces signes est avantageuse au Chirurgien pour porter son jugement, qu'il tire de trois choses ; de la nature de la plaie, de la partie, & des accidens. 1. De la plaie, en ce qu'elle pourra être grande seulement, soit en apparence, comme celle où il y a de grands fracas, ainsi qu'on en voit à l'armée ; soit en conséquence, comme celles qu'on nomme *trichismos* & *rhogme*, qui ne paroissent que de petites fentes, & qui quelquefois sont plus dangereuses que des embarrures. 2. De la partie, qu'on prend ici, ou universellement de tout le corps, comme de l'âge, du tempérament & des forces ; ou particuliérement, savoir, de l'endroit où est la plaie, qui sera plus dangereuse à la partie antérieure, parce que les os y font plus minces qu'à la postérieure, où ils ont plus d'épaisseur ; le péril étant encore plus éminent sur les tempes, à cause de la délicatesse de ces os & du muscle crotaphite qui est très-sujet aux convulsions : elles sont aussi très-dangereuses sur le sommet de la tête au droit de la fontanelle, parce que l'os y est très-mince, & que le coup y tombe plus à plomb ; sur les sinus sourciliers, à cause de la liqueur mucilagineuse qui en sort ; & plus sur les sutures qu'ailleurs, par le déchirement des petites fibres & des vaisseaux qui vont & qui viennent pour la communication de cet endroit avec la dure-mere, ce qui fait un épanchement de sang dans ces parties. 3. Des accidens, qui sont ou universels, comme la fievre, la frénésie, la convulsion & la paralysie ; ou particuliers, qui sont ou bons, comme une petite tumeur, une chair vermeille, & une suppuration louable ; ou mauvais, comme une couleur livide ou noirâtre, une grande contusion tant des chairs que de l'os, une matiere ou sanieuse, ou d'une consistance visqueuse, des levres blafardes & applaties, & une aspérité de l'os, qui devoit être uni, poli & égal.

Premiere précaution. Faisant attention sur tout ce que je viens de vous dire, le Chirurgien formera son pronostic, qui doit toujours être douteux, particuliérement aux plaies de tête, car il y en a qui ne paroissent que légeres dans le commencement, & qui dans la suite conduisent le malade au tombeau ; il faut se tenir sur ses gardes, beaucoup saigner, pour empêcher l'extravasion du sang dans le cerveau, & ne pas imiter le Chirurgien d'une personne de qualité de la Cour, lequel ne voulut point saigner un Lieutenant des Cent-Suisses du Roi, qui étant tombé à la chasse, s'étoit fait une grande contusion à la tête : le sang épanché s'abcéda, & il mourut dans les quarante jours.

C'est une erreur dont il faut se désabuser, de

croire qu'après les quarante jours le péril soit passé ;
il est vrai qu'au bout de ce terme on a lieu de bien
espérer, mais il s'en est tant vu qui après ce temps
sont morts de leurs blessures, qu'on ne doit rien
promettre de positif. Si le blessé fait quelque dé-
bauche de vin ou de femme, s'il est exposé aux
grandes chaleurs ou au grand froid, s'il est d'un
tempérament délicat, & que son pouls ne reprenne
pas sa premiere vigueur, ou enfin s'il n'a pas soin
de se conserver, il est en risque même après le soi-
xantieme jour. Les Jurisconsultes ont réglé entre eux que les dangers étoient passés dans les quarante jours, & que si un blessé expiroit après ce
temps, ce n'étoit plus à cause de la plaie, parce
qu'il falloit aux Juges un terme pour condamner
ou pour absoudre ceux qui avoient blessé ; mais un
Chirurgien prudent ne doit répondre de rien
qu'au delà du centieme jour.

La cure des plaies de la tête, quand le crâne n'y
est point intéressé, ne differe de celle des autres
parties qu'en quelques circonstances, qui sont à
observer. 1. Il faut, avant toutes choses, raser les
cheveux ; mais pour le faire avec moins de douleur,
on les humectera avec de l'eau & de l'huile mêlées
ensemble, à quoi on a donné le nom d'*hydroleum*,
prenant garde qu'il n'entre point de poil dans la
plaie ; que si on n'avoit pas pu empêcher qu'il n'en
fût entré, il la faudroit laver avec du vin tiede
avant que de la panser. 2. On est obligé de se
munir davantage contre le froid aux plaies de tête
qu'aux autres, parce qu'il est ennemi du cerveau,
& il n'y faut jamais rien appliquer qui soit actuellement froid. 3. Dans le commencement on couchera
le malade sur la partie opposée à la plaie, pour éviter
la fluxion & la douleur ; & dans la suite, l'inflammation étant passée & la suppuration survenant, on
le fera coucher sur la partie blessée, afin que le pus
puisse sortir de la plaie avec plus de facilité.

Les plaies ou le crâne est d'abord découvert , &
celles où il se découvre par la suppuration qui se fait
du péricrâne dans la suite, l'os n'étant point offensé ,
n'ont besoin d'être traitées que comme les plaies
simples (a). On doit faire suppurer plus long-temps
celles qu'une contusion a causées, que celles qui
ont été faites par incision; & quand le crâne n'est

(a) Les plaies de la peau ou du cuir chevelu , & celles du
péricrâne , faites par des instrumens tranchans, sont ordinairement simples , & ne demandent d'autres soins que
celui de procurer leur réunion. Mais les piqûres & les
contusions faites à ces tégumens , sont souvent accompagnées d'accidens fâcheux , & méritent une attention particuliere.

Les blessures faites au cuir chevelu par un instrument piquant ou contondant , sont quelquefois suivies d'un gonflement , d'une tension & d'une inflammation qui s'étendent
sur toute la tête jusqu'aux oreilles. On a dit dans la remarque précédente , que les blessures faites au péricrâne causent
quelquefois ces mêmes accidens , mais que les oreilles en
sont exemptes. C'est par cette différence qu'on discerne si
c'est de la lésion de cette membrane ou de celle du cuir chevelu que viennent ces accidens. L'Anatomie en fait voir la
raison. Dans ces derniers cas on fait au blessé quelques
saignées, on applique sur toute la tête des résolutifs spiritueux; & s'il y a plaie, car il peut y avoir division avec
contusion , on la couvre d'un plumaceau chargé de baume
d'Arcæus.

Les instrumens contondans, en divisant la peau seule ou
la peau avec le péricrâne , y forment quelquefois un lambeau, qu'il faut rajuster & maintenir par quelques-uns des
moyens que la synthese fournit. On fait suppurer légérement les bords de la plaie , on applique sur tout le reste
des résolutifs spiritueux , l'on met sur le milieu du lambeau
une petite compresse , qui le rapproche mollement par le
moyen d'un bandage convenable. Si la contusion ne se
résout pas totalement , & qu'il se fasse une collection de
matiere dessous le lambeau , on fait avec une lancette une
petite ouverture dans le lieu le plus bas de la tumeur
formée par le pus épanché , ou l'on décolle, s'il est possible, la plaie avec un stylet en quelque endroit. Par l'un ou
l'autre de ces moyens , on donne issue au pus épanché ;
après quoi on panse la plaie de la maniere qu'on vient de
décrire.

que très-peu découvert, il ne faut point trop tamponner la plaie, laiffant à l'os la liberté de fe recouvrir, ce qu'il fait quelquefois fans s'exfolier,
fur-tout aux enfans (a). Mais quand il eft beaucoup dénudé, il en faut attendre l'exfoliation, qui
arrive en plus ou en moins de temps, felon que l'os
eft plus ou moins fec ou humide ; & on ne mettra
fur l'os rien d'onctueux, mais feulement un plumaceau plat, imbibé d'eau-de-vie ou d'efprit de
vin, chargé d'une teinture d'aloès ; ou bien on
verfera fur l'os un peu de baume blanc de Fioraventi. L'exfoliation qui fe fait n'eft pas toujours
fenfible, c'eft-à-dire qu'on ne voit pas une feuille
d'os fe féparer tout d'une piece, car elle eft quelquefois infenfible, s'en allant avec la fuppuration
par petites parcelles imperceptibles ; mais, foit
qu'elle fe faffe d'une maniere ou d'une autre,
quand on voit une chair attachée à l'os, on la
laiffe réunir avec celle des levres de la plaie, pour
en produire une bonne cicatrice (b).

(a) C'étoit une opinion communément reçue parmi
les Anciens, que tous les os découverts doivent s'exfolier ; c'eft pourquoi ils tenoient pendant long-temps les
levres de la plaie écartées l'une de l'autre en attendant
cette exfoliation. L'expérience & la raifon ont détruit ce
préjugé, & ont fait voir qu'en tamponnant les plaies où
les os font fimplement découverts, on en retarde la guérifon, & l'on expofe les bleffés à des accidens fâcheux.
Au lieu d'écarter les levres de ces fortes de plaies, il
faut, en les rapprochant, aider la nature à former leur
réunion. On fuppofe ici que l'os eft fimplement découvert, & qu'il n'eft point offenfé. Mais quand il feroit
divifé par un inftrument tranchant porté perpendiculairement, obliquement ou horizontalement, ou même qu'un
inftrument de cette efpece auroit féparé du refte du crâne
une piece d'os, pourvu qu'elle tînt aux tégumens ; il faut
fuivre la même méthode, à moins qu'il n'y ait d'autres
circonftances qui déterminent à agir autrement.

(b) Cette altération vient de ce que l'action de l'air fur
l'os découvert, deffeche & refferre les extrémités des vaif-

Quand on a des signes que l'os est offensé, &
qu'on croit devoir en venir au trépan, si la plaie
n'est pas assez large pour le pouvoir appliquer,
on la dilatera. Les incisions qui se font à ces plaies
doivent être en X, ou en T, ou en V, ou en 7 de
chiffre : ce sont les figures les plus ordinaires qu'on
donne à ces incisions, selon la situation de la plaie.
Celles qui sont en X, qu'on appelle aussi cruciales, parce qu'elles ont la figure d'une croix,
se font sur le milieu des os coronal & pariétaux. Quand la plaie approche de quelque suture, on les fait en T, retranchant la jambe qui
auroit avancé sur la suture ; mais on en prolonge
aussi la jambe opposée pour découvrir suffisamment le crâne. Celles qu'on fait proche du muscle
temporal ou des sutures, sont figurées en V ou
en 7, pour tâcher de ne point dépouiller ces parties ; mais en général on s'accommode à la figure
& à la situation de la plaie, qui ne nous permet
pas toujours de les former comme nous le vou-
drions.

Quand il n'y a point de plaie, & que nous
trouvons à la tête une grosse contusion faite par
quelque grand coup reçu, ou par une chute, que
le blessé a perdu connoissance, qu'il saigne ou du
nez, ou de la bouche, ou des oreilles ; il faut au
plus tôt ouvrir la contusion par une incision qu'on

seaux divisés à la superficie. Pour prévenir cette altération
de l'os, & abréger une cure qui seroit longue si on atten-
doit les termes ordinaires que la Nature met à faire l'exfoliation, M. Bellofte * conseille de percer l'os dès les premiers
jours en plusieurs endroits avec la pyramide ou le perforatif
du trépan. Il prétend qu'on donne par ce moyen passage à
un suc *moëlleux* & *colleux*, qui en se figeant, restitue à l'os
en peu de temps tout ce qu'il a perdu par cette perforation,
& par le coup qui a fait la plaie. Si cela ne produit pas cet
effet, au moins les artères du diploé se trouvant plus à
l'aise, chassent la table qui doit s'exfolier.

fera avec la lancette à abcès A (*a*). Si elle eſt beaucoup élevée, & qu'en l'ouvrant on trouve le péricrâne ſéparé du crâne, c'eſt ſigne que le coup a été très-grand, & qu'il en faudra venir au trépan ; on ſe ſert pour lors d'une petite ſonde plate B qui eſt d'argent, qu'on coule entre le péricrâne & le crâne, pour connoître juſqu'où va cette ſéparation, & pour nous en faciliter l'ouverture, qui doit être proportionnée à la grandeur de ce qu'il y en a de ſéparé. Mais ſi la contuſion étoit légere, & que les ſymptômes ne fuſſent point preſſans, on tâcheroit de la réſoudre en raſant l'endroit, le baſſinant avec l'eſprit-de-vin, mettant l'emplâtre de bétoine pardeſſus, ſaignant le bleſſé, & lui faiſant garder un grand repos ; ſouvent on en guérit ſans faire d'ouverture.

Si le Chirurgien eſt obligé ou de dilater une Appareil. plaie, ou d'ouvrir une contuſion, il faut qu'il prépare quantité de charpie, qu'il ait des poudres aſtringentes, & même quelques boutons de vitriol, en cas d'hémorragie ; enfin, ſon appareil diſpoſé, il fera garnir le lit, c'eſt-à-dire, mettre le drap en pluſieurs doubles ſous la tête, à cauſe du ſang qui ſe répandra ; puis la faiſant tenir par un ſerviteur, il inciſera ce qu'il jugera néceſſaire, ſe ſervant pour cela de l'inſtrument qui lui ſera le plus commode. Si c'eſt une plaie, & que la ſonde coule entre le péricrâne & le crâne, il peut gliſſer la pointe de ces ciſeaux C par le même chemin, & le découvrir ainſi ; & lorſque le tout ſera adhérent, il emploiera le biſtouri droit D, & appuyant le

____

(*a*) Il vaut mieux ſe ſervir du biſtouri que de la lancette. S'il y a une grande fracture, il faut porter légérement le biſtouri, pour ne point enfoncer les pieces d'os qui ſont ſéparées du reſte du crâne. Il faut auſſi faire cette inciſion de maniere qu'elle s'étende plus ſur le péricrâne que ſur la peau.

doigt index fur le dos de cet inftrument, il coupera jufqu'au crâne; & enfuite avec une feuille-de-
myrte E il foulévera les bords de la plaie en les
écartant, & féparant le péricrâne avec le moins
de violence qu'il fe pourra, pour diminuer la douleur, qui ne manque point d'être très-vive dans
ce moment, à raifon de la tenfion des membranes
nerveufes auxquelles on caufe des divulfions. La
plaie fe trouvant fuffifamment dilatée, on la gar-
nira de charpie feche, pour cette premiere fois,
afin d'imbiber & d'épuifer le fang qui en coule.
Si l'hémorragie étoit grande, le fond de la plaie
étant garni de gros bourdonnets pour en relever
les levres, on acheveroit de la couvrir avec des plumaceaux plats chargés d'aftringens, fur lefquels
on étendroit un grand emplâtre, des compreffes,
& par-deffus tout le couvre-chef que je vous ai fait
voir dans la premiere Démonftration, au nombre

des bandages. Si on avoit ouvert une artere qui
jettât beaucoup de fang, dont les compreffes & le
bandage fuffent traverfés fans le pouvoir arrêter, il
faudroit lever l'appareil, pour mettre fur l'endroit
par où on verroit fortir ce fang, un petit bouton
de vitriol; mais la meilleure maniere eft celle que
nous propofe Paré, favoir, de paffer une aiguille
courbe, enfilée d'un fil ciré G, par-deffous le
vaiffeau, qui, entrant d'un côté & perçant le cuir
chevelu, fort de l'autre, de telle façon que le fil
embraffant l'artere, on la lie en faifant un nœud
avec les deux bouts du fil fur une petite compreffe
de linge H; & par ce moyen on arrête fûrement
le fang, & on évite l'efcarre que fait le bouton de
vitriol.

Le lendemain au bout des vingt-quatre heures,
qui eft le temps ordinaire où on leve les appareils,
on voit l'os à découvert : on l'examine pour connoître s'il eft offenfé, prenant garde de ne fe point
tromper; car ayant fait l'incifion la veille, la pointe

du biſtouri pourroit avoir laiſſé au crâne un trait
en long, qui reſſembleroit à une fente ; on ne ſe
méprendra pas auſſi ſur les ſutures, qui dans quelques ſujets ſéparent en deux l'os coronal ainſi que
l'occipital, & qu'on traiteroit comme fractures. Si
on trouve une enfonçure, il faut la relever ; ſi
c'eſt une ſimple fente, il faut la ruginer ſuivant
l'ancienne pratique ; s'il y a des eſquilles qui piquent la dure-mere, on les ôtera ; s'il y en a qui
aient des pointes qui ſortent en dehors, on les
coupera ; & s'il y a une embarrure, il faudra
trépaner.

Je vous ai dit que le crâne étoit quelquefois
enfoncé par une contuſion qu'on appelle *thlaſis* ;
qu'aux enfans le crâne faiſant reſſort, il ſe remet-
toit en ſon premier état ; mais quand il ne ſe rétabliroit pas, ſi l'enfonçure eſt petite & ſans accidens, il faut la laiſſer ; elle peut demeurer, & le
bleſſé guérir ſans ſuites fâcheuſes, au lieu que ſi
elle étoit grande & qu'elle pût preſſer la dure-
mere & le cerveau, il faudroit faire en ſorte de
le relever. A ce deſſein on fera un petit trou
dans le milieu de l'os avec le perforatif I, qui ſert
à attacher un tire-fond K dont le bout eſt à vis,
au moyen duquel tirant de dedans en dehors, on
tâche d'élever l'enfonçure ; ſi la main ne ſuffit pas,
on accroche un autre petit tire-fond L à cet élévatoire triploïde M, ainſi appelé, parce qu'il a
trois pieds qu'on poſe ſur la tête ; puis tournant
la vis qui eſt à ſa partie ſupérieure, on fait peu
à peu rehauſſer ce qui étoit déprimé : l'os ayant
repris ſon égalité, on ôte l'élévatoire & le tire-
fond, on panſe la plaie comme celle où l'os eſt
ſimplement découvert, & on continue ainſi juſqu'à
guériſon, à moins qu'il ne ſurvienne des accidens
qui obligent d'en venir au trépan.

Anciennement, quand on trouvoit une fente au
crâne, on ſe ſervoit de la rugine avant que de re-

courir au trépan; c'est une opération qu'on rangeoit sous la seconde espece d'entamure qui se pratique aux parties dures, par le moyen de laquelle on ratissoit de l'os autant qu'on le jugeoit nécessaire. L'usage en étoit si commun, que parmi les instrumens du trépan il y avoit toujours des rugines, & les Couteliers y en mettent encore aujourd'hui quand on ne leur défend pas d'en faire. De ces rugines il y en a de pointues, de rondes, d'ovalaires, & de plates, dont on se servoit alternativement; par exemple, à une fente ou bien à une scissure, on commençoit à ratisser avec une rugine plate marquée N, puis avec cette ovalaire O, ensuite avec la ronde P qui enfonçoit plus avant, & on finissoit avec la pointue Q qui alloit jusqu'au fond, observant de mouiller de temps en temps d'eau froide ces rugines quand on s'en servoit actuellement, de crainte qu'elles ne s'échauffassent en frottant contre l'os. Après qu'ils avoient trouvé le fond de la fente ou de la scissure, ils répandoient des poudres céphaliques faites d'aristoloche, de myrrhe, d'aloès, & par ce moyen ils croyoient s'exempter du trépan; mais à présent on ne se sert plus de rugines lorsqu'il y a une fente, parce qu'en tel cas il y a toujours sur la dure-mere du sang épanché que la rugine ne peut faire sortir, & qui demande absolument le trépan pour avoir issue, de peur que par son séjour venant à se corrompre, il ne causât le dernier malheur. On ne perd donc point à ruginer, un temps qu'on doit employer à soulager le malade.

Usage des élévatoires.

Si par l'ouverture on rencontre une embarrure, appelée *ecpiesma*, dont une ou plusieurs esquilles pressent la dure-mere, on fera ses efforts pour les relever ou les ôter si elles ne tiennent pas beaucoup: on les releve avec l'un de ces trois élévatoires; le premier R est courbe, le second S est plat, & le troisieme T est droit & un peu recourbé par le bout; ou bien on les emporte avec cette pincette V, faite en bec de corbin. J'ai vu des fracas où, après avoir ôté beaucoup de pieces offeufes, la dure-mere étoit découverte de la grandeur d'environ la moitié de la main, & dont cependant les bleffés ont guéri. J'ai dit qu'il falloit relever ou ôter les efquilles, mais c'étoit en fuppofant qu'il y eût prife; car s'il n'y en avoit point, il faudroit faire un trépan fur l'os ftable & fain proche de la fracture. En gliffant un élévatoire dans le trou du trépan, on relevera les unes après les autres toutes les efquilles qui preffoient la dure-mere; & s'il étoit befoin de les ôter, on tireroit d'abord la plus aifée à dégager, ce qui donneroit la facilité de retirer toutes les autres.

Quand la fracture eft un *engiffoma* où il y a des pointes d'os relevées en haut, quelques-uns ordonnent de les couper avec ces tenailles incifives X, & fi on ne peut en venir à bout avec celles-là, ils veulent qu'on prenne ces autres Y qui font à vis, & qui les couperoient infailliblement, parce qu'une vis peut avoir incomparablement plus de force qu'une main. On a auffi inventé un petit marteau Z, dont la tête eft de plomb, & un petit cifeau d'acier V bien tranchant, avec quoi on peut tailler ces efquilles, comme on feroit une pierre; & le marteau étant de plomb, les coups n'ébranleront pas tant le cerveau que s'il étoit d'une autre matiere. Mais je n'approuve ni les tenailles, ni le cifeau & fon marteau; car fi la pointe d'une piece d'os fort en dehors, il faut que l'autre bout pouffe en dedans; & qu'ainfi, travaillant rudement pour détacher cette piece, on rifqueroit d'endommager la dure-mere. Si je vous ai rapporté ces opérations anciennes, ce n'a pas été pour vous en confeiller ni pour vous en diffuader entiérement l'ufage, mais feulement pour vous mettre devant les yeux diverfes idées de pratique, afin que vous jugiez de celles qui doivent être fuivies ou abandonnées en différentes rencontres.

Enfin fi la fracture eft telle qu'il faille abfolument trépaner, c'eft une opération qui ne doit point être différée ; & comme elle eft une des plus confidérables de la Chirurgie, & qu'on a le plus d'occafions de pratiquer, le Chirurgien ne peut être trop circonfpect & trop attentif fur tout ce que l'Art exige pour la bien exécuter.

Toutes les peines que les Anciens fe donnoient à inventer ces rugines & ces autres inftrumens que vous venez de voir, étoient pour fe défendre de ne trépaner que le plus tard qu'ils pouvoient : il falloit qu'il leur fût impoffible de relever une enfonçure ou une contufion, & de redreffer une embarrure, ou qu'ils euffent des fignes certains d'un fang épanché fur la dure-mere, pour les déterminer à cette opération. Ils attendoient que les accidens leur marquaffent fûrement la néceffité indifpenfable de la faire, & quelquefois ces mêmes accidens étoient fi long temps à paroître, que le trépan devenoit inutile quand ils avoient pris leur réfolution ; mais aujourd'hui qu'on eft aguerri fur cette opération, on prévient les fymptômes, & il fuffit d'avoir des marques qu'ils peuvent venir, pour aller au devant d'eux, fans leur donner le temps de caufer tout le défordre dont ils font capables. Par exemple, fi d'abord qu'un coup aura été reçu à la tête, le bleffé tombe & qu'il perde connoiffance, en voilà affez pour le trépaner ; ces accidens arrivés à l'inftant de la bleffure, marquent que la commotion ayant été grande, il doit y avoir du fang extravafé ; fi on attend à connoître que ce fang foit abcédé par des fignes certains, comme la fievre, la douleur de tête, l'affoupiffement, alors, quoique le trépan donne iffue à cette matiere purulente, les mauvaifes impreffions & le déréglement qu'elle a fait par fon féjour, ne peuvent être réparés par tous les avantages de l'opération, & le malade n'y peut guere furvivre.

Symptômes qui doivent déterminer à trépaner.

Ce discours n'est que pour vous encourager dans la pratique de cette opération, & vous prouver que les momens sont chers, & qu'il les faut bien employer. Un jeune Seigneur étant tombé à la chasse avec M. le Duc de Bourgogne, reçut une grande contusion sur un des pariétaux, qui fut offensé ; je lui fis l'incision cruciale, & je le trépanai en présence de M. Felix, le tout ayant été exécuté dans les premieres vingt-quatre heures ; le coup l'avoit tellement étourdi & stupéfié, qu'il ne savoit pas avant sa guérison avoir été trépané : ce fut cet étonnement qui nous fit juger qu'il devoit y avoir du sang épanché dans la tête, & nous y en trouvâmes beaucoup : si nous avions attendu d'autres accidens pour nous le confirmer, notre opération différée n'auroit peut-être pas eu un si heureux succès. Enfin, si on blâme également ceux qui vont trop vîte comme ceux qui different trop, il vaut encore mieux s'exposer à pécher avec ceux-là ; car, quoiqu'en suivant cette maxime on puisse trépaner quelqu'un que la suite témoigneroit avoir pu s'en passer, il est toutefois plus à propos dans une occasion douteuse d'avancer le trépan, parce qu'en l'avançant il ne peut d'ordinaire rien arriver de sinistre, & qu'en le différant il n'y va pas moins que de la vie.

Histoire sur ce sujet.

Le trépan, dont le mot dérive du verbe grec $\tau\rho\acute{\epsilon}\pi\omega$, qui veut dire *je tourne*, est une opération de Chirurgie pratiquée sur la premiere espece d'entamures. On l'applique aux parties dures, avec un instrument fait en forme de scie ronde, qu'on tourne pour enlever une partie du crâne auquel cette opération convient presque uniquement. Il y a des Auteurs qui l'ordonnent au sternum & aux côtes ; je l'ai vu faire au sternum, mais inutilement, car le blessé mourut, & je ne l'ai jamais vu pratiquer aux côtes : je ne comprends pas aussi comment elle s'y pourroit faire sans casser des os si

Parties où l'on applique le trépan.

minces; c'est pourquoi nous ne la pratiquons qu'à la tête, où elle est absolument nécessaire en plusieurs rencontres, puisqu'il est indubitable que quantité de personnes lui ont obligation de la vie (a).

Lieux où le trépan réussit. Le trépan est plus heureux dans de certains pays que dans d'autres. A Avignon & à Rome ils guérissent tous; mais aussi les maux de jambes y sont funestes, & pour en guérir il faut sortir de la ville de Rome. A Paris le trépan est assez heureux, & encore plus à Versailles, où on n'en meurt presque point; mais ils périssent tous à l'Hôtel-Dieu de Paris, à cause de l'infection de l'air qui agit sur la dure-mere, & qui y porte la pourriture. C'est à quoi les Administrateurs devroient faire attention, vu que l'Hôpital est assez riche pour avoir, dans un des fauxbourgs de Paris, un lieu où ils mettroient ceux qui seroient blessés à la tête. Par ce moyen ils en échapperoient beaucoup; mais il ne s'en sauve pas un seul, manque de cet expédient qui ne dépend que d'eux.

Raisons qui empêchent de trépaner sur certains endroits. Tous les Auteurs nous marquent six endroits où ils nous défendent de trépaner; 1°. sur la fontaine de la tête aux enfans, parce que l'os n'y est pas assez solide pour supporter le trépan; 2°. sur les sutures, à cause des vaisseaux à qui elles donnent

(a) Néanmoins, s'il s'est formé un abcès dans le canal de la moëlle d'un os, tel que le tibia, ou qu'un exostose ait suppuré, le trépan n'est pas inutile; par ce moyen on donne issue au pus, & l'on découvre tout le mal. Pour en connoître toute l'étendue, il est quelquefois nécessaire d'appliquer plusieurs couronnes de trépan, & de couper les pieces qui se trouvent entre chacune des ouvertures qu'elles font. On dessecke ensuite avec le cautere actuel tous les endroits altérés de l'os. Cette méthode d'ouvrir les abcès des os par le moyen du trépan, est analogue à la méthode ordinaire d'ouvrir les abcès des parties molles. Voyez ce que dit à ce sujet M. Meekren, *Observ. Medico-Chirurgica*, & M. Petit, dans son Traité des maladies des os.

passage

paſſage pour entretenir le commerce de la dure-mere avec le diploé; 3°. ſur les ſinus ſourciliers, à raiſon de leurs cavités où ſe filtrent une humeur qui rendroit la plaie incurable ; 4°. ſur les tempes, tant à cauſe du muſcle temporal, que parce que les os s'y articulant en maniere d'écailles, la piece d'os qu'on voudroit enlever ſe ſépareroit en deux ; 5°. aux parties déclives ou inférieures de la tête, parce que le cerveau dans ſon mouvement continuel pouſſeroit la dure-mere en dehors ; 6°. ſur les grandes embarrures, puiſque ces os ne tenant pas ferme, on ne pourroit pas appuyer deſſus le trépan ſans les enfoncer ſur la dure-mere. Ces précautions ſont juſtes & fondées en raiſons, mais il ne faut pas les garder à la rigueur : quand le bleſſé eſt en péril, il faut aller ſon chemin, & courir plutôt le riſque des inconvéniens attachés à ces endroits, que de laiſſer périr le malade : il faut pourtant s'en éloigner autant que la figure & la ſituation de la plaie le peuvent permettre. C'eſt au Chirurgien à faire de ſon mieux dans de pareils cas : mais qu'il n'ait pas l'inhumanité de voir expirer ſon bleſſé faute du trépan qui en a guéri une infinité qu'on croyoit déſeſpérés (a).

(a) On trépane à préſent en certains cas ſur les ſutures; il y a même déjà long-temps que cette pratique a été autoriſée par de bons Auteurs. * Jacq-Frédéric Wertembergius, J. B. * Corteſius, & Jacq. Berengarius Carpenſis, ſe ſont aſſurés par leur propre expérience, qu'on ne doit point craindre d'inconvéniens. Muys * dit auſſi qu'on ne trépanoit pas autrefois ſur les ſutures, mais que de ſon temps on étoit revenu de ce ſcrupule. Berengarius rend raiſon de cette pratique. * *Si contingat caput lædi notabiliter in loco commiſſurarum, ob quod vel ſtatim, vel paulò poſt contingat ibidem duram matrem eſſe ſeparatam ; tunc, etſi commiſſuris operetur, nullum fiet nocumentum venis aut arteriis, quia jam ſunt ſeparata & à cranio diſtantes.* » Lorſque la tête eſt bleſſée » conſidérablement aux endroits des ſutures, & que la dure-» mere à l'occaſion de cette bleſſure ſe ſépare du crâne ſur » le champ ou quelque temps après, le trépan ne peut pas

* *V. Fab. Hildan. obſ. 8, cent. 2.*

* *V. J Munnick Chirurg. &c.*

* *Obſ I. decad 6.*

* *Cap. 37, p. 290.*

K k

Dans plufieurs opérations il y a deux temps, l'un d'élection, & l'autre de néceffité; mais dans celle-ci nóus ne connoiffons point le temps d'élection, à moins que ce ne foit pour l'avancer ou pour la différer de quelques heures; il n'y a que celui de néceffité qui nous détermine, & elle eft toujours preffante, tant par les accidens préfens, que par ceux qui peuvent furvenir à tous momens, & qu'il fáut prévenir; c'eft pourquoi on doit aller au plus fûr, qui eft de trépaner promptement.

Il ne faut point fe fervir du trépan exfoliatif; je ne fais point qui peut l'avoir inventé, car cette maniere de percer l'os en le ratiffant, & en enlevant plufieurs feuilles les unes après les autres, doit beaucoup ébranler la tête, & faire plus de mal qu'elle ne procure d'utilité : il a dans fon milieu une pointe qui fert à l'arrêter, mais qui peut bleffer la dure-mere, parce qu'on n'a pas la liberté de l'ôter comme on fait l'aiguille aux trépans ordinaires. Je ne fuis pas le premier qui en ait condamné l'ufage,

>> endommager les veines ni les arteres, parce qu'elles font >> déjà féparées & éloignées du crâne «.

Les Praticiens de nos jours ne font point difficulté de couper le mufcle crotaphite, & de trépaner fur les os des tempes, lorfque le mal le demande. Ils trépanent auffi à la partie déclive de la tête. Pour empêcher que le cerveau ne pouffe alors la dure-mere en dehors, comme le dit l'Auteur, on met fur le findon de linge la plaque de plomb P, de la grandeur & de la figure du trou qu'a fait le trépan, ou des trous qu'ont faits les trépans, fi on en applique plufieurs. On foutient cette plaque avec la lame de plomb Q qui la traverfe, & qu'on fait entrer au deffous du crâne, afin qu'il en foutienne les extrémités. On retire chacune de ces deux pieces par le moyen d'un fil qui paffe au travers. M. Belloste propofe dans fon Livre une autre plaque K avec deux efpeces d'anfes, qui s'applique fur le crâne. Mais la premiere paroît préférable, parce qu'étant maintenue par le crâne, elle contient mieux le cerveau que celle de M. Bellofte, avec laquelle il faut faire une légere compreffion, fans quoi elle ne produiroit aucun effet.

puisqu'on a supprimé cet instrument, & que vous ne le voyez plus parmi les trépans nouvellement faits ; je vous le présente dans la planche XXXI, afin que vous soyez convaincus de son défaut.

Dans les trépans il y a trois couronnes, l'une petite, l'autre moyenne, & l'autre plus grande : on demande de laquelle des trois il faut se servir, & quelle quantité d'os il faut ôter. Les Auteurs répondent qu'en général il faut préférer la plus petite, parce qu'on ne doit découvrir du cerveau que le moins qu'on peut, & qu'une grande ouverture est plus difficile à guérir ; mais il est des occasions où la grande couronne convient mieux : par exemple, à deux scissures, quand elle peut les embrasser toutes deux à la fois, il vaut mieux s'en servir que d'être obligé de faire deux trépans avec une petite.

Nous avons remarqué six endroits où il est défendu de trépaner ; voyons ceux où on doit appliquer le trépan : généralement parlant, c'est toujours à l'endroit du coup, mais en particulier il y a des circonstances où on a raison de s'en éloigner ; c'est ce qu'il nous faut observer avant que de venir à l'opération.

1°. Quand la plaie est aux parties supérieures de la tête, il faut trépaner à la partie la plus inférieure de la plaie, pour faciliter l'écoulement du sang & des matieres ; & lorsque la blessure est aux parties inférieures, nous devons appliquer le trépan au plus haut lieu, pour nous éloigner de la base du cerveau.

2°. Si c'est une fente, il ne faut poser le trépan ni sur le milieu de la fente, ni loin d'elle ; mais il faut que les dents de la couronne soient sur la fente, afin que l'os étant obligé de s'exfolier, les esquilles se puissent séparer plus commodément.

3°. Dans une grande contusion que le tire-fond & l'élévatoire triploïde n'auront pas pu relever, on appliquera le trépan dans le milieu de l'enfonçure, afin que mettant les élévatoires dans le trou qu'il aura fait, on essaie de la remettre dans son niveau.

K k ij

4°. Quoique la contusion soit légere sans sciffure, & qu'elle ne paroisse que comme un écachement semblable à celui que fait un coup de marteau sur du bois, il ne faut pas laisser de trépaner, parce que les fibres de l'os y sont désunies ; & alors c'est à l'endroit de la contusion que l'opération doit être faite.

5°. Quand c'est un *ecpiesma*, c'est-à-dire une embarrure où il y a plusieurs esquilles qui pressent & fatiguent les membranes intérieures, il faut poser le trépan sur l'os voisin, qui doit être stable & ferme pour pouvoir soutenir les petits efforts qu'on fait à le percer, & pour avoir la facilité de relever les esquilles séparées, en appuyant sur lui les instrumens préparés pour cet effet.

6°. Pour un *angissoma* ou une piece d'os qui fait le pont-levis, & pour un *camarosis* où le milieu de l'os fracturé ressemble au dos d'une tortue, il faut trépaner sur la partie voisine, afin de remettre ensuite ces os dans un état qui ne puisse nullement incommoder la dure-mere.

Tout étant bien considéré, & l'opération résolue, le Chirurgien fera attention à tout ce qui doit être prêt avant que de trépaner, aux choses qui sont à observer en trépanant, & à la conduite qu'il tiendra après avoir trépané.

Disposition du lieu pour le blessé. Avant que de trépaner, il faudra, s'il est possible, mettre le blessé dans une chambre éloignée de la rue & de tout bruit, en un lieu tranquille, & où il ne puisse pas entendre le son des cloches ; il doit y avoir à la porte une portiere en dedans, & à la fenêtre un double chassis, afin que l'air froid & les vents n'y puissent entrer ; il seroit bon que le lieu fût médiocrement spacieux, pour y entretenir un air modéré. **De l'appareil.** Le Chirurgien disposera l'appareil, qui consiste en premier lieu aux instrumens dont il a besoin pour faire l'opération ; secondement, aux choses nécessaires pour panser après l'opération ; c'est pourquoi il aura deux bassins ; dans le premier il mettra les inſtrumens que vous voyez ſur la planche XXXI, & dans le ſecond tout ce qui pourra ſervir au panſement, & que je vous montrerai ſur la planche XXXII.

FIG. XXXI. POUR LE TRÉPAN.

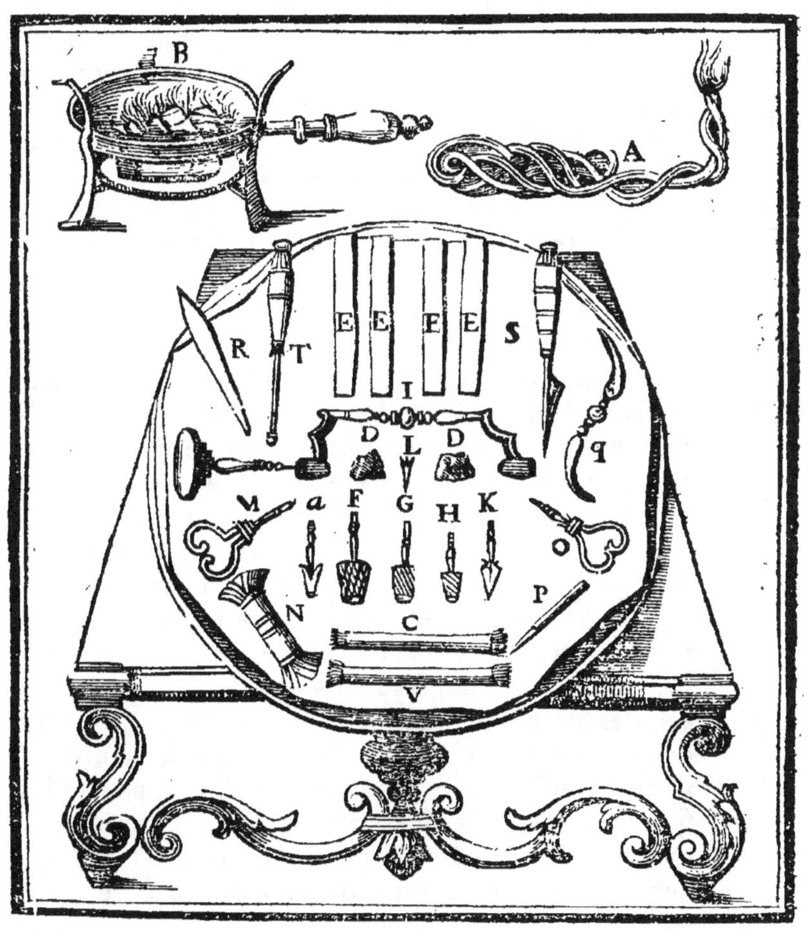

ON doit avoir préparé ces inſtrumens dans une chambre voiſine en les arrangeant dans un baſſin, ou dans un plat ſur lequel on aura étendu une ſerviette pliée, & les recouvrir d'une autre

SITUATION DU BLESSÉ.

ferviette avant que de les apporter dans la chambre du bleffé, afin qu'il ne foit point effrayé à leur afpect. Le malade fera mis dans une fituation convenable, c'eft-à-dire, la tête tournée de maniere que la plaie fe trouve au lieu le plus élevé, pour y appuyer à plomb le trépan ; on avance le lit dans la chambre, afin qu'un ferviteur puiffe refter au doffier du lit pour tenir la tête avec plus de fermeté ; & fi l'Opérateur juge cette place plus commode pour lui, il s'y mettra. On pofe la tête du malade fur un oreiller fous lequel on a coulé une petite planche qui empêche qu'elle n'enfonce durant l'opération. Le Chirurgien fe fera lier les cheveux par-derriere, en forte qu'ils ne tombent point en devant quand il baiffera la tête ; & s'il a une perruque, il l'ôtera pour prendre un petit bonnet qui ne l'embarraffe point : il doit faire tenir par quelqu'un du feu dans un réchaut B au milieu du lit ; il faut qu'il fe faffe éclairer de deux bougies de Commis A, jointes & tortillées enfemble pour ne pas produire deux lumieres féparées : ces bougies conviennent mieux que les autres, parce qu'elles fe plient aifément, & qu'on peut les approcher & les éloigner de l'Opérateur, comme on le trouve à propos (a). On découvre enfuite la plaie qu'on nettoie avec cette fauffe tente de charpie C, pour faire moins de douleur ; on bouche les oreilles du bleffé avec ces deux petites boules DD de coton ou de charpie : je crois que le bourdonnement qui s'excite dans les oreilles quand elles font bouchées, l'empêche d'entendre le petit bruit que fait la couronne du trépan en fciant le crâne ; j'en ai pourtant vu à qui on oublioit de faire cette

(a) On fe fert aujourd'hui d'une efpece de bougie qui ne coule point, qui éclaire mieux que les autres, parce que fa meche a été trempée dans l'efprit-de-vin, & qu'on nomme, à caufe de l'ufage qu'en font les Chirurgiens, bougie de

cérémonie, & qui n'en ont pas été plus mal. Si les levres de la plaie n'étoient pas assez relevées, & qu'elles fussent en danger de toucher aux dents de la couronne, il faudroit, au moyen de ces quatre petites bandelettes EEEE passées par-dessous ses levres, & dont on feroit tenir les bouts par celui qui tient la tête, ou par quelque autre garçon, les écarter les unes des autres : mais si la plaie est suffisamment dilatée & assez grande pour que les levres ne puissent pas toucher à l'instrument, il faut sans perdre de temps se disposer à faire l'opération.

En trépanant, il y a des circonstances encore plus essentielles à observer, que celles que je viens de vous marquer. Le Chirurgien doit commencer par le choix de la couronne dont il veut se servir ; c'est pourquoi en voilà trois de différentes grandeurs, une grande F, une moyenne G, & une petite H ; & s'étant déterminé sur le choix par la nature & par la figure de la plaie même, il prendra celle qu'il croira convenir ; il la présentera sur l'endroit où il a résolu de l'appliquer, observant qu'elle ne puisse pas toucher aux levres de la plaie & du péricrâne, ce qui feroit une douleur très-vive au malade dans l'opération, & il fera faire un tour ou deux à cette couronne, pour marquer la circonférence où le trépan doit se borner, & pour en reconnoître le milieu. Il prendra ensuite le virebrequin I, sur lequel il montera le perforatif K qu'il posera dans l'endroit marqué par la pointe de la pyramide qui étoit dans la couronne ; tournant cinq ou six tours, il fera un petit trou de la profondeur d'une demi-ligne, lequel servira à loger la pointe de cette pyramide, & à conduire la couronne de maniere qu'elle ne vacille ni d'un côté ni d'un autre. Le perforatif étant ôté du virebrequin, on y monte à sa place la couronne G dont on se doit servir, on l'ajuste sur l'endroit tracé, & l'Opéra-

teur tenant de la main gauche la pomme du virebrequin, fur laquelle il appuie le front, il le tourne
de la main droite du côté oppofé aux dents de la
fcie, afin qu'elles coupent. Il tourne d'abord doucement, jufqu'à ce que la couronne foit un peu
entrée dans l'os, pour aller plus vîte & diligenter
dans ces commencemens où il n'y a encore rien
à craindre. On ne peut pas prefcrire combien il
faut appuyer, c'eft à l'Opérateur à en juger; car
s'il appuie trop, il aura de la peine à tourner, &
s'il ne preffe pas affez, il n'avancera point : il faut
qu'il tourne uniment, & non point par fecouffes; &
lorfqu'il croira avoir enfoncé d'environ une ligne,
il levera la couronne, & en ôtera la pyramide L
avec cet inftrument M, parce qu'elle eft alors inutile, vu que le cerne fait par la couronne fe trouvera fuffifant pour la conduire fans le fecours de
cette pyramide qui pourroit même piquer la dure-
mere, fi on oublioit de l'ôter. La pyramide en
étant ôtée, on remet la couronne dans fon cerne,
& on continue de tourner jufqu'à ce qu'on foit parvenu au diploé, ce qu'on connoît par la fciure
qui eft rougeâtre, & par le fang qui en fort affez
fouvent; on retirera la couronne enfuite pour la
nettoyer de la fciure & du fang avec les broffettes
N; & avant que de la remettre on préfentera le tire-
fond O, pour lui faire préparer fa place dans le
trou fait par la pyramide, afin d'enlever par fon
moyen la piece d'os après qu'elle aura été cernée
autant qu'il fera néceffaire. Ayant ôté le tire-fond,
on rappliquera la couronne; on n'ira pas plus vîte,
parce que la feconde table eft quelquefois plus
mince que la premiere; on releve plufieurs fois la
couronne pour la nettoyer. On fonde le circuit fait
par la couronne avec cette plume P, taillée en
curedent, pour favoir fi la profondeur eft égale,
pour appuyer davantage du côté où l'os fera moins
coupé : enfin on continue à relever la couronne,

De la cou-
ronne.

Ce qu'on
fait quand on
eft parvenu
au diploé.

Ufage de la
plume taillée.

à la nettoyer, à ébranler la piece avec l'élévatoire Q, ou avec le tire-fond, & à sonder le cerne autant de fois qu'on le juge à propos, jusqu'à ce que le crâne soit entiérement traversé. Quand la piece de l'os ne tient presque plus, on peut la lever avec la feuille-de-myrte R; & s'il restoit de petites inégalités au fond du cercle, qui pourroient piquer la dure-mere & l'incommoder dans ses mouvemens, on les couperoit avec ce ganivet lenticulaire S qu'on tourneroit autour du cercle, la lentille qui est au bout empêchant de blesser les membranes : dans ce temps, on voit le sang sortir & remplir le trou du trépan par les pulsations du cerveau & de la dure-mere. On a coutume de serrer le nez du blessé, de lui faire retenir son haleine, & de repousser avec le lenticulaire T la dure-mere contre le cerveau, afin de faciliter la sortie du sang. Mais s'il s'écouloit de lui-même, comme il arrive souvent, il faudroit épargner ces petits efforts au malade, & ne point faire de compression avec le lenticulaire, ayant soin, avant que d'en venir au pansement, d'absorber avec la fausse tente V le sang épanché (a).

Ce seroit une faute dans l'opération, que d'emporter la piece de l'os dans la cavité de la couronne qu'on viendroit à retirer, vû qu'on pourroit croire qu'ayant tourné plus qu'il ne falloit, les dents de cet instrument auroient endommagé la dure-mere, quoique ce malheur soit rare, à moins que d'avoir tourné long-temps comme un étourdi; car la couronne étant faite en pyramide, elle ne peut pas tomber sur la dure-mere aussi-tôt que le crâne est

De l'éléva-toire & du tire-fond.

Extraction du sang extravasé.

Faute à craindre.

(a) Lorsqu'après avoir tiré la piece séparée par le trépan, il ne sort rien par le trou, qu'on trouve la dure-mere tendue, & qu'elle forme une tumeur où l'on sent de la fluctuation, on a lieu de soupçonner un épanchement au dessous de cette membrane. En ce cas les Praticiens d'aujourd'hui ne font point de difficulté de la couper en croix avec un bistouri. L'expérience confirme l'utilité de cette pratique *.

* V. Joh. Muniks, Chirurg. lib. II, cap. 15. Paris, l. IX, c. 22.

coupé, devant être arrêtée par l'endroit le plus large : mais quoique la faute dont nous parlons foit très-légere, on évitera néanmoins d'y tomber, pour n'être point critiqué par les fpectateurs. La premiere table de l'os peut s'enlever avant que la feconde foit coupée ; mais, quoique fouvent ce ne foit pas la faute de l'Opérateur, on ne laiffe pas de l'en blâmer tacitement. C'eft pourquoi il doit faire de fon mieux pour n'encourir aucun reproche, puifqu'un Chirurgien ne fait point d'opération confidérable, qu'il n'ait des cenfeurs féveres qui ne lui pardonnent rien. Il ne faut point faire celle-ci avec précipitation, de peur d'offenfer le cerveau & les membranes ; il ne faut pas auffi apporter une lenteur capable d'impatienter le malade & les affiftans ; il eft un milieu qu'on doit tenir, qui dépend de la bonne conduite & de l'adreffe du Chirurgien.

Lorfqu'il y a grands fracas & plufieurs fentes, on doit faire deux, trois ou quatre trépans, & même davantage, fi la néceffité le demande. Une jeune fille âgée d'onze ou douze ans, tomba fur un efcalier en 1705, & fe brifa tout un pariétal avec une partie du temporal. M. Maréchal dès le lendemain la trépana en deux endroits ; il lui fit appliquer un troifieme trépan par fon fils, & un quatrieme par mon fils qui étoit préfent. Le lendemain il lui en appliqua deux autres, & par la fuite il la trépana jufqu'à douze fois, & elle en eft très-bien guérie. C'eft la fille de M. le Vaffeur, logé à l'Extraordinaire des Guerres à Verfailles. Cet exemple fi rare fait voir qu'il ne faut point s'étonner fur la multitude des trépans.

Fig. XXXII. POUR LE PANSEMENT DU TRÉPAN.

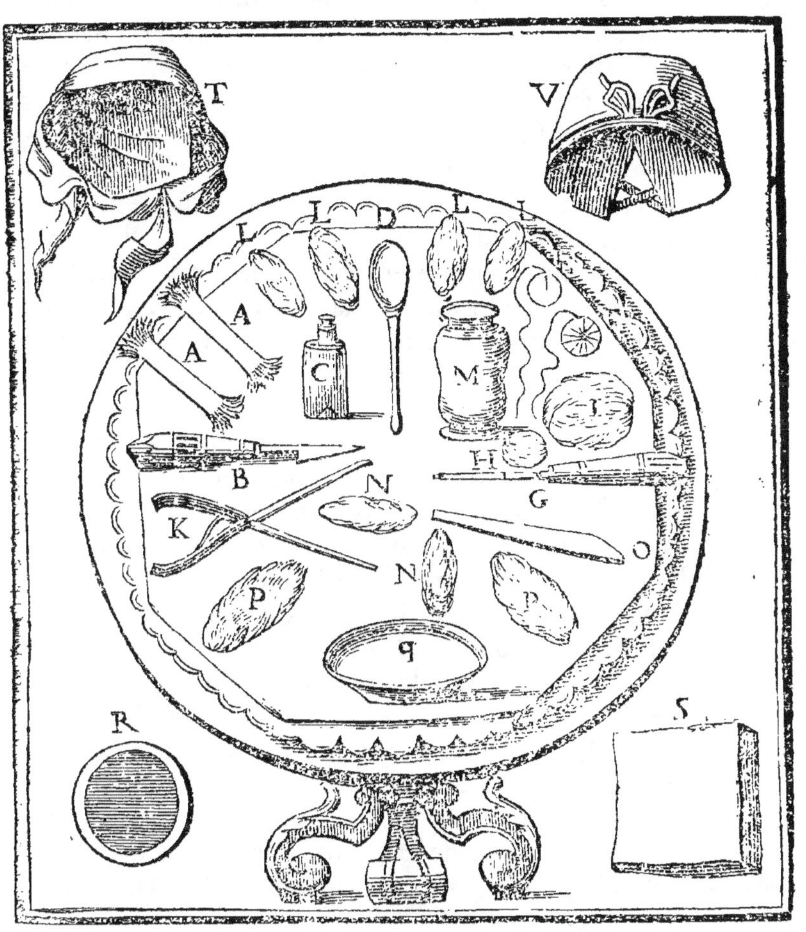

De l'ordre & de la maniere du pansement.

APRÈS avoir trépané on ne s'arrêtera pas à attendre que tout le sang épanché soit sorti, il suffit qu'il ait la liberté de s'évacuer à tous momens par l'ouverture ; on nettoie celui qui est dans le trou du trépan avec ces fausses tentes de charpie AA ; & si on apperçoit qu'il y ait encore quelque petite pointe autour de ce trou, qui puisse piquer la dure-mere, on la coupe avec ce ganivet lenticulaire B ; après quoi on se met en devoir de panser le malade. La premiere chofe qu'on fait, c'eft de verfer fur la dure-mere quelques gouttes de baume blanc contenu dans une fiole C : on fait chauffer la cuiller D où il y a du miel rofat, pour le mêler avec un peu de baume blanc, & on y trempe les findons, dont l'un eft de linge E, & l'autre de charpie F. On pofe le premier fur la dure-mere, & comme il eft plus grand que le trou du crâne, on en fait paffer entre le crâne & la membrane toute la circonférence au moyen du lenticulaire G. On met enfuite le fecond findon, & on acheve d'emplir le trou du trépan avec ce tampon de charpie H. On couvre avec ce plumaceau I, après l'avoir imbibé d'efprit-de-vin, la partie du crâne découverte, & on prend avec les pincettes K ces quatre bourdonnets LLLL, qu'on trempe dans le digeftif M, pour les mettre l'un après l'autre fous les quatre levres de la plaie, dont on remplit le milieu avec deux autres bourdonnets N N, trempés dans le même digeftif; & ayant couvert de digeftif avec la fpatule O ces deux grands plumaceaux PP, on les met par-deffus tous les autres, & on fait une embrocation d'huile rofat contenue fur cette affiette Q, qu'on aura approchée du feu pour chauffer cette liqueur avant que d'en frotter tout le tour de la plaie ; puis on met un emplâtre de bétoine R, qu'on couvre de la compreffe S, & de la ferviette T par-deffus, dont on fait un bandage qu'on appelle couvre-chef, tel que je vous l'ai enfeigné. J'ajoute à tout cet appareil un bonnet de laine V, que je mets par-deffus le bandage ; car, n'y ayant que deux doubles de linge fur la tête, cette partie n'eft pas affez munie contre le froid, vû qu'étant rafée, elle y eft plus fenfible ; c'eft pourquoi ce bonnet eft néceffaire pour tenir la partie chaudement. On la met enfuite dans une fituation convenable ; la meilleure pour le malade, eft de le coucher fur la plaie, pour aider le cerveau par cette pente à pouffer au dehors ce qui l'incommode.

Du bandage & du bonnet.

Quand on a achevé de panfer le bleffé, on lui recommande de demeurer fort en repos, & même de ne pas parler ; on revient le faigner deux ou trois heures après l'opération. Sa nourriture ne fera que de bouillons qu'il prendra de quatre en quatre heures, buvant dans ces intervalles autant de tifane qu'il en voudra. Le lendemain avant que de lever l'appareil, on fermera les rideaux du lit, au milieu duquel on mettra un réchaut plein de braife allumée qui ne puiffe nullement entêter, tant pour purifier l'air qui doit toucher la dure-mere, que pour échauffer les remedes & les linges néceffaires au panfement : on ne laiffera jamais le cerveau à découvert ; & pour cet effet on aura un nouveau findon tout prêt à mettre auffi-tôt après avoir levé celui qui y eft, & on ne s'amufera point à tant effuyer les levres de la plaie, les recouvrant promptement, parce que le plus tôt fait c'eft toujours le meilleur, pour épargner de la douleur au bleffé.

Gouvernement & diete du malade après cette opération.

Ufage du Sindon.

La conduite de la cure ne fe peut pas marquer dans le détail ; c'eft au Chirurgien à connoître fon fujet, à le traiter felon les difpofitions où il le trouve, & à ne fe point relâcher fur le régime de vivre qui doit être très-exact. Pour peu qu'on donne de liberté aux malades, ils s'émancipent toujours trop ; la faim étant un bon figne, il la faut conferver long-temps dans cet état. Les remedes huileux & pourriffans ne valent rien aux plaies de tête ; les balfamiques & les fpiritueux y font très-bons, c'eft pour cela qu'il faut fe fervir du baume blanc, ou de l'efprit-de-vin ; le digeftif doit être animé, & encore n'en faut-il pas ufer long-temps. Les compreffes feront trempées dans du vin où on aura fait bouillir toutes fortes de plantes aromatiques, excepté des rofes dont l'odeur pourroit offenfer. Si la dure-mere demeuroit dans fes bornes, on continueroit le même panfement ; mais fi elle pouffoit dans le trou du trépan, on feroit en forte de l'empêcher d'y entrer, en rempliſſant ce trou de petits tampons (a). Il vient quelquefois des fungus en forme de champignons qui naiſſent de la dure-mere : quand ils ſont grands, il faut les couper, ou les lier par le pied, afin qu'ils ſe deſſechent & qu'ils tombent ; s'ils ſont petits, il faut les conſumer avec les poudres de ſabine, d'o-cre & d'hermodates brûlées. Les chairs des levres de la plaie croiſſent quelquefois tellement qu'elles couvrent l'ouverture du trépan ; en ce cas on les tiendra ſujettes avec des plumaceaux trempés dans de l'eau-de-vie, ou dans de l'eau vulnéraire : au reſte il faudra ſupprimer les onguens, & n'uſer que de remedes deſſicatifs en attendant le temps de l'ex-foliation.

Les os s'exfolient les uns plus tôt, les autres plus tard ; cela dépend de l'âge, de la grandeur de la fracture, & de la dureté de l'os ; mais ordinaire-ment c'eſt entre le quarantieme & le cinquantieme jour. L'uſage des poudres céphaliques eſt inutile pour avancer l'exfoliation, qui étant un pur ouvrage de la Nature, doit être attendu patiemment, de crainte de la troubler dans les voies qu'elle ſeule fait tenir pour cela. Tout le circuit du trou fait par la couronne, & ce qui a été découvert de la ſurface du crâne, ſouffre l'exfoliation qui tombe quelquefois en une ſeule eſquille ſemblable à un an-neau, & ſouvent en pluſieurs qui ſe détachent à meſure que la chair qui ſe produit deſſous les pouſſe dehors. Il ne faut point par trop d'impatience arra-cher ces eſquilles, quand même elles branle-roient ; cela n'avanceroit de rien, & peut au con-traire reculer la guériſon. Quand l'exfoliation eſt entiérement faite, tant du crâne que de la dure-mere (car elle s'exfolie ou ſe pele comme les

_____

(a) Ou en mettant dans le trou du trépan un petit morceau d'éponge, qui en ſe gonflant le remplit exactement & s'op-poſe à la ſortie de la dure-mere ; ou en ſe ſervant du moyen propoſé dans une des remarques précédentes.

autres membranes), il en fort une chair qui, se joignant avec celle qui naît du crâne & avec celle des levres de la plaie, il se forme de toutes ces trois nouvelles chairs ensemble une espece de cal qui, bouchant le trou du trépan, remplace l'os qu'on a ôté : on procure par-dessus tout cela une bonne cicatrice, qui est le sceau de la guérison (a).

Naissance de nouvelles chairs.

L'ETYMOLOGIE d'hydrocéphale vient de ὕδωρ, qui veut dire *eau*, & de κεφαλή, qui signifie *tête*, de maniere que c'est une espece d'hydropisie où la tête est si pleine d'eau qu'elle en est toute inondée.

Il y a des hydropisies générales & particulieres : nous avons parlé des premieres en faisant la paracentése ; quant aux autres, elles prennent leur nom des endroits où elles sont placées : comme on appelle hydrocele l'hydropisie du scrotum, on nomme celle de la tête hydrocéphale. Les unes & les autres viennent de la même source, elles ne different qu'en situation ; car ce sont toujours des séparations d'une lymphe qui des glandes se dégorge dans ces parties par les vaisseaux lymphatiques, ou

DE L'O-
PÉRATION
POUR L'HY-
DROCEPHA-
LE.

(a) On a vu aussi à l'ouverture de quelques cadavres, que des trous faits au crâne par le trépan, s'étoient fermés presque entiérement par le prolongement de la substance osseuse vers le centre, où l'on appercevoit encore un trou plus ou moins grand. Ce trou se feroit peut-être refermé entiérement par la suite, si les personnes avoient vécu plus long-temps. Mais on n'a pas encore eu d'exemple d'ouvertures faites au crâne par le trépan, qui se soient entiérement bouchées de cette matiere.

Quand une grande portion du crâne a été emportée par un coup ou par le trépan, il arrive souvent qu'après la guérison parfaite l'on sent au travers de la cicatrice, en appliquant les doigts dessus, le mouvement du cerveau, parce que les chairs ne sont point aussi fermes que le crâne, au dessous duquel on ne peut le sentir. Pour préserver cette partie de quelque accident, on met sur la cicatrice une petite plaque d'argent ou de plomb, garnie intérieurement d'un peu de coton.

une abondance excessive de sérosités dans les humeurs, qui les produit.

On fait de deux sortes d'hydrocéphales, savoir ; d'externes , quand les eaux sont hors du crâne, ou d'internes , quand elles sont sous ce casque osseux. Des premieres il y en a encore de deux sortes ; les eaux sont ou entre les tégumens & le péricrâne, ou bien elles sont entre le péricrâne & le crâne. Des internes il y en a trois especes ; la premiere, quand l'eau est contenue entre le crâne & la dure-mere ; la seconde , quand elle est entre cette membrane & la pie-mere ; & la troisieme , quand elle est dans les ventricules & dans la propre substance du cerveau.

Ces maladies qui sont particulieres aux enfans , viennent de causes internes comme toutes les autres hydropisies ; elles peuvent aussi avoir une cause externe , comme un rude accouchement, dans lequel la tête de l'enfant aura été trop pressée , & se sera alongée pour sortir ; ou bien si après l'accouchement, la Sage-femme voulant faire la capable, se sera ingérée de repétrir la tête du nouveau-né ; ce qu'elle ne doit jamais faire , parce que le cerveau reprend assez de lui-même sa figure naturelle , & que sa substance glanduleuse est si mollasse, que peu de violence suffit pour en rompre le tissu.

L'hydrocéphale externe est aisée à connoître par l'enflure & la boursouflure de toute la tête , par la mollesse de la tumeur qui cede au doigt dès qu'on y touche ; mais l'interne est plus difficile : on en juge en appuyant sur les sutures qui obéissent, & qui sont éloignées les unes des autres ; on la connoît encore par le larmoiement , par la pesanteur de tête , & par l'assoupissement.

Le Chirurgien peut entreprendre les hydrocéphales externes ; j'en ai vu beaucoup qui ont guéri de celles qui sont entre le cuir chevelu & le péricrâne , car de celles qui sont entre le péricrâne &

le

le crâne, je n'en ai jamais remarqué ; & je ne comprends pas comment elles pourroient s'y faire, & être traitées, puisqu'il faudroit que le crâne fût entiérement séparé de son enveloppe immédiate : mais il peut assurer de toutes les internes qu'elles sont incurables & mortelles, sans guere appréhender de se tromper.

Toutes les especes d'hydrocéphales demandent la main du Chirurgien, pour donner issue aux eaux qui font la maladie. Les Anciens appliquoient deux cauteres potentiels, l'un sur le commencement de la suture sagittale, & l'autre sur la pointe de la suture lambdoïde : les escarres étant tombées, ils laissoient sortir la lymphe par ces deux ouvertures ; & quand ils croyoient qu'il y avoit des eaux sous le péricrâne, ils l'ouvroient à ces deux endroits qui pouvoient tenir lieu d'égoût : ils se servoient extérieurement de remedes céphaliques, & faisoient des embrocations d'huile de camomille, de mélilot & d'anet, & par ce moyen ils prétendoient guérir ces sortes de maux.

Je suis plutôt pour les scarifications aux parties déclives de la tête, par où les eaux dont elle est abreuvée peuvent suinter & sortir peu à peu, mieux que par les cauteres qu'on met trop proche des parties supérieures de la tête. Il y a dix ans qu'un enfant venant au monde apporta une hydrocéphale ; on lui fit deux petites taillades longitudinales à la partie postérieure & inférieure de la tête, par où toutes les eaux distillerent goutte à goutte : je conseillai de les faire en cet endroit, parce que l'enfant étant couché, les eaux avoient la liberté de s'écouler ; je faisois mettre, par la nourrice, une bonne compresse sur la tête, trempée dans du vin chaud qu'on renouveloit souvent : cet enfant en guérit ; il se porte bien aujourd'hui.

Quand l'hydrocéphale est interne, c'est-à-dire que les eaux sont sous le crâne, il n'y a point d'au-

L l

tre moyen de les tirer que par le trépan, qui s'applique de la même maniere que je viens de vous démontrer. Si les eaux se trouvoient seulement entre le crâne & la dure-mere, & qu'il n'y en eût point sous cette membrane, il y auroit espérance de guérison ; mais il est extrèmement rare qu'il s'en amasse sous le crâne, & qu'il ne s'en répande pas dans les ventricules & dans les plus petits réduits du cerveau qui en doit être tout submergé, ce qui paroît par les accidens qui accompagnent ces maladies ; & c'est ce qui m'a fait avancer que toutes les hydrocéphales internes étoient incurables & désespérées.

DES OPÉRA-
TIONS SUR
LES YEUX EN
GÉNÉRAL.

DE toutes les parties du corps les yeux sont celles qui sont attaquées par un plus grand nombre de maladies ; les Grecs en comptent plus de cent, auxquelles ils ont donné autant de noms particuliers qui les distinguent les unes des autres. De cette multitude il n'y en a que peu qui aient besoin du travail du Chirurgien ; & c'est de celles-là dont je vais vous entretenir, & vous faire voir les opérations qui leur conviennent.

Les yeux
sont sujets à
plus de maux
qu'aucune
autre partie
du corps.

On considere principalement quatre parties dans l'œil ; les paupieres, les cils, les tuniques, & les angles, chacune desquelles requiert des opérations Chirurgiques qui lui sont propres.

Les paupieres sont particuliérement sujettes à six sortes de maladies, qu'on nomme, 1°. l'ankyloblepharon, où les paupieres sont collées l'une à l'autre ; 2°. le lagophthalmos, qui est une rétraction de la paupiere supérieure ; 3°. l'ectropion, ou la relaxation de la paupiere inférieure ; 4°. le crithe, qui est une petite tumeur au bord de la paupiere ; 5°. le calasion, ou un amas d'humeurs semblable à un grain de grêle ; 6°. l'hydatis, c'est-à-dire une excroissance de graisse qui vient aux paupieres.

Les cils ont trois maux propres, compris sous le

nom de trichiafis, favoir ; 1°. le diftichiafis, qui eft un double rang de cils; 2°. le phalangofis, quand les cils fe tournent du côté de l'œil ; 3°. le ptofis, quand par le relâchement de la paupiere les cils entrent dans l'œil.

Les tuniques en ont quatre; 1°. l'hypopyon, ou un amas de pus derriere la cornée; 2°. le ptérigion, qui eft une excroiffance membraneufe dans l'œil; 3°. le proptofis, ou la chute de l'uvée ; 4°. l'hypochyma, nommé autrement cataracte.

Les angles en ont trois ; 1°. l'encanthis, c'eft une excroiffance de chair au coin de l'œil ; 2°. l'ankylops, ou l'abcès au grand angle de l'œil ; & 3°. l'ægilops, qui eft la fiftule lacrymale. Toutes ces indifpofitions font le nombre de feize, qui ont befoin d'autant d'opérations auxquelles on a impofé le nom des maladies qui y répondent ; nous les allons examiner les unes après les autres.

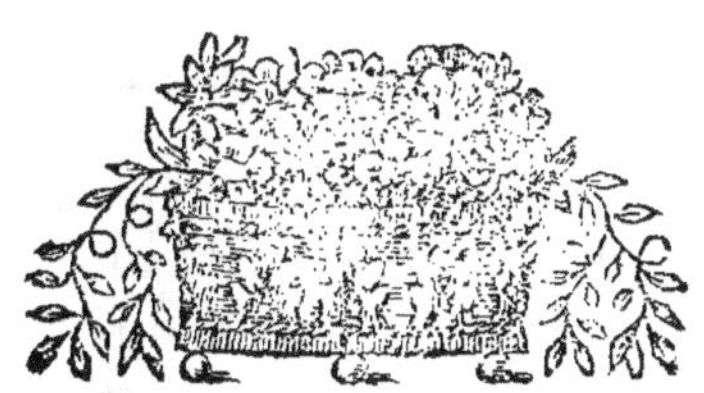

FIG. XXXIII. POUR LES PAUPIERES.

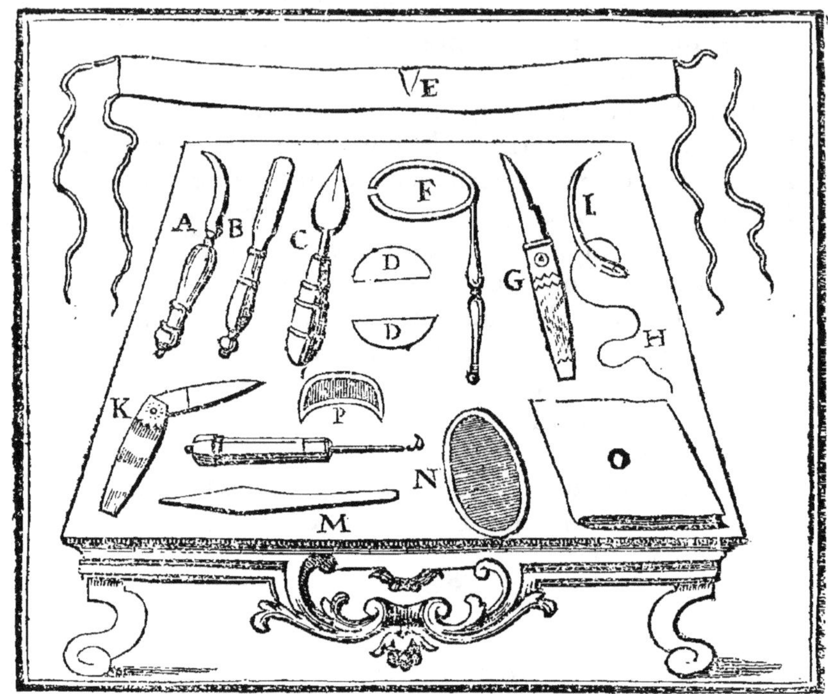

DES six opérations que nous avons à faire aux paupieres, la premiere est l'ankyloblepharon, dérivé de ἀγκύλος, qui veut dire curvité, & de βλέφαρον, qui signifie paupiere, en latin *inviscatio*, en françois agglutination, de sorte que c'est une maladie où les paupieres sont jointes & collées ensemble, ce qui empêche qu'on ne puisse ouvrir l'œil. Cet accident peut venir de naissance, puisqu'on voit des enfans venir au monde avec d'autres ouvertures bouchées ; mais il n'arrive le plus souvent qu'après une fluxion, ou après une petite vérole : lorsqu'on a resté long-temps sans ouvrir les yeux, les paupieres ulcérées se collent & se cicatrisent ensemble. Tout le monde sait qu'il faut séparer ces paupieres ; mais il appartient au Chi-

rurgien d'en trouver les moyens. Si l'agglutination n'eſt pas parfaite, & qu'il y ait encore un peu
d'ouverture à l'un des angles, il faudra qu'avec un
inſtrument A, fait comme un biſtouri courbe, garni d'un bouton à ſa pointe introduite dans cette
ouverture, il coupe à pluſieurs fois cette union
en retirant cet inſtrument, pour ſéparer ſucceſſive-
ment les deux paupieres dans toute leur longueur.
Si après cette ſéparation il trouve que l'une ou
l'autre ſoit jointe à la conjonctive ou bien à la
cornée, il doit l'en déſunir, autrement l'opération ſeroit imparfaite : il s'en acquittera en tirant
à ſoi la paupiere avec un petit inſtrument B fait
en forme de ſpatule, tâchant de détacher la paupiere d'avec le corps de l'œil. Mais ſi l'adhérence
étoit trop forte, il couperoit avec le ſcalpel C ce
qui en fait la jonction, prenant garde de ne point
inciſer la cornée ni la conjonctive, coupant plutôt
de la membrane interne de la paupiere; enſuite
on coule ces deux petits linges déliés D D, qu'on
aura trempés dans quelque liqueur deſſicative,
entre le corps de l'œil & la paupiere, pour éviter
qu'ils ne ſe recollent l'un à l'autre, ce qu'on continue juſqu'à parfaite guériſon.

LA ſeconde eſt le lagophthalmos, dérivé de
λαγως, lievre, & d'ὀφθαλμὸς, œil, en latin *ocu-
lus Leporis*, & en françois, œil de lievre. C'eſt une
maladie où la paupiere ſupérieure eſt tellement
retirée, que ne pouvant pas couvrir l'œil, il
eſt obligé de demeurer ouvert quand le malade
dort, comme aux lievres quand ils dorment. Cette
indiſpoſition peut venir naturellement dès la premiere conformation, ou par accident enſuite d'une
plaie, d'un ulcere, ou d'une brûlure, ou quelquefois par la dépravation du mouvement des
muſcles des paupieres. Ainſi, quand il y a convul-
ſion aux releveurs & paralyſie aux abaiſſeurs, il

D'où vient ce mal.

faut que l'œil reste ouvert, ces muscles ne faisant pas leur devoir. On guérit ce mal ou par la Pharmacie, c'est-à-dire par remedes qui, étant appliqués sur la partie, amolliffent & relâchent ce qui la retient hors de fon état accoutumé, ou la fortifient & la corroborent, felon que le mal dépend de convulfion ou de paralyfie. Mais fi les remedes ne réuffiffent pas, & qu'il y ait une cicatrice qui raccourciffe la paupiere, on aura recours à la Chirurgie, & on commencera par mettre le malade dans une fituation où il foit expofé au jour : on lui couvrira l'œil fain avec ce bandeau E, & on affujettira l'œil malade avec le *fpeculum cculi* F, fi faire fe peu, ou bien entre le pouce & le doigt indice de la main gauche, en tenant la paupiere fort baiffée ; puis avec un biftouri G, on fera à cette paupiere une incifion en croiffant, felon la direction des fibres du mufcle fermeur, les pointes du croiffant regardant en en-bas, & approchant des coins de l'œil. Cette incifion faite, on écarte les levres de la plaie le plus qu'on peut, & on la garnit de plumaceaux en forme de noyaux d'olives ; & au contraire de toutes les autres plaies dont on rapproche les levres pour procurer la cicatrice, à celle-ci on les éloigne, pour faire naître une chair entre deux, afin d'alonger la paupiere. Lorfque le retirement de cette partie eft fi grand qu'un incifion ne fuffit pas, on en fait deux de même figure, éloignées de l'épaiffeur d'un écu l'une de l'autre, & par ce moyen rendant à la paupiere fon premier ufage, elle s'abaiffe fur l'œil qui avant cela ne fe pouvoit clore (a).

---

* Traité des maladies de l'œil.

(a) Cette opération, quoique propofée & décrite par beaucoup d'Auteurs, ne peut, felon M. Mc. Antoine Jean *, être fuivie d'un bon fuccès ; parce que la cicatrice qu'il faut procurer après l'incifion retrécit la peau, comme font toutes les cicatrices, au lieu de lui donner plus d'étendue ; d'ailleurs, le peu d'épaiffeur de la paupiere, & le danger qu'il y a de gêner

La troisieme, c'est l'ectropion, dérivé de ἐκ, qui signifie dehors, & de τρέπω, qui veut dire je tourne, en latin *relaxatio*, en françois, *relâchement* ou *renversement*. C'est une maladie de la paupiere inférieure qui se relâche & se renverse tellement en en-bas, qu'elle ne peut plus s'étendre ni s'élever assez pour couvrir l'œil. On assigne à cette incommodité trois causes différentes : la premiere est la paralysie ou la relaxation tant de la paupiere que du muscle fermeur : la seconde consiste dans une chair superflue qui s'est insensiblement accrue à sa partie extérieure : & la troisieme pourra être quelque brûlure, cicatrice ou couture faite en sa partie extérieure. La méthode de la guérir est différente, suivant la diversité de ces trois

D'où vient le mot d'ectropion.

Trois origines de ce mal.

l'œil en la comprimant, font qu'il est presque impossible de tenir les levres de cette plaie écartées, pour donner ensuite par la cicatrice plus d'étendue à la paupiere. Cette maladie étant une paralysie du muscle orbiculaire des paupieres, n'a besoin que des remedes qui conviennent en général à la paralysie.

La paupiere supérieure est quelquefois attaquée d'une paralysie qui produit un effet bien différent; car au lieu de rester ouverte, elle demeure toujours abaissée, de sorte qu'il faut la lever avec le doigt pour voir. C'est proprement une paralysie du muscle releveur de cette paupiere. Les Auteurs proposent de pincer la peau de cette paupiere selon la longueur des fibres, d'en couper une partie, & d'y faire ensuite plusieurs points de suture, pour procurer la réunion des levres de la plaie. Cette opération, par laquelle on diminue l'étendue de la paupiere, fait que l'œil reste toujours découvert.

Mais si en faisant ce repli à la paupiere, l'œil ne se trouvoit pas découvert, cette opération seroit inutile. En ce cas, il faut faire un pli transversal à la peau du front ; & si par ce moyen la paupiere se trouve relevée, on coupe ce pli : ce qui fait une plaie de la figure d'une feuille-de-myrte. On procure la réunion des levres de cette plaie par le moyen de quelques points de suture. M. Morand a fait avec succès cette opération sur un Invalide qui étoit borgne, & qui, après avoir été blessé d'un coup de sabre à la tempe, ne pouvoit plus se servir de son bon œil, parce que la paupiere en étoit toujours abaissée.

L l iv

causes. 1°. Si la paupiere est relâchée, parce qu'elle aura été trop humectée, il y faudra employer des remedes desséchans; si elle est trop foible, on la fortifiera; & s'il y a paralysie, on usera de corroborans pour tâcher de lui rendre sa tension. 2°. Si c'est une excroissance de chair, il faut l'ôter quand elle est encore jeune & petite, & on peut la consumer par médicamens cathérétiques; mais si elle est vieille & dure, on l'extirpera soit par ligature, pourvu que la base en soit petite, avec ce fil H enfilé dans l'aiguille courbe I qu'on passera à travers l'excroissance, afin que la ligature ne s'échappe pas, soit par incision, si on ne peut pas faire autrement; après quoi on usera de collyres, ou de poudres astringentes, afin de cicatriser les endroits où on aura coupé. 3°. Si une brûlure ou une cicatrice retire la paupiere en en-bas, on fera à cette paupiere inférieure, avec le bistouri G, une incision qui ait la figure d'un croissant, comme celle que je viens de faire à la paupiere supérieure; avec cette différence seulement que les pointes du croissant à la supérieure regardoient en en-bas, au lieu qu'à celle-ci elles doivent regarder en haut.

La quatrieme, c'est le crithe, déduit de κριθή, qui veut dire un *grain d'orge*, en latin *hordeolum*, en françois, *orgueil*. C'est une petite tumeur longuette, fixe & arrêtée, de la figure d'un grain d'orge, qui vient aux bords des paupieres dans les cils.

La matiere qui fait ces petites tumeurs est contenue dans un petit kyste, & elle a de la peine à mûrir & à suppurer: c'est ce qu'on appelle un orgueilleux, & les bonnes femmes un orgeolet. Elles le souhaitoient autrefois à ceux qui refusoient à une femme grosse quelque chose dont elle avoit

envie. Pour les guérir, il les faut faire venir à suppuration: la moëlle des pommes cuites, appliquée en cataplasme, est excellente pour les mûrir; & lorsqu'on y verra de la blancheur & qu'on croira la matiere cuite, on fera avec la pointe d'une lancette K une petite ouverture suivant la longueur de la tumeur, puis, en la preſſant entre deux ongles, on exprimera le pus & le kyſte tout enſemble ; cela fait, la guériſon s'accomplit d'elle-même ſans aucun remede.

La cinquieme, eſt le calazion, le périoſis, ou le lithiaſis, en latin *lapis palpebræ*, & en françois *grain de grêle*. Ce ſont de petits tubercules durs comme de petites pierres, & ſemblables à des grains de grêle. Ils viennent tant à la paupiere ſupérieure qu'à l'inférieure ; ils ſont mobiles, car quand on les pouſſe ils changent de place, c'eſt en quoi ils different de l'orgueilleux qui eſt toujours fixe & arrêté. La cauſe de ces deux eſpeces de tubercules eſt un endurciſſement d'humeurs qui s'aſſemblent par congeſtion entre les membranes des paupieres, de telle façon qu'ils ne different entr'eux que du plus au moins de dureté & de deſſéchement de la matiere qui les compoſe. Pour les guérir il ne faut attendre ni réſolution, ni ſuppuration ; il n'y a que la ſeule opération qui le puiſſe faire, & on s'y prend de la même maniere à l'un qu'à l'autre. On fait ſur ces duretés pierreuſes, les unes après les autres, de petites inciſions longitudinales avec une lancette K, pour les découvrir ; puis avec un crochet ou une érigne on tient la dureté pour la diſſéquer & la ſéparer avec cet inſtrument M fait en feuille-de-myrte tranchant, ſans rien emporter de la membrane des paupieres : on met par-deſſus ces petites ouvertures un emplâtre agglutinatif N pour en faire la réunion, puis la compreſſe, & enſuite le bandeau E qui maintient tout l'appareil. Il y en a qui veulent que ſi ces grains paroiſſent plus au dedans de la paupiere qu'au dehors, on y faſſe les inciſions pour les tirer par dedans : ſi cela ſe pouvoit faire avec facilité, je le conſeillerois ; mais il faut pour cet effet retourner la paupiere, ce qui eſt plus incommode que de travailler par dehors.

De la tumeur hydatis.

La ſixieme eſt l'hydatis, tiré de ὕδωρ, eau, en latin *aquila.* C'eſt une tumeur qui ſe forme à la paupiere ſupérieure, de graiſſe ou de matiere ſemblable à de la graiſſe, renfermée dans un kyſte particulier : cette tumeur paroît davantage quand l'œil eſt fermé, que quand il eſt ouvert; elle eſt ronde & plate, & elle approche beaucoup de la nature des loupes. Il n'en faut point auſſi chercher d'autres cauſes ; & par la même méthode qu'on guérit celles-ci, on doit traiter celle-là. L'emplâtre Diabotanum avec lequel on fond & on diſſout les loupes, eſt ſouverain pour l'hydatis ; je m'en ſuis ſervi en pluſieurs qui ont guéri avec ce remede ; j'en faiſois porter très-long-temps un petit emplâtre P fait en croiſſant, ſur du taffetas noir, & cela m'a réuſſi. Mais ſi la matiere au lieu de ſe fondre & de ſe réſoudre s'endurciſſoit, ou que la tumeur groſſît, il faudroit pour lors en venir à l'opération qui conſiſte à l'emporter avec ſon kyſte, comme on feroit une loupe : on tient la paupiere ferme, ſoit avec le *ſpeculum oculi* F, ſoit avec ſes doigts, & on fait une inciſion à la peau avec le ſcalpel C ſelon la rectitude des fibres, prenant garde de ne pas ouvrir l'enveloppe qui renferme la matiere, afin de tirer le tout enſemble, ce qui s'exécute avec aſſez de facilité ; car la tumeur étant découverte, pour peu qu'on la preſſe par les côtés elle ſe manifeſte au dehors, & avec une érigne on la fait ſortir toute entiere. On traitera enſuite la plaie comme on fait celles où on a extirpé des loupes.

FIG. XXXIV. POUR LES CILS.

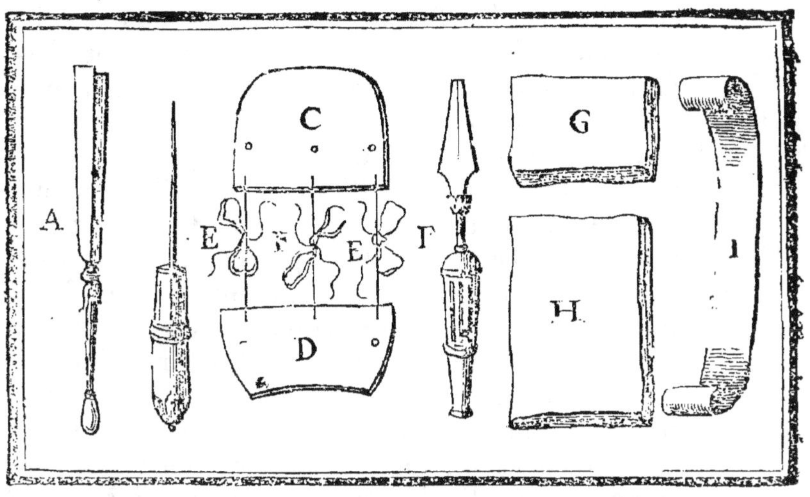

SOUS le nom de Trichiaſis, dérivé de τρίξ, qui veut dire *poil*, ſont compriſes les maladies des Cils, & les opérations qu'il leur faut faire. Elles ſont de trois ſortes.

La premiere eſt le diſtichiaſis, de δις qui veut dire *deux*, & de τιξ qui ſignifie *ordre*. C'eſt une maladie des paupieres, où par-deſſous les cils ordinaires & naturels il en croît & s'en nourrit encore un autre rang extraordinaire qui déracine ſouvent le premier, & qui piquant la membrane de l'œil y fait de la douleur, & y attire des fluxions. Pour la guériſon de cette incommodité il n'y a point d'autre opération à faire que d'arracher ces cils ſurnuméraires avec de petites pincettes A, ſemblables à celles dont on ſe ſert pour arracher les poils de la barbe : tout le ſecret eſt d'empêcher qu'ils ne reviennent. Quelques-uns diſent qu'en frottant la place avec le ſang de grenouille, du fiel de veau, ou des œufs de fourmi, il n'en repouſſe plus; cela eſt facile à eſſayer; mais le plus ſûr eſt, après avoir arraché chacun de ces poils superflus, de cautériser avec une aiguille chauffée B l'endroit d'où on les a tirés, & de continuer ainsi jusqu'à ce qu'on ait brûlé tous les pores par où ces poils sortoient. Cette opération demande autant d'adresse au Chirurgien que de patience au malade.

Du hérisse-ment des cils contre le glo-be de l'œil.

La seconde est le phalangosis, de φάλαγξ qui veut dire *rangée de soldats*, parce que dans cette maladie les cils sont hérissés contre l'œil, de même que des armes d'une compagnie de soldats, pointées contre l'ennemi. Elle procede de deux causes, qui sont ou le relâchement excessif de la peau de la paupiere supérieure, ou le raccourcisse-ment de la membrane interne de la même paupiere, ce qui retirant en dedans le tarse de cette paupiere, force les cils de tourner leur pointe contre l'œil, au lieu de l'avoir en dehors. Le Chirurgien exa-minera à laquelle des deux membranes il s'en doit prendre.

Du traite-ment de ce mal.

S'il voit que l'externe soit relâchée par quelque humidité, il y appliquera des remedes qui la dessechent ou la fortifient ; & en attendant qu'il y soit parvenu, il mettra comme aux sutures seches deux morceaux de cuir C D, chargés d'un onguent emplastique, l'un sur la paupiere, & l'autre sur le front au dessus des sourcils, & par de petits fils E E E, attachés à ces emplâtres, il les liera en-semble de maniere qu'étant médiocrement serrés ils soutiennent la paupiere dans son état naturel. Si la faute en étoit à la membrane interne qui seroit trop retirée, il faudroit, après avoir d'une main retourné la paupiere, y faire avec ce scalpel F une petite in-cision longitudinale pour la débrider & lui donner moyen de s'alonger ; de cette façon les cils repren-dront leur place, & l'œil n'en sera plus incommodé.

Du ptosis ou rabatte-ment des cils dans l'œil.

La troisieme est le ptosis, de πίπτω, qui veut dire *je tombe* ; parce que dans cette maladie les cils tombent dans l'œil. C'est un renversement de la paupiere supérieure en dedans, de sorte que le tarfe où les cils font plantés étant recourbé, ils entrent dans l'œil & le fatiguent beaucoup. Ce mal arrive par une humidité fuperflue qui ramollit & relâche la paupiere fupérieure, l'alongeant tellement que l'œil en eft incommodé & ne peut demeurer ouvert. Les Anciens nous propofent une opération que peu de gens approuveront, c'eft de faire à la paupiere fupérieure deux incifions en forme de croiffans dont les pointes fe joignent enfemble, ces incifions étant diftantes l'une de l'autre de la quantité dont on croit que la paupiere eft relâchée, d'écorcher enfuite & d'enlever la peau qui eft entre elles, puis de coudre la plaie, & de ne la ferrer qu'autant qu'il fera néceffaire à la partie pour couvrir l'œil. Cette opération, qui d'elle-même eft longue & cruelle, eft expofée, après même qu'elle eft faite, à deux grands inconvéniens; dont l'un eft, que fi on n'a pas ôté affez de la peau, on ait travaillé infructueufement; & l'autre, que fi on en enleve trop, l'œil ne puiffe plus fe couvrir. C'eft pourquoi je confeille d'abandonner cette opération, de fe fervir de la future feche que je viens de vous démontrer, ayant recours aux remedes aftringens & confortatifs dont on trempera cette compreffe G, & cette autre plus grande H par-deffus, qu'on tiendra fur l'œil par le moyen de la bande I qui tiendra le tout (*a*).

Opération qu'y faifoiens les Anciens.

Pratique des Modernes.

(*a*) Lorfque la future feche ne rétablit pas les cils, il faut néanmoins avoir recours à l'opération propofée par les Anciens, mais pratiquée aujourd'hui d'une maniere plus douce. C'eft la même que j'ai indiquée page 535, au fujet de la paupiere qui demeure toujours abaiffée, & qu'il faut lever avec le doigt pour voir. Plufieurs Praticiens ont propofé différens inftrumens pour la faire promptement & facilement. Celui-ci S que j'ai imaginé, me paroît avoir des avantages. Il eft compofé de deux lames d'acier ou d'argent. Par fon extrémité *a*, les deux lames font jointes enfemble. Par fon extrémité *b*, les deux lames, plus élargies, font féparées pour pouvoir embraffer la paupiere; l'efpece de croiffant qui les termine s'ajuste à la convexité de la paupiere; l'anneau coulant e sert à les serrer. On prend & on tient autant de peau que l'on veut entre ces extrémités. On tire un peu cet instrument à soi avec la main gauche, tandis qu'avec une aiguille on passe au dela de l'endroit que l'on veut retrancher trois ou quatre brins de fils, à des distances égales, & l'on coupe ensuite avec des ciseaux, entre l'instrument & les fils, cette portion de peau tenue par l'instrument. On maintient les deux levres de la plaie rapprochées par le moyen des fils qui se trouvent passés & qu'on noue à l'ordinaire. Cette opération, par laquelle on retranche une portion de la peau de la paupiere, rétablit le tarse dans son état naturel, ce qui fait que les poils ne piquent plus le globe de l'œil.

FIG. XXXV. POUR LES TUNIQUES DE L'ŒIL.

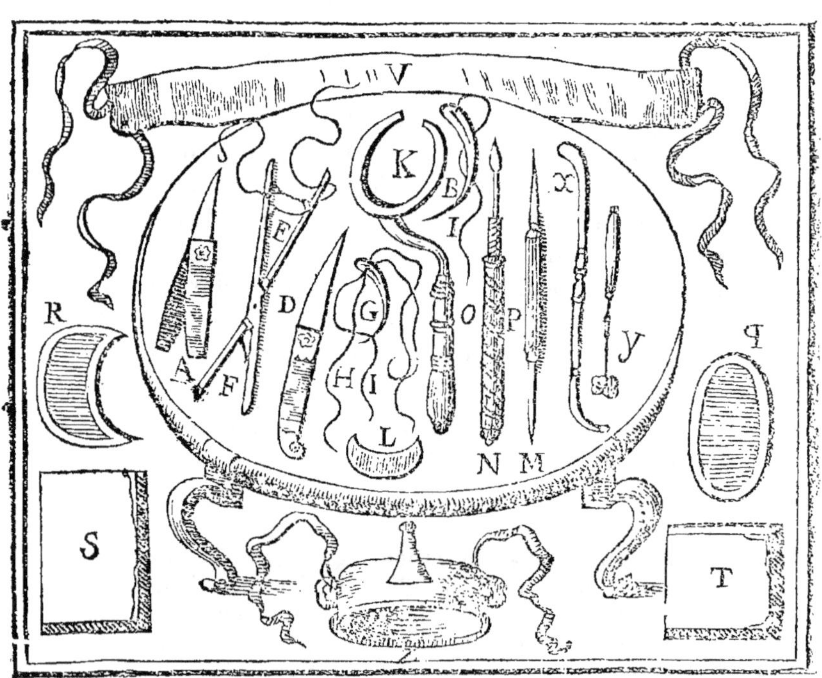

Des opérations à faire aux tuniques de l'œil.

IL y a quatre opérations qui se pratiquent aux tuniques de l'œil, par rapport aux quatre sortes de maux qui peuvent les attaquer. La premiere est l'hypopyon, de ὑπὸ, qui veut dire dessous, & de πύον, qui signifie du pus ou de la boue, pour marquer que cette maladie est une collection ou un amas de pus derriere la cornée ; lequel provient d'ordinaire d'un épanchement de sang qui s'y fait, soit par la plénitude des vaisseaux, soit par quelque coup ou chute. Avant que ce sang se soit tourné en pus, il fait des élancemens très-vifs & très-douloureux ; & quand il est devenu pus, ce qu'on connoît à la blancheur qui paroît à travers la cornée, il faut le faire sortir si on veut terminer les douleurs que ressent le malade. Quelques Anciens distinguent ce mal en deux especes, appellant la premiere *onyx*, mot grec qui signifie ongle, parce que le pus épanché & rassemblé sous la cornée représente la figure d'un ongle, laissant le nom général d'hypopyon à la seconde espece, qui se produit quand la matiere purulente est en plus grande quantité, & qu'elle occupe la moitié du noir de l'œil. Pour la cure on tentera de dissiper la matiere, si elle se trouve en petite quantité sous la cornée, usant pour cela de fomentations & de collyres résolutifs avec le fenugrec & le fenouil ; après quoi on en vient à l'opération, où il est question de faire une ouverture à la cornée avec la lancette A qu'on insinue au plus bas lieu, pour donner au pus une issue commode (*a*). Il ne faut pas s'étonner quand on voit s'écouler par l'ouverture l'humeur aqueuse avec le pus : cette humeur se répare aisément ; mais la cicatrice qui se fait à la

Des deux especes de ce mal.

(*a*) Pour faire cette opération délicate avec toute la sûreté possible, on a imaginé une petite aiguille courbe qu'on passe au travers de la cornée transparente du côté du petit angle, dans la partie inférieure de la chambre antérieure de l'œil, où est le pus épanché. La courbure de cette aiguille imite la convexité inférieure de cette chambre. Sur le champ de cette aiguille, du côté extérieur, il y a une petite rainure sur laquelle on glisse la pointe de la lancette, sans craindre de piquer l'iris, parce que l'aiguille la garantit.

cornée est souvent un obstacle considérable à la vision. Après l'ouverture on se sert de remedes répercussifs & anodins, & sur la fin de la cure on emploie les collyres & les poudres détersives & dessicatives. Galien raconte que de son temps il y avoit un Médecin-Oculiste nommé Justus, qui guérissoit l'hypopyon en branlant & secouant la tête d'une certaine façon. Ce remede ne coute rien à éprouver.

La seconde est le pterygion, dérivé de πτέρυξ, aile, parce que ce mal a la figure d'une aile d'oiseau étendue ; on le nomme en latin *unguis*, à cause qu'il est de même couleur que l'ongle de l'homme. C'est une excroissance membraneuse en l'œil, laquelle prend ordinairement son origine du grand coin de l'œil, & rarement du petit, s'étendant sur la conjonctive, & quelquefois jusque sur la cornée, où elle couvre l'œil & offusque la vue. Il y en a de trois especes. La premiere est le membraneux dont nous venons de parler ; la seconde est l'adipeux, parce qu'il ressemble à une humeur congelée comme de la graisse, se rompant d'abord qu'on le touche pour vouloir le séparer ; il a le même principe & les mêmes symptômes que le précédent. La troisieme est nommée par les Latins *panniculus*, en françois *drapeau*, à cause qu'il paroît comme un morceau de linge. Il est plus malin que les autres, étant entrelacé de vaisseaux gros & rouges qui y causent inflammation & ulcere, ce qui le rend plus difficile à guérir. Toutes ces trois especes ne sont pas toujours adhérentes à la conjonctive en toutes leurs parties, mais seulement par leurs extrémités. C'est pour cela qu'on peut quelquefois passer une aiguille courbe & mousse entre la conjonctive & le pterygion. Il n'y a que deux moyens d'en procurer la guérison, qui sont, de le consumer avec les poudres de verdet, de vitriol ou d'alun brûlé, quand il est jeune &

petit;

Usage des Collyres.
Du ptery-gion.
Ses especes.

petit ; & de l'extirper quand il est vieux , grand &
dur. Mais ce dernier moyen n'est pas toujours pra-
ticable ; car aux ptérygions gros & renversés qui
sont carcinomateux , & dont la douleur se fait sentir jusque dans les tempes , il ne faut point y
toucher. Quand le Chirurgien entreprend cette
extirpation , il doit , après avoir préparé son sujet
par les remedes généraux , & après l'avoir situé
commodément , faire renverser une des paupieres
de l'œil par un serviteur , & renverser l'autre lui-
même ; puis passer une aiguille B courbe , mousse
& enfilée d'un fil C , par-dessus le ptérygion , &
avec les deux bouts de fil l'élever & le tirer à soi,
pour le séparer de ses adhérences avec un petit
bistouri D , prenant garde de blesser la cornée , &
laissant plutôt une petite partie du ptérygion , à la
consomption duquel on travaillera par la suite. Le
reste de la cure s'accomplit par collyres & poudres
dessicatives ; on panse le malade trois ou quatre
fois le jour , lui faisant ouvrir l'œil à chaque fois ,
de crainte que les paupieres ne se collent à la conjonctive.

De l'opéra-
tion à ce mal.

De la cure.

    La troisieme est le proptosis , dérivé de πρὸ , qui
veut dire *devant* , & de πίπτω, qui signifie *je tombe*.
Ce nom , qu'on pourroit donner à toutes sortes de
parties qui s'avancent hors de leur place , est attri-
bué ici en particulier à l'œil , lorsqu'il se forjette ou
qu'il sort , ou qu'il déborde de son orbite par le
relàchement ou par la rupture de la cornée. La tumeur qui est faite par l'uvée prend différens noms,
selon qu'elle est plus ou moins grosse , & selon les
choses auxquelles elle ressemble. On en fait de
cinq especes ; la premiere, où la tumeur est la
plus petite, s'appelle myocephalon, parce qu'elle
est faite comme la tête d'une mouche ; la seconde,
staphylome : elle a la figure & la grosseur d'un
pepin de raisin ; la troisieme , ragoïdis : c'est quand
l'uvée sort par l'entamure de la cornée , & qu'elle

Du Propto-
sis.

De ses espe-
ces.

fait une tumeur ronde & noire, semblable à un grain de raisin mûr; la quatrieme est appelée melon, parce que l'uvée sortant en plus grande quantité, elle fait une plus grosse tumeur, qui a la figure d'une petite pomme; la cinquieme est nommée ilos, c'est-à-dire clou: elle arrive quand l'uvée poussée hors des paupieres s'endurcit, & que la cornée devenant calleuse la comprime, de maniere qu'elle représente la tête d'un clou. Ces maux apportent deux grandes incommodités; l'une, est la perte de la vue; & l'autre, la difformité du visage.

Traitement de ces maux.

Pour la premiere il n'y a point de remede; mais pour la seconde on peut la corriger en deux façons, ou par les médicamens, ou par l'opération. Si le staphylome est récent, & causé par une inflammation qui souleve la cornée, il faut tâcher de digérer la matiere, & de la résoudre par des remedes faits de mucilages de semences de thym & de fenugrec, avec un peu de miel. Mais si la matiere ne se résolvoit point, il faudroit lui donner issue par l'opération, c'est-à-dire avec la pointe de la lancette A. Toutefois si le staphylome n'étoit point malin, & qu'il eût la base étroite, il seroit plus convenable de l'extirper par la ligature; ce qu'on exécute en deux manieres. Pour cet effet, la tête du malade étant appuyée sur les genoux du Chirurgien, qui sera assis, cet Opérateur mettra un nœud coulant E sur la pincette F, sur laquelle il le fera glisser pour y passer la tumeur, qu'il liera & qu'il serrera tous les jours avec ce nœud jusqu'à ce qu'elle tombe; ou bien il passera une aiguille G, enfilée de deux fils H I de différentes couleurs, par le milieu de la racine de la tumeur, en tendant du grand coin de l'œil vers le petit; les fils étant passés il ôtera l'aiguille, & prenant les deux bouts de fil de la même couleur, il les liera ensemble d'un côté, il en fera autant de l'autre côté avec les deux bouts de l'autre fil; & le serrant tous les jours, ces fils couperont peu à peu la tumeur. Pour faire ces ligatures, il se servira du *speculum oculi* K, qui tiendra l'œil ferme durant l'opération ; on appliquera ensuite les remedes propres à diminuer la douleur, ayant soin, en pansant le malade, de ne point tirer les fils, qui souvent sont adhérens & desféchés avec les remedes. Lorsqu'ils seront tombés d'eux-mêmes, on pourra se servir d'un petit emplâtre L, & on mondifiera l'ulcere ; on l'incarnera, & on consolidera autant qu'il sera possible dans des maladies aussi délicates que celles de la cornée (*a*).

La quatrieme maladie des tuniques des yeux est l'hypochyma, dérivé de ὑπὸ, dessous, & de χύω, je fonds, parce qu'il semble que ce soit une humeur fondue dans l'œil. On la nomme autrement cataracte, de χέρας, qui veut dire corne, parce que cette humeur est sous la cornée, qui ressemble à de la corne ; c'est en latin *suffusio*, & en françois *cataracte*. Cette maladie est causée par une matiere étrangere qui s'amasse & s'épaissit imperceptiblement, comme une petite pellicule, entre la cornée & le crystallin dans l'humeur aqueuse, au devant du trou de l'uvée, empêchant que les rayons de lumiere des objets ne frappent le crystallin. On la considere dans trois temps : 1°. Dans son commencement, lorsque la personne croit voir au

De la cataracte.

Sa cause,

(*a*) Le staphylome est une tumeur formée par l'uvée, qui passe au travers d'une ouverture faite à la cornée par quelque cause que ce soit. On peut par conséquent regarder cette tumeur comme une hernie de l'uvée, à laquelle il ne seroit pas impossible de remédier en la comprimant légérement, soit par des compresses & un bandage appliqués sur la paupiere à l'endroit qui répond à la tumeur, soit par une petite lame de corne fort mince & concave, qui étant mise entre l'œil & la paupiere, entoure exactement le globe extérieur de l'œil. On peut, par ce moyen, faire rentrer peu à peu la partie de l'uvée qui est déplacée, & corriger la difformité formée par le staphylome, pourvu qu'il soit récent & petit.

Mm ij

dehors des mouches ou des figures grotesques, qui n'y sont point en effet; on l'appelle pour lors *imaginatio*, en françois *fantaisie & amusement*: 2°. Dans son état moyen, lorsqu'elle se forme & s'épaissit, & qu'elle diminue beaucoup la vue; c'est ce qu'on nomme en latin *aqua*, & en françois *suffusion*: 3°. Quand elle est bien formée & qu'elle abolit entiérement la vue, on l'appelle en latin *gutta obscura*, en françois *cataracte*, du nom général.

Les especes ou les différences des cataractes se tirent de trois choses. 1°. De leur couleur; il y en a de couleur de plâtre, de perle, d'eau marine, & de fer bruni; ce qui les fait appeler vertes, citrines, jaunes, ou noires. 2°. De leur tissu; car les unes sont subtiles, déliées & transparentes, qui permettent d'entrevoir; & les autres sont grosses & serrées, qui privent absolument de la vision. 3°. De leur quantité ou de leur étendue, en ce qu'il y en a qui ne couvrent qu'une portion ou la moitié du trou de la prunelle, de sorte qu'on ne peut discerner que la partie de l'objet qui se présente vis-à-vis de l'endroit qui n'est pas couvert; & d'autres qui couvrent totalement cette ouverture, ce qui cause une privation parfaite de la vue.

Le Chirurgien doit tirer son pronostic de deux choses, du malade & de la maladie. 1°. Si le malade est fort jeune, ne passant pas trois ou quatre ans; ou bien s'il est âgé, que ses yeux soient rouges & chassieux, qu'il sente des douleurs de tête continuelles & véhémentes, ou qu'il ait une foiblesse naturelle de vue, il ne faut point entreprendre l'opération. 2°. Si la cataracte étoit jaune, verte ou noire, elle ne seroit point guérissable; mais si elle est de couleur de perles, d'eau marine ou de fer bruni, le Chirurgien y remédiera. Il faut encore examiner la substance de cette pellicule; ce qu'on fait en couvrant l'œil sain, frottant doucement sur la paupiere de l'œil qui est indisposé,

& l'ouvrant foudainement ; car fi la prunelle fe dilate, & qu'aufli-tôt elle retourne dans fa premiere
forme, la pellicule fe peut abattre ; mais s'il ne fe
fait point de dilatation, c'eft figne qu'elle eft adhérente à l'uvée, ou qu'il y a obftruction dans le
nerf optique ; il n'y faut point travailler, parce
qu'après l'avoir abattue, la vue ne fe rétabliroit
pas. Il faut aufli obferver fi, en même temps que la
prunelle s'eft dilatée par la friction, la cataracte
ne s'eft point divifée & féparée, ce qui marque-
roit que la matiere ne feroit pas encore affez liée
& defféchée, pour pouvoir fupporter l'éguille, qui
pafferoit au travers comme dans l'eau ou dans du
fromage mou ; il faut alors attendre qu'elle ait,
avec le temps, acquis de la confiftance & de la fermeté qui la rende capable de l'opération. Si le
malade peut aifément juger des couleurs extérieures, la cataracte n'eft pas encore mûre ; mais s'il
ne peut pas diftinguer les objets, & qu'ayant
frotté l'œil malade, comme nous avons dit, la pellicule demeure ferme fans fe féparer ni fe divifer,
cela fait connoître qu'il y a des fibres qui la lient,
& qu'elle eft d'une fubftance bonne & facile à
abattre.

On vient par deux voies à la guérifon de la cataracte ; par les remedes ordinaires, ou par la Chirurgie. Les remedes peuvent la guérir quand elle
ne fait que de commencer ; mais il n'y a que la
Chirurgie qui en puiffe venir à bout quand la maladie eft confirmée. Si elle commence, on pourra
l'empêcher de croître, par un régime de vivre fo-
bre & defféchant, par les faignées & les purgations, par une application de ventoufes, de véficatoires, de cauteres ou de fétons, & par l'ufage
des mafticatoires, ou des poudres carminatives &
digeftives. La matiere conjointe, c'eft-à-dire
celle qui commence à paroître dans l'œil en forme
de nuage, fe diffipe d'ordinaire par des collyres,

Préparation
du malade.

M m iij

& des poudres atténuantes, incisives & résolvantes. Le sang de pigeon qu'on fait tomber tout chaud dans l'œil y est fort bon. On dit que l'haleine d'un enfant qui a mâché de l'anis & du fenouil, étant poussée dans cet organe, est souvent un moyen efficace pour dissoudre la matieré morbifique, ou pour arrêter son progrès. Fabricius Hildanus a inventé une petite fiole de verre commode pour tenir une liqueur sur l'œil ; elle est en ovale, pour s'ajuster à la figure de la partie, & elle a un conduit par en haut, d'où, quand elle est appliquée sur l'œil, on verse la liqueur dont on veut le baigner, & deux cordons qu'on attache derriere le tête pour la tenir ferme sur l'œil : il a prétendu résoudre par ce moyen les humeurs dont les membranes pouvoient être abreuvées, & dissiper ainsi une cataracte dans son commencement. En voici la figure marquée Z.

Si par l'usage de tous ces remedes, tant généraux que particuliers, on n'a pas pu détruire la cataracte, on la laissera mûrir d'elle-même sans y rien faire, & on attendra qu'elle soit assez raffermie pour appuyer l'instrument qui doit servir à l'abattre ; ce qu'on accomplira, en considérant ce qu'il y a à faire avant, durant & après l'opération.

Avant l'opération, la premiere chose à quoi on doit songer, c'est de choisir le temps ; car elle nous permet celui d'élection, la nécessité n'étant point pressante : on a coutume de la remettre au Printemps ou à l'Automne, & au déclin de la Lune. On prépare le malade en le saignant & le purgeant plus ou moins, selon le degré de plénitude où il se trouve. Le jour choisi, qui ne doit être ni pluvieux ni venteux, mais clair & serein, étant arrivé, on disposera tout ce qui conviendra au pansement, incontinent après l'opération ; car pour les instrumens ils sont bientôt prêts, puisqu'il ne faut qu'une aiguiile, dont le choix dépend de l'Opérateur.

S'il a reconnu, par la dilatation de la prunelle, que la cataracte n'est point adhérente à l'uvée, & qu'au contraire elle nage & vacille dans l'humeur aqueuse, il doit se servir d'une aiguille ronde M, & assez grosse pour ne pas fendre si-tôt la cataracte, & pour l'abattre avec plus de facilité en la rencontrant dans une partie plus large. S'il juge qu'elle soit attachée par des fibres en quelques endroits de l'uvée, il doit prendre une aiguille N, dont la pointe soit en fer de lance, pour couper ces fibres, s'il en est besoin, & la détacher plus aisément. L'une & l'autre de ces aiguilles seront montées sur de petits manches O, P, pour les tenir avec plus de fermeté.

Durant l'opération, on commencera par faire asseoir le malade sur un banc qu'il aura entre les jambes, en un lieu bien clair, où même le Soleil puisse donner ; car on ne se sert point de lumiere étrangere dans cette opération. Le Chirurgien s'asseoira de la même façon sur le même banc, le dos tourné au jour, & face à face du malade, à qui un serviteur soutiendra contre son estomac la tête un peu penchée en arriere. On mettra une compresse & un bandeau sur l'œil sain du malade, afin qu'il ne s'effraie de rien ; puis l'Opérateur tenant l'aiguille par son manche de la main droite, s'il doit opérer à l'œil gauche, ou de la main gauche, si c'est à l'œil droit, il mâchera un peu de fenouil, qu'il soufflera dans cet organe, afin d'exciter quelque mouvement à la prunelle, & par conséquent à la cataracte ; & d'abord qu'il aura dit au malade de tourner l'œil vers le nez, il plongera l'aiguille dans le corps de l'œil du côté du petit angle, & l'enfoncera en penchant le manche vers la tempe, jusqu'à ce qu'il apperçoive cet instrument au travers de la cornée, & qu'il soit au milieu de la cataracte, qu'il atteindra par le haut avec la pointe de l'aiguille, & qu'il abaissera jusqu'au bas de la pru-

Situation du malade.

Office du serviteur.

Maniere d'abattre la cataracte.

M m iv

nelle, où il la tiendra sujette pendant un petit espace de temps (*a*); que si elle y demeure, l'opération est parfaite ; mais si elle remonte aussi-tôt qu'elle est lâchée, il faut abattre derechef avec la même aiguille, & la comprimer plus fort, afin qu'elle ne se releve plus. Si, quelque précaution qu'on ait prise pour connoître la nature de la cataracte, elle se trouve laiteuse, & qu'aussi-tôt qu'on la touche elle s'épanouisse & se divise, ne pouvant supporter l'aiguille qui passe à travers comme elle feroit dans du lait caillé, il faudra, en tournant l'instrument de côté & d'autre, la fendre en tant de petites particules, qu'elle se puisse dissiper, évitant bien de toucher à la membrane uvée qui est pleine de tant de vénules, qu'il feroit difficile de n'en pas ouvrir quelqu'une, d'où il se feroit un épanchement de quelque goutte de sang, lequel causeroit un hypopyon. Si la cataracte se trouvoit d'une nature toute opposée, qu'elle fût si dure que l'aiguille en la poussant fît un cri comme si c'étoit du parchemin, que des filamens l'attachassent si fort qu'elle remontât comme un pont-levis aussi-tôt qu'elle seroit abattue, il faudroit la trousser, en la soulevant avec l'aiguille par sa partie inférieure qui regarde la paupiere d'en-bas, & la roulant autour de l'aiguille, lui donner le saut en la renversant tout d'un coup. L'opération étant

(*a*) On tient l'aiguille comme une plume pour écrire, on la plonge à deux lignes ou deux lignes & demie du bord de la cornée transparente. Elle se trouve de cette maniere derriere le crystallin, qui empêche de la voir. On porte la pointe à la partie supérieure du crystallin, en abaissant un peu le poignet, & en étendant un peu les doigts. Enfin on éleve un peu le poignet, en fléchissant un peu les doigts, pour appuyer la pointe de l'aiguille sur le crystallin, qu'on abat par ce mouvement. Aussi-tôt l'on apperçoit l'aiguille par le trou de l'uvée. Cette maniere de porter l'aiguille dans l'œil pour faire cette opération, suppose que la cataracte n'est autre chose que l'opacité du crystallin, comme le pensent tous les Modernes.

finie, on retire l'aiguille, & on a coutume de montrer aux malades deux verres, dans l'un desquels il y a de l'eau, & dans l'autre du vin rouge. S'il distingue les couleurs, on est sûr que l'opération est bien faite. Quelques Médecins récusent ce témoignage, mais il est de pratique.

Après l'opération, on mettra sur l'œil un défensif Q, fait avec les blancs d'œufs & les eaux de plantain, de roses, de morelle ; & posant sur la tempe un emplâtre astringent R pour prévenir la fluxion, on appliquera deux compresses S T, trempées dans des eaux rafraîchissantes, l'une sur l'œil, l'autre sur la tempe, & un bandeau V par dessus, pour couvrir les deux yeux. On mettra promptement le malade dans son lit, où il sera couché sur le dos pendant quelques jours, la tête médiocrement haute ; on le saignera le soir, & on lui tiendra le ventre libre. Il ne faut pas qu'il parle ni qu'il prenne de la nourriture solide, de crainte qu'en la mâchant le mouvement ne fît ou relever la cataracte, ou tomber une fluxion sur l'œil. On ne lui fera ouvrir l'œil que trois jours après, quoiqu'on soit obligé de changer fréquemment les remedes, qui pourroient, en se séchant, le blesser par leur dureté. Dans le temps qu'on renouvellera le médicament, il faudra que la lumiere soit placée derriere la tête du malade, afin qu'il n'en soit point incommodé ; & le pansement se doit faire sans lui remuer la tête. Enfin il gardera un grand repos, & le jour n'entrera point dans sa chambre, que le temps des accidens ne soit passé.

La description que je vous fais de la cataracte, est celle que les plus fameux Oculistes en ont faite, & celle qui a passé pour constante jusqu'aujourd'hui. On a cru jusqu'à présent que c'étoit une taie ou pellicule qui se formoit & se plaçoit dans l'humeur aqueuse entre la cornée & le crystallin ; mais M. Brisseau, Médecin de l'Hôpital de

Tournai, nous a défabusés de cette opinion, en nous faifant voir que c'étoit le cryftallin même, épaiffi & endurci, qui faifoit la cataracte ; & que par l'opération on croyoit avoir abattu une pellicule, tandis que c'étoit le cryftallin qu'on faifoit fortir de fa place par le moyen de l'aiguille, & qu'on plaçoit à la partie inferieure de l'œil. Il nous dit que le glaucome n'eft point une maladie du cryf-tallin, qu'elle eft produite par l'épaiffiffement de l'humeur vitrée qui la rend opaque ; & qu'au contraire la goutte-fereine eft une diffolution de cette humeur vitrée, qui la rend aqueufe (a).

(a) M. Briffeau n'eft pas l'inventeur de ce fentiment fur la cataracte. M. Lafnier, très-habile Chirurgien de Paris, mort en 1690, l'a débité dans le fiecle paffé ; MM. Gaffendi & Rohault, à qui il l'avoit communiqué, l'ont inféré dans leurs Ouvrages. L'on trouve auffi dans le Journal des Savans, année 1668, l'analyfe d'un Livre qui a pour titre, *Nouvelles Découvertes touchant la vue*, & dans lequel ce fentiment eft établi. Comme cette analyfe eft fort courte, on la rapportera ici en fon entier.

» Ariftote, Galien, & tous les Anciens, étoient demeurés » d'accord que la vifion fe fait dans cette humeur de l'œil » qu'on appelle le cryftallin, à caufe de fa tranfparence & » de fa folidité ; mais quelques Auteurs modernes ont allégué » de très-fortes raifons contre cette opinion, & l'expérience » qu'on a faite depuis quelque temps l'a entiérement dé-» truite ; car les Oculiftes ont trouvé qu'il n'y avoit point » d'autre moyen de guérir les maladies des yeux, appelées » vulgairement cataractes, que d'abattre le cryftallin ; de » forte qu'ils ont rendu l'ufage des yeux à plufieurs per-» fonnes, en rendant inutile cette partie que les Anciens » croyoient être le principal organe de la vue «.

Cette découverte, malgré fon importance & l'autorité des grands hommes qui en avoient reconnu la vérité, tomba bientôt dans l'oubli. M. Briffeau & M. Antoine l'en ont tirée quelque temps après, foit que leurs réflexions & l'expérience leur aient fait trouver ce qu'on avoit découvert avant eux, foit qu'ils aient puifé leurs lumieres dans les Auteurs du dernier fiecle.

Les nouveaux fentimens trouvent toujours beaucoup d'adverfaires. Quand les Ouvrages de M. Briffeau & ceux de M. Antoine parurent, plufieurs perfonnes prirent la défenfe de l'ancienne opinion, malgré le grand nombre d'expériences qui établissoient suffisamment cette nouvelle découverte. Mais les observations faites depuis, forcerent enfin les plus incrédules de se rendre à la vérité; de sorte qu'il reste à présent fort peu de partisans de l'ancien sentiment.

Les Praticiens pensent donc presque unanimement que la cataracte n'est ordinairement que l'opacité du crystallin. Je dis ordinairement, car il se trouve, quoique rarement, des cataractes membraneuses. Ces cataractes ne font pas des pellicules qui se forment dans l'humeur aqueuse, & qui bouchent le trou de l'uvée, comme le croyoient les Anciens; mais ce sont des membranes de l'œil, qui deviennent opaques de transparentes qu'elles étoient; ce qui arrive rarement sans que le crystallin perde aussi sa transparence.

On sait que le crystallin est un petit corps lenticulaire renfermé dans une capsule transparente, & qu'il est logé dans un enfoncement de la partie antérieure de l'humeur vitrée. La capsule est composée de deux membranes, dont l'une se trouve à la partie postérieure du crystallin, & tapisse l'enfoncement de l'humeur vitrée, appelé chaton du crystallin; l'autre couvre la partie antérieure du crystallin, & est appelée membrane crystalline. Celle-ci, quoique fort transparente, est plus épaisse que celle qui tapisse le chaton; & si on l'examine après l'avoir laissée tremper dans l'eau, elle paroît composée de deux pellicules unies ensemble par un tissu spongieux très-fin & très-serré.

Exposition anatomiq. de M. Winslow. par. 232.

Idem, par. 235 & 236.

La membrane qui tapisse le chaton du crystallin peut perdre sa transparence; la membrane crystalline peut aussi devenir opaque. En ce cas, elle peut continuer de couvrir toujours le crystallin, selon une observation de M. Morand; ou, selon une autre de M. de la Peyronnie, se séparer peu à peu du crystallin, & devenir adhérente au cercle de l'iris. On pourroit même conjecturer, en faisant réflexion à la structure de cette membrane, telle que M. Winslow l'a décrite, qu'il peut arriver quelquefois que la seule pellicule antérieure devienne opaque, & se sépare de l'autre.

Histoire de l'Acad. des Sciences, an. 1722.

Comme je viens de parler de la capsule du crystallin, je finirai cette remarque par quelques réflexions sur la maniere de faire l'opération de la cataracte, qui regardent cette enveloppe.

Si l'on porte dans l'œil d'un animal mort une aiguille pour déplacer le crystallin, & qu'on puisse appercevoir ce qui se passe dans le temps de cette expérience, on verra la capsule comprimée fortement par le crystallin sur lequel l'aiguille appuie, se diviser vers la partie inférieure. Alors le crystallin, qui trouve une ouverture, sort entiérement, mais peu à peu, de cette enveloppe, & se trouve placé vers

le bas de l'œil. Il arrive souvent, lorsqu'on fait cette expérience, que la capsule ne se divise pas aussi-tôt qu'on
appuie l'aiguille sur le crystallin, mais que le crystallin
s'abaisse avec elle, & reprend sa place dès qu'on leve l'aiguille. La capsule crystalline est une continuation de la
membrane vitrée; elle ne peut descendre vers le bas de
l'œil, sans faire changer la configuration du corps vitré.
Dès qu'on leve l'aiguille, le corps vitré, & par conséquent
la capsule, se remettent dans leur état naturel; & c'est
pour cela que le crystallin, encore renfermé dans cette enveloppe, reprend sa place.

Les mêmes choses arrivent peut-être lorsqu'on abat la
cataracte à une personne vivante. Il est probable que si la
capsule se divise dès qu'on appuie l'aiguille sur le crystallin,
alors le crystallin dégagé peu à peu de son enveloppe, &
placé par l'aiguille vers la partie inférieure de l'œil, ne
remonte pas; mais si la capsule ne se divise pas, l'aiguille
la déplace avec le crystallin qu'elle renferme, & dès qu'on
cesse d'appuyer, elle se remet avec le crystallin dans son état
naturel. C'est apparemment pour cela qu'en faisant l'opération, l'on voit souvent la cataracte remonter plusieurs fois;
ce qui fait donner à certaines cataractes le nom de cataractes
à ressort.

En suivant les conjectures qu'on vient de proposer, il est
naturel d'attribuer au déplacement forcé de la capsule crystalline, les accidens qui arrivent quelquefois à la suite des
opérations, où la cataracte remonte plusieurs fois. Car en
déplaçant la capsule crystalline, on tiraille les parties de
l'œil qui tiennent à cette capsule.

L'expérience dont j'ai parlé, a fait imaginer qu'il seroit à
propos de faire une petite incision à la partie inférieure de la
capsule avec le tranchant de l'aiguille, afin que le crystallin
sorte facilement de cette capsule dès qu'on le pousse avec
l'aiguille, qu'on porte à sa partie supérieure après avoir fait
cette incision.

Il faut remarquer que si la capsule s'ouvroit vis-à-vis le
trou de l'uvée, outre que le crystallin sortiroit difficilement,
la cicatrice qui surviendroit à la petite plaie pourroit être
un obstacle aux rayons de lumiere.

V. Hist. de l'Acad. année 1722. Quand le crystallin est sorti de la capsule, l'une des deux
liqueurs voisines la remplit. Si c'est l'humeur vitrée, le ma-
lade distingue la couleur & la grosseur des objets presqu'aussi
bien qu'avec un crystallin transparent; si c'est l'humeur
aqueuse, il a besoin d'un verre convexe pour suppléer au
crystallin.

J'ai dit plus haut qu'il y a des cataractes qui ne sont autre
chose que l'opacité de la membrane crystalline, ou de celle

qui tapiſſe le chaton du cryſtallin. Si la membrane cryſtal-line a perdu ſa tranſparence, on doit tâcher de l'abattre avec le cryſtallin. Si celle qui tapiſſe le chaton du cryſtallin eſt devenu opaque, il faudroit auſſi l'abattre ; mais ſi l'on conſi-dere la ſtructure de l'œil, on reconnoîtra que l'opération eſt comme impoſſible.

Le cryſtallin, quoique bien abattu, ne reſte pas toujours dans le lieu où il eſt d'abord placé. Il paſſe quelquefois de la chambre poſtérieure de l'œil dans l'antérieure par le trou de l'iris, ce qui arrive plutôt la nuit que le jour, parce que le trou eſt plus dilaté pendant l'obſcurité que lorſqu'il eſt expoſé à la lumiere. Le cryſtallin, dans la chambre anté-rieure, paroît comme une petite tache au bas de la cornée ; il gêne alors l'œil, il y cauſe de la douleur & des élance-mens, & y occaſionne l'inflammation. C'eſt un corps étranger qu'il faut ôter, ſi on veut faire ceſſer ces accidens. Voici comme on doit s'y prendre, & comme M. Petit fit en 1708 cette opération à un Prêtre. On perce la cornée tranſparente dans ſa partie inférieure & du côté du petit angle, avec une aiguille qu'on fait entrer du côté du grand angle, & traverſer la chambre antérieure. On coupe la cornée avec la pointe d'une lancette, qu'on porte ſur une crénelure qui eſt à l'aiguille. On introduit par cette ouver-ture dans la chambre antérieure une très-petite curette, avec laquelle on tire doucement le cryſtallin. On met ſur l'œil des compreſſes trempées dans quelque défenſif, & on les ſoutient avec un bandeau qu'on applique ſur le front, afin qu'il ne comprime pas l'œil. Dès le lendemain l'humeur aqueuſe qui s'eſt évacuée par l'ouverture ſe trouve régénérée, & la petite plaie eſt cicatriſée. On pourroit ſe ſervir, pour faire cette opération, de la petite aiguille propoſée dans une des précédentes remarques.

M. Briſſeau a fait un Traité de ces maladies, qu'il a fait imprimer à Paris en 1709. Il prouve ſon opinion par pluſieurs expériences qu'il a faites & qu'il rapporte ; & quoique cette découverte ne change rien dans la cure de ces maux, ni dans la maniere de faire les opérations qui leur convien-nent, on lui a néanmoins obligation d'avoir éclairci la nature de ces maladies, & d'en avoir donné la juſte idée qu'on en doit concevoir.

De l'extrac-
tion des cor-
puscules
étrangers qui
font entrés
dans l'œil.

IL ne faut pas oublier une opération qui se présente à faire tous les jours, c'est de tirer les
choses étrangeres qui sont entrées dans l'œil. On a
souvent recours au Chirurgien, quand on a essayé
en vain de les faire sortir en frottant & en souf-
flant dans l'œil; car la douleur qu'on éprouve contraint à demander un prompt soulagement. Pour
le donner, on renversera l'une ou l'autre paupiere,
& on tâchera de découvrir le corps étranger, pour
le faire sortir avec une petite curette X. Si on ne
pouvoit pas le voir, il faudroit faire un petit bain
à l'œil, en faisant coucher le malade, & lui ver-
sant dans le grand angle un peu d'eau tiede, qui
venant à sortir après avoir lavé le globe de l'œil,
pourra entraîner avec elle l'ordure ou le petit éclat
qui fait la douleur; & si on ne peut pas l'avoir
par ce moyen, on attachera au bout d'un brin de
balai un petit morceau d'éponge Y très-fine,
qu'on aura trempé dans de l'eau, & ayant un peu
élevé la paupiere, on en balayera tout le devant
du corps de l'œil, pour amener sûrement avec
cette petite éponge ce qui sera entré dans l'œil sous
les paupieres. Le malade sera soulagé à l'instant;
on se servira ensuite d'eau & de collyres rafraîchissans, pour éviter l'inflammation qui pourroit
survenir.

FIG. XXXVI. POUR LES ANGLES DES YEUX.

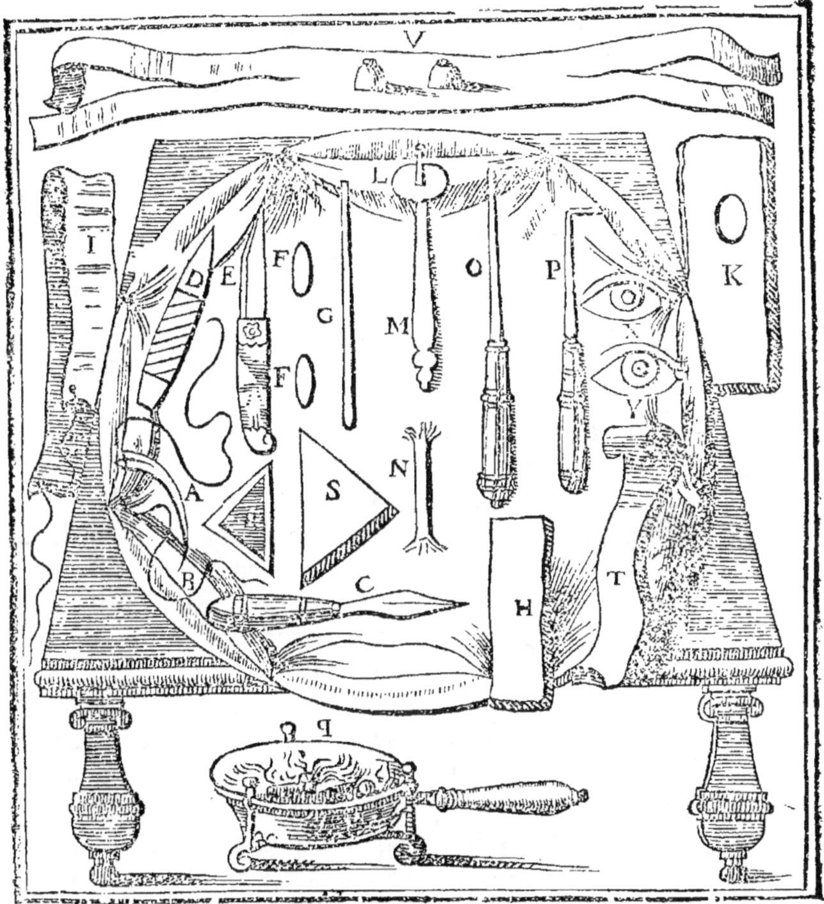

DES trois opérations que le Chirurgien fait aux angles des yeux, la premiere est l'*encan-this*, de ἐν, qui veut dire *dedans*, & de χανθός, qui signifie *angle de l'œil*, pour exprimer par ce mot que cette maladie est une excroissance de chair qui vient au grand angle des yeux. Il y en a de deux especes; l'une, indolente, rougeâtre, tendre & flasque, qui obéit facilement aux remedes ordi-

Des opérations qui se pratiquent aux angles des yeux.

De l'encan-this.

naires ; & l'autre, qui eſt douloureuſe & plombée, maligne & rebelle aux remedes, & qui ne ſe guérit que par l'opération. On aſſigne trois cauſes principales à cette maladie. 1°. Une humeur mélancolique, qui augmente & endurcit la ſubſtance de la chair qui ſe trouve naturellement à l'endroit marqué ci-deſſus, & qui ſe rend ſemblable aux verrues. 2°. Un *hyperſarcoſis*, dont l'étymologie eſt déduite de ὑπέρ, qui veut dire exceſſivement, & de ſαρκόειν, produire de la chair ; parce qu'un tel défaut provient quelquefois d'un ulcere négligé ou mal panſé en cette partie, qui ſe fera remplie d'une chair ſuperflue. 3°. Un reſte de ptérygyon, qui n'ayant pas été coupé ni conſumé, ſe fera accru & endurci dans la ſuite.

Cure.   Pour la guériſon de la premiere eſpece d'encanthis, on conſumera l'excroiſſance avec alun calciné, verdet brûlé, mercure rouge, ou eſprit de vitriol. Mais la ſeconde, qui eſt dure, farouche & maligne, ſera emportée par inciſion. Pour l'exécuter, on paſſera avec une aiguille A un fil B à travers cette chair pour la ſoulever, & par ce moyen la couper avec le ſcalpel C tout proche de la glande, prenant garde de toucher au trou lacrymal qui va dans le nez ; car s'il ſe bouchoit par la cicatrice, la lymphe qui humecte inceſſamment l'œil, & qui fait les larmes quand elle eſt extraordinairement preſſée dans les filets qui ſont aux environs de ces organes, ne pouvant plus prendre ce chemin, elle couleroit le long des joues, & cauſeroit un larmoiement continuel.

De l'Ankylops.   LA ſeconde eſt l'ankylops, dérivé de ἀγκὸ, qui veut dire proche, & de ὄψ, œil, en latin *abſceſſus ocularis*. C'eſt une tumeur ou un abcès qui n'eſt pas encore ouvert, ſitué entre le grand coin de l'œil & le nez, & formé d'une humeur épaiſſe & gluante, à peu près ſemblable à celle qui eſt

contenue

contenue dans les loupes, ce qui fait qu'il augmente peu à peu, & se mûrit avec une légere douleur. Pour parvenir. à sa guérison, supposé que les remedes généraux aient précédé, on appliquera sur la tumeur dans son commencement quelques remedes desficatifs & aftringens, à deffein de réprimer, de confumer & de tarir l'humeur qui s'amaffe dans cette partie. Que fi la tumeur perfévérant fait juger par la rougeur & par l'inflammation qui y furviennent, qu'elle tend à la fuppuration, il faut l'ouvrir avec la lancette D; & fi l'on croit que la matiere foit dans un kyfte, on le féparera, ou bien on le confumera avec les trochifques *de minio*, ou le précipité de mercure, pour mondifier & cicatrifer enfuite la plaie. Il faut remarquer qu'auffi-tôt que cette tumeur eft ouverte, elle perd fon nom d'ankylops, pour prendre celui d'ægilops, qui comprend la maladie dont je vais vous parler, & l'opération que vous allez voir.

Des remedes extérieurs.

L'opération.

L A troifieme eft l'ægilops, dérivé d'αἴγος, chevre, & de ὄψς, œil, parce que les yeux de ces animaux font très-fujets à cette maladie; c'eft ce que nous appelons la fiftule lacrymale, qui confifte en un petit ulcere calleux & profond fitué au grand coin de l'œil, à l'endroit où eft placé ce qu'on appelle la glande lacrymale, qui n'eft qu'un fac graiffeux & charnu parfemé de plufieurs glandules prefque imperceptibles. Cet ulcere commence toujours par un petit abcès en ce lieu, où la matiere qui fe putréfie a bientôt atteint l'os, parce qu'il y a peu d'efpace entre lui & la peau, & qu'étant plus fpongieux qu'un autre, il eft auffi plus tôt carié. Si, d'abord qu'il y a un abcès au coin de l'œil, les malades vouloient permettre qu'on le perçât, on pourroit éviter la fiftule; mais comme ils appréhendent qu'il n'en refte une cicatrice au vifage, ils different tant que le petit abcès s'ouvre de lui-

De l'ægilops.

même, & il en arrive deux inconvéniens affez triftes; l'un, c'eft que la matiere a eu par fon féjour le temps de carier l'os; & l'autre, c'eft qu'il fe fait à la peau un trou fi petit, qu'on ne peut pas porter de médicamens pour mondifier le fond de l'ulcere: en forte que fuintant fans difcontinuation, la fiftule eft entretenue jufques à ce que l'opération y remédie.

Différences de ces fiftules. De ces fiftules, les unes font ouvertes par dedans, les autres par dehors. Les premieres procedent d'une humeur lente qui ne forme au dehors qu'une petite tumeur de la groffeur d'un pois; laquelle étant preffée avec le doigt, jette par dedans l'œil, je veux dire entre les paupieres, une fanie féreufe, & quelquefois vifqueufe & blanche. Les autres font faites d'une matiere active & chaude, qui devenant âcre en croupiffant, ronge l'os qui eft mince & poreux, & en même temps fe fait jour par dehors pour fluer perpétuellement jufqu'à ce qu'on en tariffe la fource (a). Quand elles font vieilles,

(a) L'Auteur diftingue ici deux efpeces de fiftules, l'une, dont l'humeur s'évacue entre les paupieres, l'autre, dont l'humeur fort par une ouverture extérieure à l'œil, mais voifine du grand angle. Quand l'Auteur dit que l'humeur de la premiere a fon iffue entre les paupieres, il veut dire apparemment que cette évacuation fe fait par les points lacrymaux. Cette humeur, qu'il dit être lente, n'eft autre chofe que la liqueur lacrymale, retenue dans le fac lacrymal, & mêlée quelquefois avec une matiere purulente. Cette rétention des larmes dans le fac peut venir de différentes caufes, favoir; de quelque maladie du fac lacrymal ou des parties voifines, & de la mauvaife qualité de cette liqueur.

Si la tumeur fe vide lorfque les malades font couchés, & qu'elle fe rempliffe quelque temps après leur lever, on a lieu de conjecturer que l'affoibliffement du reffort des parois du fac lacrymal & du canal nafal, eft la caufe de la tumeur. Car, lorfque le reffort de ces parties eft affoibli, & que les malades fe tiennent debout, il fe peut former à l'entrée du canal nafal un pli qui empêche la liqueur d'y paffer, & la fait amaffer dans le fac; ce qui forme au dehors une tumeur que M. Petit nomme hernie du fac lacrymal. Quand le ma-

elles appetiſſent l'œil, & l'atrophient. La carie
ronge ordinairement, & pénetre juſque dans les

lade eſt couché, le ſac lacrymal ne forme plus de pli, la
liqueur s'écoule dans le nez, & la tumeur diſparoît.

Une inflammation qui ſurvient au grand angle de l'œil,
à la peau & à la graiſſe qui couvre le muſcle orbiculaire,
eſt un ankylops qui, ſoit qu'il ſe réſolve ou qu'il ſuppure,
n'endommage pas le ſac lacrymal. Mais ſi elle s'étend juſqu'au muſcle orbiculaire, & à la graiſſe qui eſt au deſſous,
elle paſſe bientôt juſqu'au ſac lacrymal, & y occaſionne un
engorgement.

L'abondance & l'épaiſſiſſement de l'humeur qui ſe filtre par
les glandes pituitaires, peut, en occaſionnant ce qu'on appelle vulgairement rhume de cerveau, cauſer encore une
obſtruction & un engorgement du ſac lacrymal.

Enfin les mauvaiſes qualités de la liqueur lacrymale, qui
ſont ſa viſcoſité & ſon âcreté, peuvent cauſer les mêmes
effets. On conçoit aiſément qu'une liqueur épaiſſe & viſ-
queuſe ne coule qu'avec peine, & peut s'arrêter dans un
canal auſſi petit que le canal naſal, dont l'ouverture inférieure eſt quelquefois fort étroite.

Les liqueurs âcres occaſionnent l'excoriation des parties
par où elles paſſent. Si la liqueur lacrymale a ce défaut,
elle ulcere le ſac lacrymal, & le pus tombant dans le canal
naſal s'arrête & le bouche. Ces mauvaiſes qualités de la
lymphe lacrymale ſont quelquefois des ſuites de la petite
vérole.

Dans tous ces cas, l'œil eſt toujours couvert de larmes,
& l'on voit à l'angle interne une tumeur plus ou moins
groſſe, qui ſe vide par les points lacrymaux lorſqu'on la
comprime avec le doigt, ce que les malades ſont portés à
faire d'eux-mêmes de temps en temps. La liqueur qui ſort
alors eſt l'humeur lacrymale toute ſeule, ou mêlée avec
une matiere purulente, s'il y a un ulcere au ſac.

La compreſſion peut auſſi obliger l'humeur à paſſer par
dedans le nez, quand l'obſtruction n'eſt pas ſi conſidérable,
ou qu'il n'y en a pas, comme lorſque la tumeur eſt une
hernie ſimple du ſac lacrymal.

Quand l'ulcere ſe trouve au côté du ſac qui recouvre l'os
unguis, cet os eſt bientôt découvert & altéré.

Toutes ces maladies, qui ſont autant d'eſpeces de ce que
l'Auteur appelle fiſtule, ouverte par dedans, ne ſont que des
maladies du ſac ou du canal lacrymal, & ne doivent être,
à parler exactement, appelées fiſtules, que quand elles occaſionnent à l'extérieur du grand angle de l'œil un dépôt qui

os du nez ; ce qui rend l'haleine forte & puante, & la guérison très-difficile : mais quand la fistule est récente, & qu'elle a son orifice éloignée du globe de l'œil, elle laisse beaucoup d'espérance d'un heureux succès dans le traitement, soit par les remedes, soit par l'opération.

Maniere de traiter la plaie.

En l'une & en l'autre maniere de procurer la cure des fistules lacrymales, on doit préparer le corps par un bon régime de vivre, par saignées, purgations, ventouses & vésicatoires. Si on se veut donc servir de la voie la plus douce, qui est celle des médicamens, il faudra traiter autrement celle qui n'est ouverte qu'en dedans, que celle qui l'est en dehors (a).

se fait une petite ouverture par où le pus sort avec les larmes ; mais alors ces maladies cessent d'être ce que l'Auteur appelle fistules ouvertes en dedans, & deviennent ce qu'il appelle fistule ouverte au dehors.

Ce dépôt vient du long séjour de la liqueur lacrymale dans le sac, soit que les malades n'aient pas soin de comprimer la tumeur, ou que la liqueur soit trop épaisse pour céder à la compression.

Il se peut former au grand angle un petit abcès qui ne vient point de la rétention des larmes dans le sac, & qui produit les mêmes effets que celui dont on vient de parler.

Ces dépôts peuvent souvent carier l'os unguis ou quelque autre os du voisinage.

L'abondance du pus qui sort par la fistule ou par les points lacrymaux lorsqu'on presse le sac, est un indice de l'altération de l'os. Pour s'en assurer, on introduit par l'ouverture externe, s'il y en a une, un petit stylet avec lequel on reconnoît si l'os est découvert. Quand il n'y a point d'ouverture extérieure, on se sert de la petite sonde T, appelée sonde à sonder les points lacrymaux. On l'introduit par l'un de ces deux points. M. Juncker * dit que Stahl est le premier qui ait sondé les points lacrymaux. Il se servoit d'une petite corde à boyau au lieu de sonde.

* *Conspectus Chirurgiæ.*

(a) Tous les désordres dont j'ai parlé dans la remarque précédente, se peuvent réduire à trois, savoir ; l'engorgement des routes de la liqueur lacrymale ; l'ulcération du sac lacrymal, du canal nasal & des parties voisines ; & la carie de l'os unguis ou des os voisins.

Quand il n'y a qu'une petite éminence en dehors, & qu'en la preſſant la matiere qui la faiſoit

On rétablit le cours des larmes de deux manieres différentes;
en débouchant leur voie ordinaire; ou, ſi cela n'eſt pas poſ-
ble, en leur formant une route nouvelle.

Les moyens qu'on emploie pour déboucher le paſſage naturel des larmes ſont différens, ſuivant les différentes cauſes
& les différens degrés de l'obſtruction du canal.

Si l'engorgement vient de la perte du reſſort du ſac lacrymal, qui occaſionne ſa dilatation & ſa ſortie en dehors qu'on
a appelée hernie du ſac lacrymal, il faut comprimer le ſac
de la maniere que l'Auteur va décrire, ou par le moyen d'un
petit bandage d'acier connu ſous le nom de bandage pour
la fiſtule lacrymale. On ne doit point faire cette compreſſion pour procurer un recollement au vide, comme le dit l'Auteur, mais pour contenir ſeulement les parois du ſac lacrymal dans leur état naturel, & faciliter par ce moyen le
rétabliſſement de ſon reſſort.

Lorſque l'engorgement a commencé par l'obſtruction du
canal naſal, & que cette obſtruction n'eſt pas conſidérable,
on peut y remédier en injectant pendant quelque temps dans
ce conduit, par les points lacrymaux, un mélange d'eau
ſimple & d'eau vulnéraire. On ſe ſert pour cela de la petite
ſeringue V, appelée ſeringue pour les points lacrymaux.
Par ce moyen on rétablit la liberté du canal, & l'on en guérit
même quelquefois l'ulcération, s'il y en a, & ſi elle n'eſt
point invétérée. On peut auſſi tenter de déboucher le canal
en y introduiſant par les points lacrymaux & par le ſac,
la petite ſonde à ſonder les points lacrymaux.

Quand les injections paſſent dedans le nez, qu'il n'y a
plus de larmoiement, & qu'en preſſant l'endroit du grand
angle où répond le ſac lacrymal, on ne fait point ſortir de
matiere purulente par les points lacrymaux, on eſt ſûr que
le canal eſt débouché, que l'ulcere, s'il y en a eu, eſt con-
ſolidé, & que la guériſon eſt parfaite.

L'obſtruction du canal eſt quelquefois ſi conſidérable, que
les injections & la ſonde ne ſuffiſent pas pour y remédier. Il
faut alors en venir à une opération fort délicate. Un aide
appuie le pouce ſur la commiſſure des paupieres du côté du
petit angle, & les tire pour tendre la peau, ce qui fait faire
une petite ſaillie au tendon du muſcle orbiculaire. Le Chirurgien porte la pointe d'un petit biſtouri demi-courbe au
deſſous de ce tendon, au rebord de l'orbite, & à trois lignes
de la commiſſure des paupieres; il la plonge doucement
dans le ſac lacrymal, ſans toucher à l'os, & fait une inci-

s'écoule par dedans l'œil, on a sujet de croire que cette matiere est bénigne & douce, & qu'elle n'a

sion qui se termine vers le tendon du muscle petit oblique. S'il s'est fait une petite ouverture extérieure, il la traverse en faisant l'incision. Il glisse ensuite sur le dos du bistouri une sonde qu'il introduit dans le canal, afin de le déboucher. Il retire la sonde, & lui substitue une bougie fine ou un petit séton composé de deux ou trois brins de fil qu'il fait sortir par le nez. Il peut aussi ne se servir que d'une petite bougie de cire, ou d'une petite tente de plomb qu'on porte seulement un peu au dela du trou du canal nasal. Ces quatre différens moyens de tenir le canal nasal ouvert, ont tous réussi. Il injecte de temps en temps par les points lacrymaux & par l'ouverture du sac, quelque liqueur détersive pour guérir l'ulcere; cependant il entretient, par le moyen d'un petit bourdonnet, l'ouverture extérieure des tégumens.

Quand il juge que le canal est bien formé, & que l'ulcere est cicatrisé, il ne se sert plus du séton, ni de bougie; il met seulement sur la plaie extérieure un petit emplâtre de l'Abbé de Grace, & continue encore pendant quelque temps de faire les injections par les points lacrymaux.

Quelques Praticiens, au lieu de se servir de séton ou de bougie, mettent dans le canal une petite canule d'or, d'argent ou de plomb, qu'ils y laissent lors même que la plaie se ferme, & qui tombe par la suite dans le nez.

S'il étoit possible de faire des injections dans le canal nasal par son orifice inférieur qui est dans le nez, en se servant d'une petite seringue dont le tuyau seroit tourné de maniere qu'on pût le faire entrer dans cette petite ouverture, & si l'on s'accoutumoit à se servir de cette méthode, on la préféreroit peut-être aux autres en bien des cas.

Il peut arriver que les parois du canal nasal se gonflent & se collent si exactement qu'on ne puisse le rétablir. Il faut alors faire une nouvelle route aux larmes. On est encore obligé de suivre cette méthode, lorsque l'os unguis est carié. On sait que cet os est si mince qu'il se perce en s'exfoliant. C'est pourquoi, sans attendre l'exfoliation, on le brise & l'on perce la membrane pituitaire dans l'endroit qui le touche, pour faire un canal par où les larmes puissent couler dans le nez.

On fait cette opération de différentes manieres. L'Auteur propose celle que l'on a suivie pendant long-temps; on verra dans une des remarques suivantes la perfection à laquelle les Modernes l'ont portée.

pas affez d'acrimonie pour ufer la peau & fe faire
une iffue au dehors; & quand elle n'a pas pu percer la peau, on a raifon de penfer qu'elle n'aura
pas été non plus capable de ronger le périofte,
& que l'os n'eft point découvert, cette purulence
pouvant s'amaffer dans un petit fac entre la peau
& le péricrâne, fans caufer aucun défordre qui ait
de mauvaifes conféquences. Quand cela eft ainfi,
il n'y a pour guérir qu'à empêcher la matiere de
s'accumuler dans ce vide; & on y réuffit par la
fimple compreffion, au moyen de laquelle j'en ai guéri
plufieurs, & particuliérement des enfans. Je mets
un petit emplâtre de cérufe brûlée fur l'endroit de
la tumeur, & une petite compreffe triangulaire de
l'épaiffeur d'un demi-pouce par deffus, pour remplir le coin de l'œil. Sur cette compreffe, j'en
applique une autre de même figure & de même
épaiffeur, mais un peu plus large, les ayant trempées toutes deux dans une eau defficative; & je
fais contenir le tout par une bande circulaire qui,
ferrant les compreffes contre l'endroit du petit fac,
fait que l'humeur ne s'y amaffe plus & que le vide
fe recolle, pourvu qu'on continue la même pratique pendant quelques mois.

Si la fiftule eft ouverte par dehors, & qu'on
veuille tenter de la guérir par médicamens, on

En décrivant les moyens de remédier à l'engorgement des
routes de la liqueur lacrymale, on n'a pu s'empêcher de rapporter ceux qu'on emploie pour guérir l'ulcération du canal
nafal & du fac lacrymal, celle des parties voifines, & la carie
des os, parce que ces maladies fe trouvent affez fouvent
compliquées enfemble. Ce qu'on a dit de ces moyens fait
affez fentir que pour les employer avec fuccès, il faut avoir
une parfaite connoiffance de la ftructure des canaux par
où les larmes s'écoulent, & de toutes les parties voifines.

Si les défordres dont on a parlé viennent de la mauvaife
qualité des larmes, ou de quelque virus répandu dans le
fang, le traitement local ne fuffit pas; il faut auffi corriger
le vice des liqueurs, par les remedes convenables.

N n iv

commencera par la dilater jusque dans le fond avec la racine de gentiane, ou l'éponge préparée; après quoi on la mondifiera avec l'*apostolorum*, l'ægyptiac, ou la poudre de mercure. Si l'os est carié, on le touchera avec quelques gouttes d'huile de soufre ou de vitriol, dont on imbibera un très-petit morceau de coton qui étant mis sur l'os en corrigera l'altération, faisant en sorte de ne causer que peu de douleur par l'usage de ces remedes, de crainte qu'elle n'y attirât une fluxion. On appliquera sur toutes les parties voisines plusieurs compresses trempées dans des eaux rafraîchissantes; après quoi l'ulcere sera mondifié, desséché, & cicatrisé suivant les méthodes communes.

Traitement des parties voisines.

Tous les Praticiens disent que le remede le plus sûr & le plus prompt pour la fistule lacrymale, c'est le cautere actuel dont on touche l'os pour le faire exfolier; & comme cette opération est très-délicate, & qu'elle demande pour être bien exécutée un savoir-faire acquis par de profondes réflexions & par un long usage, nous examinerons avec attention, comme nous avons fait aux autres, ce qu'il y a à prévoir & à opérer avant que de cautériser l'os, ce qu'on doit observer en le cautérisant, & la conduite qu'il faut tenir après l'avoir cautérisé.

Préparation & précaution pour cautériser.

Avant que de porter le feu sur l'os, on regardera en premier lieu s'il n'y a point d'ouverture en dehors, ou si l'ouverture qu'on remarque est d'une grandeur suffisante. Quand il n'y en a point, il en faut faire, & quand elle est trop petite, il faut l'agrandir : pour cela les uns veulent, comme Thévenin, qu'on mette un cautere potentiel entre l'œil & le nez, le plus loin de l'œil que faire se pourra, prenant garde qu'il ne coupe le ligament du grand canthus (ce qui rendroit l'œil éraillé), & qu'en faisant une petite scarification sur l'es-carre, on dilate la fistule jusque dans son fond, afin qu'elle foit capable de recevoir le cautere actuel. Les autres, mieux fondés, ce me femble, prétendent qu'on doit ouvrir cette fiftule avec le biftouri droit E, en faifant une petite incifion en forme de croiffant, pour s'éloigner de la jonction des paupieres (a), & que l'incifion aille jufque fur l'os découvert, auquel on applique de petits bourdonnets FF de charpie feche pour abforber le fang & les humidités, pofant enfuite le refte de l'appareil, pour attendre au lendemain à y mettre le fer chaud.

L'heure de cautérifer étant venue, & tout fe trouvant prêt pour cet effet, le malade fera affis dans un fauteuil de commodité qui aura un oreiller pour lui appuyer la tête de côté; on relevera l'appareil, pour reconnoître avec une fonde G fi l'os eft bien découvert; puis avec une compreffe H & un bandeau I on couvrira l'œil fain, afin que le malade n'ait point l'appréhenfion du feu. On met fur l'œil voifin de la fiftule une compreffe K trempée dans des eaux réfrigérantes, laquelle va jufque fur la tempe, étant percée au droit de la fiftule. Cette compreffe doit être étendue proprement pour ne point nuire à l'Opérateur, & ainfi mouillée pour empêcher que le feu n'agiffe fur les parties voifines. La feconde G qu'on refourre dans la plaie, fert à conduire jufque fur l'os un petit en-

(a) On doit s'éloigner de la jonction des paupieres de trois ou quatre lignes. Mais fi la carie s'étendoit au delà de l'os unguis, ce qui arrive quelquefois, & qu'on ne pût fans couper le tendon du mufcle orbiculaire la découvrir pour y porter les remedes convenables, il faudroit couper ce tendon en portant le biftouri par deffous, fans craindre, comme les Anciens, que l'œil devienne éraillé. Feu M. Arnaud a fait voir par plufieurs expériences, que cet éraillement ne vient que de la fection de la commiffure des paupieres, ou de ce que l'on a fait l'incifion trop près de la commiffure, & non de la fection du tendon du mufcle orbiculaire.

tonnoir L, qui a un manche M pour le tenir de la main gauche. On retire la fonde après qu'on a pofé l'entonnoir, dans le trou duquel on infinue une fauffe tente de charpie N, pour tarir le peu d'humidité qui pourroit abreuver le fond de la plaie ; & l'os étant à fec on prend de la main droite le cautere actuel O tout rouge, qu'on plonge dans la cavité de l'entonnoir jufqu'à l'os, l'y appuyant légérement (a). On en remet un fecond P, quand on croit que le premier n'aura pas fuffi pour faire impreffion à l'os & pour diffiper toutes les humidités dont il eft pénétré ; c'eft pourquoi on en fait toujours chauffer deux dans ce réchaud Q plein de feu. Enfuite on retire cet entonnoir, dont l'ufage eft non feulement de conduire les cauteres

(a) On doit non feulement pénétrer jufqu'à l'os, mais le brifer avec le cautere, & percer la membrane pituitaire qui le touche, pour faire une nouvelle route aux larmes, comme on l'a déja dit.

On eft fûr d'avoir percé l'os & la membrane, lorfqu'il fort de la fumée par le nez, ou qu'il tombe du fang ou de la férofité dans la gorge du malade. Il faut prendre garde de ne pas laiffer long-temps le cautere dans l'entonnoir, qui étant trop échauffé, brûleroit la peau des paupieres dans l'endroit de leur commiffure, & occafionneroit par conféquent l'éraillement après la guérifon.

Les meilleurs Praticiens ne fe fervent plus du cautere actuel lorfque l'os unguis eft feul carié. Il y en a même beaucoup qui ne s'en fervent pas pour toucher la carie de l'avance de l'os maxillaire, celle de la partie inférieure de l'os coronal ou celle de l'os planum. Ils fe contentent d'y appliquer la pierre infernale, & les remedes qui deffechent les portions d'os altérées.

Pour détruire l'os unguis, & former une nouvelle route aux larmes fans le fecours du cautere actuel, on brife cet os & l'on perce la membrane pituitaire avec le poinçon d'un trocart qu'on porte perpendiculairement deffous. Quand cet inftrument a percé la membrane, ce qu'il doit mieux faire que tout autre inftrument mouffe qui peut la décoller, il fort du fang par le nez, & il en tombe dans le gofier du malade. On tourne le poinçon du trocart pour achever de brifer l'os. On retire les petites pieces offeufes qui fe préfentent ; les autres tombent dans la fuite avec la fuppuration.

actuels, mais encore d'épargner au malade la fenfation douloureufe du feu.

La cautérifation ayant été faite, on bourre la
plaie avec de petits bourdonnets de charpie (*a*),
par deffus lefquels on met un petit emplâtre de cérufe R, d'une figure convenable à la partie, couvrant l'œil d'un défenfif & d'une compreffe triangulaire, avec le bandage ordinaire pour la fiftule
lacrymale : on le fera avec cette bande T. Dans la
fuite du panfement, il faut empêcher que la chair
ne fe reproduife en trop grande abondance, &
qu'elle ne recouvre l'os avant qu'il foit exfolié :
c'eft pourquoi, dès qu'elle furmonte, il faudra la
confumer avec les poudres & les onguens dont je
vous ai parlé. Quand on croit que cette féparation
de l'os a été faite, ce qui n'eft pas toujours fenfible, mais ce qu'on peut conjecturer affez fûrement
par une bonne chair qui vient de l'os & qui y eft
fortement attachée, on laiffera incarner la plaie &
on en procurera la cicatrice (*b*).

Panfement
de la plaie.

(*a*) Lorfqu'on a percé l'os unguis & la membrane pituitaire avec le cautere ou avec le poinçon du trocart, il faut,
avant de remplir la plaie de charpie, introduire dans l'ouverture qu'on a faite, une tente de charpie, ou de toile, ou
d'éponge préparée, ou de plomb, ou de bois : les tentes de
bois & celles de plomb font plus folides que les autres, & il
n'eft pas néceffaire de faire de compreffion pour les maintenir. Si les chairs croiffent trop dans la fuite, on les confume avec la pierre infernale, pour entretenir l'ouverture
extérieure jufqu'à ce qu'on ait fermé & cicatrifé le nouveau
canal. On retire alors la tente, & l'on cicatrife l'ouverture
externe.

(*b*) Il refte quelquefois un larmoiement après l'opération,
quoiquelle ait été bien faite. Peut-être cela vient-il de ce
qu'on a déchiré les parois du fac lacrymal en enfonçant l'os
unguis. Si ce déchirement s'eft étendu jufqu'à la portion de
ces parois où aboutit la réunion des points lacrymaux, il
paroît néceffaire que ce petit canal fe bouche & fe cicatrife,
parce que cette portion déchirée ferviroit à maintenir fon
ouverture. Il faudroit donc chercher un moyen pour empêcher
cet inconvénient & entretenir l'ouverture de ces petits canaux.

Je finis, Messieurs, cette Démonstration par deux Opérations qui sont de notre sujet, & qui, bien que peu considérables en apparence, ne demandant pas toute l'industrie du Chirurgien, ont pourtant des utilités assez grandes ; l'une est d'empêcher les enfans de loucher, & l'autre de mettre un œil de verre à la place de celui qui a été perdu.

LES enfans sont louches, ou naturellement quand ils apportent ce vice en naissant, ou par accident pour avoir été couchés dans un faux jour où la lumiere leur venoit de côté, au lieu qu'on doit toujours situer le berceau en sorte qu'ils aient les pieds tournés vers la fenêtre durant le jour, & le soir la chandelle vis-à-vis d'eux, car ils ne manquent jamais de tourner leur vue du côté de la lumiere, ce qui fait prendre, dans une autre situation de leur lit, la méchante habitude aux muscles de tirer le corps de l'œil inégalement. Dès qu'on apperçoit ce défaut, il y faut mettre ordre par le moyen des besicles V, qui dirigent leurs yeux & les accoutument à regarder chaque objet droit au devant d'eux, en se tenant dans une situation parallele l'un par rapport à l'autre. Les besicles sont des instrumens faits d'ébene, creux dans leur milieu du côté qui regarde les yeux, & percés d'un petit trou où quelquefois on met un verre qui conserve encore ces organes, qu'on doit munir de ces besicles jour & nuit pendant quelques années, si on veut redresser sûrement une vue qui aura été long-temps tournée de travers.

QUOIQUE la fabrique & l'application des yeux de verre ne semblent être à présent que du ressort des Oculistes, c'est néanmoins une opération de Chirurgie, laquelle est comprise sous la quatrieme espece qu'on appelle prothèse, & qui ajoute à la nature ce qui lui manque. Quand un

homme a perdu un œil par quelque accident que ce
soit, on en fait faire de cryſtal, tel que l'un de ces
deux marqués X & Y, de même figure que l'œil
qui reſte, & même un peu plus grands, car ils
doivent être enclavés ſous la paupiere pour y pouvoir tenir. Ils ſont peints de même couleur que
le naturel, & on les fait cuire au fourneau, comme
le verre peint des égliſes. Quand l'œil artificiel eſt
bien placé, il paroît comme l'autre, excepté qu'il
ne peut pas ſe mouvoir, ſi ce n'eſt quand le corps
de l'œil aveugle n'étant pas fort atrophié & reſ-
ſerré, le verre peut s'ajuſter deſſus, car alors on
lui voit quelque mouvement qui dépend de celui
du globe de l'œil ſur lequel il eſt placé. Ceux qui
s'en ſervent ſont obligés d'en avoir pluſieurs de
réſerve, parce qu'ils peuvent tomber & ſe caſſer.
Par le moyen de ces yeux artificiels, on corrige
une difformité choquante; & de la maniere qu'on
les fait aujourd'hui, il y faut regarder de près pour
s'appercevoir que c'eſt l'art qui a réparé le défaut
de la nature (a).

Mais, quoiqu'on faſſe porter à des enfans louches des beſicles ou d'autres maſques ſemblables

______

(a) Pour placer un œil de verre, il faut que le volume de
l'œil dont on a perdu l'uſage ſoit diminué au moins d'un
quart de ſa groſſeur ordinaire; car s'il étoit entier, on
feroit obligé de le diminuer de cette maniere. Un aide
écarte les paupieres avec le doigt ou avec un *ſpeculum oculi*;
le Chirurgien paſſe, par le moyen d'une aiguille, un fil au
travers de l'œil, à peu près à une ligne de la cornée tranſparente; il en forme une anſe dont il tient les extrémités,
pendant qu'il coupe circulairement la cornée opaque avec un
biſtouri à une ligne de la cornée tranſparente. Quand il a
commencé avec le biſtouri, il peut achever avec des ciſeaux. Il emporte toute la cornée tranſparente & l'iris. Il
panſe l'œil avec un défenſif, & il ſaigne le malade pour prévenir les accidens. Le globe de l'œil ſe reſſerre peu à peu,
ſe referme, & la plaie ſe guérit. L'œil artificiel reçoit des
paupieres & de ce qui reſte de l'œil un mouvement qui imite
le naturel.

pendant des années entieres, il eſt néanmoins très-
rare que leur vue ſe redreſſe par ces ſortes d'inſtrumens ; c'eſt pourquoi je conſeillerois de tenter
d'autres moyens, qui ſeroient par exemple d'aſ-
ſujettir les globes des yeux dans une ſituation
droite, ou un peu plus tournée du côté oppoſé à
celui où ils ſe dirigent par dépravation, y em-
ployant des eſpeces d'yeux artificiels ou des demi-
ſpheres creuſes qu'on aſſureroit par quelques bandelettes, & dans leſquelles les yeux ſeroient fixe-
ment engagés, par la même mécanique dont on
uſe pour redreſſer des tailles qui ſe déjettent.

D'ailleurs il ſeroit à propos d'appliquer ſur la
partie foible, je veux dire, ſur celle d'où les yeux
s'éloignent, un cataplaſme fortifiant, & de l'autre
côté, quelque choſe de piquant ou d'incommode,
qui obligeât continuellement la perſonne à s'ef-
forcer de les en tirer, ce qui les affermiroit dans
le bon état où l'on a deſſein de les mettre.

De plus, comme on a remarqué que les yeux de
tous les louches étoient fort voûtés en devant, &
qu'ils s'y terminoient preſqu'en pointe, d'où il
arrivoit qu'ils ne pouvoient bien voir que de près,
& en ſe dirigeant de travers d'une maniere déſa-
gréable, il faudroit que la concavité des demi-
ſpheres fût applatie, en ſorte que ces organes en
s'y moulant y contractaſſent une figure plus convenable au naturel.

Fin de la ſixieme Démonſtration.

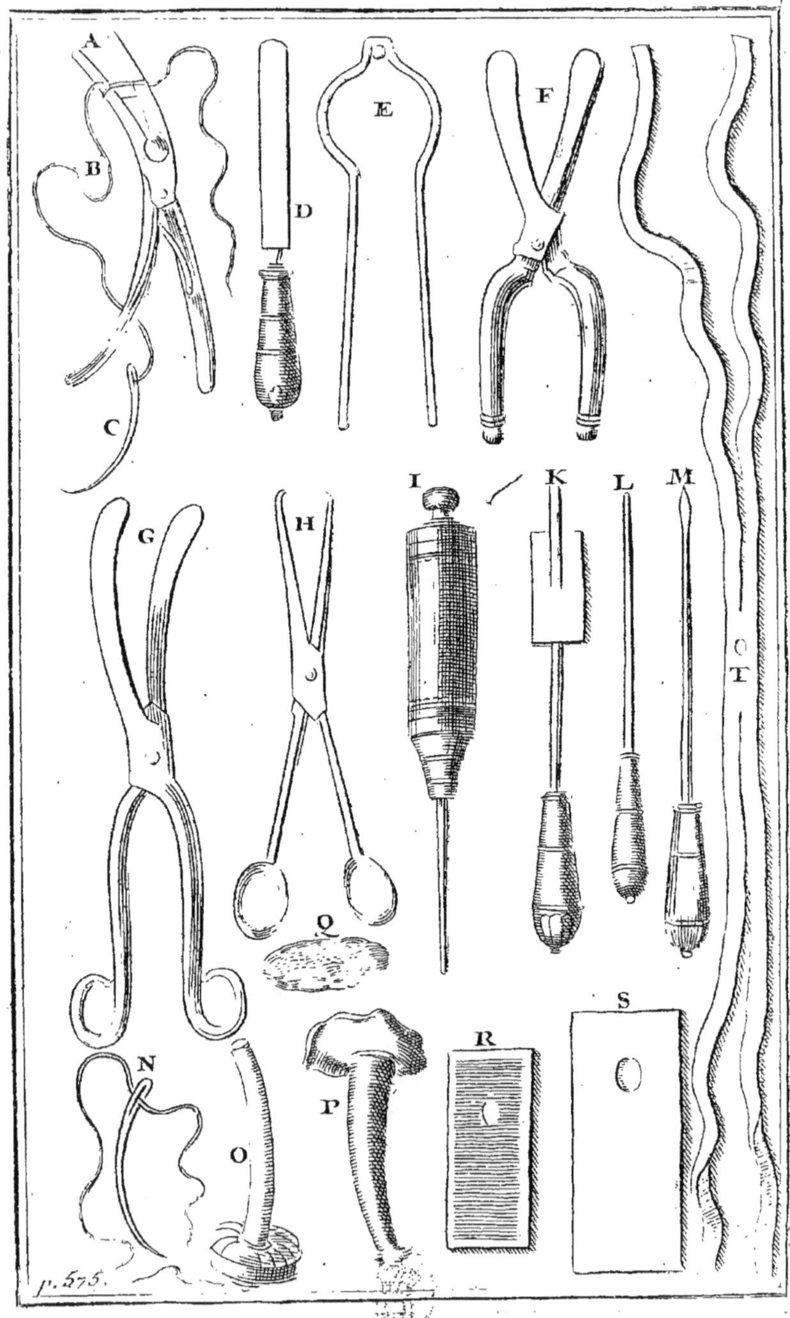

A
B
C
D
E
F
G
H
I
K
L
M
N
O
P
Q
R
S
T

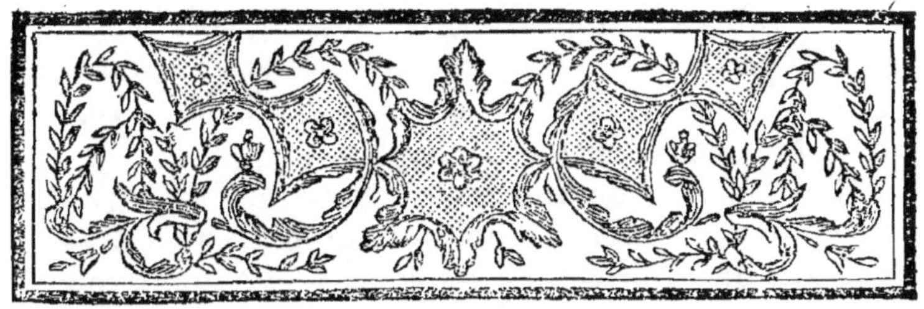

OPÉRATIONS

DE

CHIRURGIE.

SEPTIEME DÉMONSTRATION.

De celles qui se pratiquent à la Face.

DU POLYPE.

PUISQU'IL est vrai, Messieurs, que toute la science du Chirurgien n'a point d'autre fin que de maintenir ou de rétablir l'homme dans la juste proportion de toutes les parties de son corps, c'est ici principalement où il doit redoubler son application & employer toute son adresse pour conserver à la face cette perfection qu'elle a reçue de l'Auteur de la Nature. Cette partie, quoique l'image de Dieu, n'est pas moins attaquée par des maladies que le reste du corps ; c'est aussi ce qui fait qu'elle ne nous fournit pas moins d'occasions d'exercer notre industrie : & comme les opérations qui regardent la face demandent encore plus de délicatesse que celles qu'on fait aux autres parties, je vais tâcher de vous les démontrer avec toute l'exactitude possible. Elles feront tout le sujet de notre entretien.

On fait tant de différentes opérations à la face, qu'il nous feroit impossible de les renfermer toutes dans une journée; & quoique nous ayons expliqué hier celles des yeux avec celles de la tête, vous verrez que celles qui restent suffiront pour remplir la Démonstration d'aujourd'hui. Je commence par celles du nez.

L'ÉTYMOLOGIE de polype dérive de deux mots grecs, savoir de πολύς qui veut dire beaucoup, & de πᾶς qui signifie pied, parce que la chair qui fait cette maladie est semblable au poisson marin dit polype, en ce qu'elle a beaucoup de racines qui ont du rapport avec les pieds de ce poisson ; c'est pourquoi les Latins lui ont donné le nom de *multipedes*.

C'est une excroissance de chair fongueuse & superflue qui se forme & s'accroît dans les narines, où elle incommode la respiration. Le polype est ordinairement attaché à l'os cribleux ou ethmoïde, & souvent aux lames osseuses du nez, lesquelles étant spongieuses peuvent plutôt le produire que les os propres du nez, qui sont d'une substance plus dure.

Son origine. Les polypes succedent très-souvent aux ozènes & aux ulceres du nez, causés par fluxions d'humeurs âcres & atrabilaires qui, ayant corrodé la membrane dont les lames osseuses du nez sont couvertes, donnent lieu à cette chair de s'engendrer & d'augmenter tous les jours, & d'autant plus facilement, qu'on n'y peut pas porter de remedes pour la consumer dans son commencement (a).

(a) Il faut distinguer deux sortes de polypes. Les uns sont des excroissances formées par l'engorgement des glandes qui tapissent les parois de la membrane pituitaire ; les autres

Les

Les humidités furabondantes qui tombent fur cette partie , & un fang pituiteux & crud , lui fervent de nourriture ; ce fang n'étant pas de qualité à produire de bonnes chairs & à être transformé en la fubftance des parties , il remplit les porofités des lames du nez , où , trouvant quelques bouts des fibres de la membrane muqueufe hors de fon tiffu , il les anime , & en forme les racines d'un polype , qu'il fomente & qu'il pouffe de telle forte, que non feulement cette excroiffance remplit les narines , mais qu'elle fe fait voir encore dans la bouche derriere la luette ; quelquefois même elle fe prolonge jufqu'à defcendre dans le conduit de la trachée-artere , en danger de fuffoquer le malade en dormant , fi on n'y prenoit pas garde.

Il y en a qui occupent tellement les narines , que le nez en devient dur & fquirreux ; on ne refpire pour lors que par la bouche avec beaucoup de peine , & comme en ronflant. Quand les deux narines font ainfi tout-à-fait bouchées , le mal eft prefque incurable , parce que cette obftruction qui empêche le paffage de l'air , fi néceffaire à la vie , étant dans un endroit fort profond , & ayant quantité de branches , eft très-difficile à lever par l'extirpation de ces productions. On prétend que les chevaux font fort fujets à cette incommodité , qui les rend pouffifs.

Si nous jetons les yeux fur la ftructure de la membrane intérieure du nez , nous verrons qu'elle a grande part à la génération du polype , parce qu'elle eft très-capable de donner fondement & matiere à des excroiffances , étant épaiffe , fpongieufe , toute pénétrée & abreuvée d'une humeur gluante , qu'elle fépare du fang par la propriété du

La membrane pituitaire eft difpofée à les produire.

font des extenfions de cette membrane alongée peu à peu. On pourroit donner aux premiers le nom de polypes vafculaires , & aux autres celui de polypes véficulaires.

O o

tiffu de fes fibres & de la configuration de fes pores; ce qui contribue beaucoup à la formation de ces chairs fongueufes & furabondantes.

Pour avoir une idée de leur génération, il n'y a qu'à faire réflexion que le fang peut être chargé de parties vifqueufes, foit par l'ufage de certains alimens indigeftes, foit par le vice des fermens & de filtres naturels; de maniere que ces parties embarraffantes ne pouvant fuivre les autres principes de cette humeur, les abandonent, fur-tout dans les endroits, comme les cavités du nez, où il y a très-peu d'organes qui hâtent le cours des humeurs; les mucofités s'accumulant donc dans la membrane qui tapiffe l'intérieur des narines, la gonflent, en dilatant fes vaiffeaux & fes glandes, autant que fes fibres font excitées à fe pouffer & à s'étendre par l'irritation de ces matieres, qui fermentent & s'aigriffent par leur féjour.

Ses diverfes efpeces.

On remarque cinq efpeces de polypes. La premiere eft comme une membrane fongueufe & mollaffe, reffemblant à la luette relâchée; elle s'attache au cartilage du milieu du nez, & fe remplit d'une humeur tenace & pituiteufe. La feconde eft une chair blanchâtre, éminente, ronde & molle au toucher; elle provient d'un fang phlegmatique, & s'accroît infenfiblement jufqu'à occuper toute la cavité d'une narine, & quelquefois celle de toutes les deux. La troifieme eft une chair plus dure, de couleur brune, un peu douloureufe, engendrée d'un fang groffier, mélancolique, & prefque brûlé, faute de lymphe qui le délaie. La quatrieme eft une tumeur dure, femblable à de la chair defféchée à la fumée; quand on la touche, elle fait du bruit comme fi on frappoit fur un corps folide: elle eft infenfible, & on la peut mettre au rang des fquirres confirmés. La cinquieme eft une ou plufieurs tumeurs carcinomateufes attachées au cartilage du nez, & produites d'un fang mélancolique & adufte ; elles font douloureufes, & tiennent de la nature du cancer. De toutes ces efpeces, les unes font fans ulcération, quoiqu'elles rendent une humidité fanieufe & vifqueufe ; les autres font ulcérées, & il en découle fans ceffe une fanie fétide d'une horrible puanteur.

On connoît le polype par la vue & par les fymptômes. Pour le découvrir à l'œil, il n'y a qu'à faire pencher en arriere la tête du malade qu'on aura mis au jour ; car on verra une tumeur qui rempliffant la narine, monte & defcend felon les mouvemens de la refpiration ; & s'il étoit mal aifé de la faire paroître de cette maniere, il faudroit, avec le *fpeculum nafi* E, dilater la narine pour voir jufque dans fon fond. Les accidens qui l'accompagnent & le manifeftent, font que le nez devient plus gros par la tumeur qu'il renferme, le malade ne refpire qu'avec peine, à raifon de l'embarras qui eft dans le paffage de l'air, en refpirant comme s'il ronfloit ; il a toujours la bouche ouverte en dormant.

Le jugement qu'en doit faire un Chirurgien, dépend de la nature du polype ; ceux qui font carcinomateux & chancreux font incurables, ce qu'il connoîtra par la dureté de l'excroiffance, fa lividité, fa puanteur, fa douleur, fa couleur plombée & fon adhérence aux lames offeufes. Il ne faut point toucher à de tels polypes ; mais ceux qui font indolens, mous, flafques, blancs ou rougeâtres fe peuvent guérir : c'eft fur ces derniers qu'il eft permis d'entreprendre l'opération.

Les Auteurs nous propofent cinq manieres de la faire ; 1°. par contufion, 2°. par cautérifation, 3°. par ligature, 4°. par incifion, 5°. par arrachement. Je vais vous faire voir les moyens qu'ils nous donnent pour y réuffir ; & vous jugerez quelle eft la meilleure méthode.

Ils veulent qu'on fe ferve de corrofifs aux pe-

O o ij

tits polypes qui ne font guere avant dans le nez , &
qui fuccedent à quelques ulceres de cet organe ; à
ce deffein ils recommandent le calcantum , la chaux,
l'orpiment ou l'efprit de vitriol , pour les confumer
peu à peu (a).

La cautérifation avec le cautere ou potentiel , ou
actuel , s'eft anciennement pratiquée aux polypes de
groffeur médiocre , & dont la bafe étoit large. Ils
dilatoient la narine avec le *fpeculum nafi*, afin d'y
introduire enfuite une canule qu'ils pofoient fur
la tumeur , & par la cavité de laquelle ils portoient
un bouton de feu , qui brûlant cette chair , en faifoit
un gréfillement comme quand on rôtit du boudin ; l'efcarre que le feu avoit faite étant tombée , ils recommençoient la même application , &
continuoient ce manége jufqu'à ce que toute la
tumeur fût emportée.

Ils confeillent la ligature aux tumeurs grêles qui
font étroites dans leur racine , & ils pretendent
qu'elle peut réuffir en la pratiquant de cette forte. On
prendra une grande aiguille courbe C , de plomb
ou de fil de léton , & on l'enfilera d'un gros fil
ciré B , dans le milieu duquel on fera un nœud
coulant , qu'on mettra fur le bord d'une pincette à
bec de corbin A , comme fi on vouloit faire la ligature de l'extrémité d'un vaiffeau. On empoignera
la tumeur avec ce bec de corbin ; puis on coulera
jufqu'à la bafe de cette excroiffance le nœud dont
on la ferrera après qu'on aura paffé l'aiguille par
la narine , & qu'on l'aura retirée par le palais ; car
cette aiguille amenant avec elle un des bouts du
fil, on le retire en même temps qu'on tiendra l'autre bout qui fera refté hors du nez ; & ainfi ref-
ferrant tous les jours le fil, on fera à la fin fépa-

(a) Les Praticiens préferent à préfent à ces corrofifs, le
beurre d'antimoine , & la poudre de fabine mêlée avec celle
d'ocre. L'eau d'alun a quelquefois guéri des polypes véficulaires qui commençoient à naître.

rer & tomber le polype. Cette ligature est bien inventée, mais je la crois de difficile exécution.

Ceux qui operent ici par l'incision, ont prétendu avoir mieux rencontré ; & véritablement cette maniere a été en pratique pendant plusieurs siecles, & approuvée par Guidon & par d'autres Maîtres. Ils avoient inventé un instrument D qu'ils appéloient *polypiconspathion*, de πολύπυς, qui veut dire polype, & de σπάθος, qui veut dire spatule, parce qu'il en avoit la figure. Cet instrument fait exprès pour cette opération, n'étoit tranchant que d'un côté de toute sa longueur ; ils l'introduisoient dans le nez le plus avant qu'ils pouvoient, & coulant son tranchant entre les parois de cet organe & le polype, ils le séparoient, en prenant garde de ne rien couper du cartilage ; ce qu'ils avoient de la peine à éviter, la cavité de la narine étant tortueuse. Quand par ce moyen ils croyoient n'avoir pas emporté tout le polype, ils fendoient l'aile de la narine jusqu'à l'os du nez, & ils tâchoient de trancher les restes de cette excroissance jusque dans les racines. L'opération faite, ils recousoient par un ou deux points d'aiguille ce qu'ils avoient fendu de la narine. Quelques-uns de ces fameux Praticiens prenoient une ficelle, à laquelle ils faisoient des nœuds distans l'un de l'autre d'environ un pouce, & l'ayant passée par la narine pour la faire sortir par le palais, ils tiroient la ficelle tantôt par un bout, tantôt par l'autre, espérant par le moyen de ces nœuds faire détacher les restes du polype (a).

La cinquieme maniere est de l'arracher. Fabricius se donne la gloire d'en avoir été l'inventeur : on lui en doit avoir de l'obligation, puisqu'elle

(a) Ce moyen d'emporter les polypes est décrit par Fabricius d'Aquapendente. Il y a quelques années que je l'ai vu employer avec succès à la Charité de Paris, pour détruire des restes qu'on n'avoit pu arracher.

paroît la meilleure. On fait asseoir le malade dans une chaise un peu penchée en arriere ; & lui ayant tourné le visage du côté du jour, on peut dilater la narine avec le *speculum nasi* E, pour y porter une pincette F faite en bec de cane par son bout, avec laquelle on pince le polype le plus haut & le plus près de la base qu'on peut ; on la tourne ensuite un tour ou deux, &, tirant doucement, on l'arrache avec ses racines ; après quoi on la laisse saigner un peu de temps afin de décharger & de désemplir la partie. Quand même le polype s'avanceroit jusque derriere la luette, cette production a coutume de suivre la branche qui se trouve dans le nez, parce qu'elles sont continues l'une à l'autre. Mais si celle-là qui se montre derriere la luette étoit longue & grosse, il seroit plus à propos d'arracher le polype par la bouche que par le nez ; ce qu'on exécute aisément avec une tenette courbe G, qu'on peut pousser dans les fentes nasales qui sont plus grandes que les cavités du nez, observant de ne pas pincer la luette, qui est placée au devant du polype (*a*).

Précaution
à prendre.

 Suivant la description que je vous ai faite de ce mal, vous avez conçu qu'il avoit plusieurs pieds ou racines par où il reçoit sa nourriture. Or, par les quatre premieres méthodes que je vous ai expliquées, on n'ôte que le corps de la tumeur, les racines restant toujours ; c'est pourquoi il ne faut pas

(*a*) On ne peut pas emporter par le nez les polypes qui descendent derriere la luette & jettent la cloison charnue en devant. Car ce qu'on voit de ces sortes de polypes dans les narines, n'en est qu'une petite portion, qui suit aisément le reste du corps polypeux quand on l'arrache par la bouche. Pour les tirer plus facilement de cette derniere maniere, & les emporter entiérement, il faut, à l'imitation de M. Petit, couper avec un bistouri la cloison charnue du palais, & se saisir ensuite du polype avec des pincettes courbes ou avec les doigts. Les pincettes X dont on se sert à présent pour cette opération, sont fenétrées par leurs extrémités, afin de

s'étonner si elle repousse , vu qu'il en est de même
qu'aux plantes & aux arbres, qui ne manquent pas
de revenir quand on ne fait que les rompre ou les
couper rase terre , mais qui ne repullulent plus
quand on les arrache avec leurs racines. Ayant donc
extirpé de cette façon le polype avec ses racines ,
on doit croire qu'il ne se reproduira plus ; & Fabricius assure qu'il n'est jamais revenu à ceux à qui
il a fait cette opération. J'avouerai cependant
qu'il faut que ce Praticien l'ait peu souvent réitérée , ou qu'il ait été plus heureux que les autres ,
puisqu'on voit quelques-uns de ces maux reparoî-
tre après leur éradication ; ce qui ne nous empê-
chera pas de convenir que cette méthode étant la
moins sujette à récidive , doit être préférée aux
autres.

Si, après que le polype est arraché , le malade se   *Extirpation*
sent encore dans le nez quelque chose qui l'em-   *des restes du*
barrasse , & qu'en y regardant on y apperçoive   *polype.*
quelque petit morceau qui soit attaché au fond du
nez, il faudra avec ces especes de pinces H faites
en forme de ciseaux , qui ne coupent que par le
bout, enlever ce résidu autant qu'on le peut, parce
qu'il serviroit de germe pour en produire d'autres.
Ensuite de l'opération on fait respirer & tirer par   *Pansement*
le nez du vin tiéde, qui lave bien toutes ces cavi-   *du malade*
tés remplies d'humidités sanieuses que le polype   *après l'opéra-*
y retenoit ; il n'est pas besoin d'attirer ainsi le vin   *tion.*
& de le faire tomber dans la gorge pour s'assurer
que le passage est ouvert, car les malades s'en ap-

mieux tenir le corps polypeux. Il y a quelque temps que
M. Morand a emporté avec ses deux doigts deux polypes
fort gros. Il mit un doigt dans la narine , & un autre dans
la bouche par derriere la cloison, & en portant ces deux
doigts de côté & d'autre, il détacha les polypes, que les
malades cracherent à différentes reprises. Cette méthode
eut un bon succès; un de ces malades s'est trouvé guéri
parfaitement.

O o iv

perçoivent auſſi tôt par la preuve courte & certaine de leur propre ſentiment ; & ils jugent de la liberté que l'air a d'entrer & de ſortir, par la facilité avec laquelle ils reſpirent la bouche fermée, ce qu'ils ne pouvoient pas faire auparavant. C'eſt de toutes les opérations de Chirurgie celle dont on reſſent plus promptement l'utilité, & qui fait le plus de plaiſir au malade ; parce que dans le moment qu'il eſt délivré d'une incommodité ſi inſupportable, toutes ſes fonctions vitales qui en étoient ſuſpendues ou troublées reprennent leur train ordinaire, & s'exécutent ſans être retardées par aucun obſtacle.

Moyen d'arrêter l'hémorragie.

Si le ſang ne coule que médiocrement, il le faut laiſſer ſortir pour ſoulager la partie ; mais s'il y avoit hémorragie, on l'arrêteroit, en pouſſant dans le nez avec la ſeringue I quelque liqueur aſtringente, ou bien en rempliſſant la narine d'une tente de charpie P aſſez longue, & trempée dans une eau ſtyptique. On panſera la partie avec des onguens qui aient de la corroſion, car il faut tâcher d'en conſumer toutes les racines, ce qu'on ne peut faire qu'avec des mondificatifs forts, auxquels on ajoute des poudres cauſtiques plus ou moins fortes ſelon la néceſſité. J'en ai vu panſer un avec une poudre qui venoit de Montpellier, & qu'on diſoit infaillible pour empêcher la renaiſſance de cette chair ; néanmoins ſix mois après elle revint, comme elle avoit déja fait deux autres fois, quoiqu'elle eût été arrachée par un des plus experts Chirurgiens de Paris.

Uſages des poudres & des eaux.

On ſe ſert d'une petite canule O qu'on emplit de poudres rongeantes, & qui a ſon fond un peu large pour les contenir. Ces poudres doivent être fines comme du tabac d'Eſpagne, afin que par la reſpiration elles ſoient attirées en haut, & ſe répandent dans toute la partie interne du nez. Sur la fin de la cure on ſeringue des eaux vulnéraires & deſſicatives, pour tarir les humidités qui ne ſont que trop abondantes en ces endroits.

Enfin on fait de son mieux pour obtenir une santé constante.

Le polype est une des maladies qui demandent le plus de précautions sur le régime universel. Il ne suffit pas d'avoir avant l'opération préparé le malade par saignées, purgations & diéte convenable, ni même d'avoir parfaitement exécuté cette opération ; d'avoir pendant la cure contenu le malade dans les bornes que l'Art prescrit, & de l'avoir bien guéri ; il faut encore après la guérison le traiter de la même maniere que si l'on étoit sûr qu'il dût renaître un autre polype. Pour cet effet on appliquera un cautere au bras ou au derriere de la tête, on purgera fréquemment, & on fera user de tisanes sudorifiques, composées avec la squine, la salsepareille & le gayac.

Régime pour les malades.

IL vient dans le nez un ulcere sordide qu'on nomme *ozene*, mot dérivé du verbe grec ὄζειν, qui veut dire sentir mauvais. Ceux qui ont de ces ulceres sont puans ; on ne peut leur parler de près, sans être frappé d'une odeur très-désagréable, qui fait qu'on ne les peut souffrir en compagnie : on les appelle des punais ; & on tient que ce défaut est une raison pour se démarier.

De l'opération qu'on fait pour l'ozene.

Cette maladie tire son origine des humeurs âcres & corrosives qui tombent sur cette partie, qui l'ulcerent & la corrodent. Ceux qui ont le nez écrasé y sont sujets, parce qu'ayant le dos du nez enfoncé en dedans, au lieu de l'avoir élevé au dehors, il se forme au passage des narines un rétrécissement, lequel empêche l'écoulement des humeurs excrémentitielles qui doivent sortir par le nez. Quand ces humeurs ont beaucoup d'âcreté, elles ulcerent l'endroit qui les arrête ; & quand elles en ont peu, elles abreuvent les membranes, qui en deviennent plus épaisses, & par là resserrent de plus en plus ce même passage ; d'où il arrive

Cause de ce mal.

que ces gens-là ayant de la peine à recevoir l'air
par le nez ne font que renifler.

Cure de ces
ulceres.

Pour guérir ces ulceres , il faut aider à la nature , parce qu'ils ne fe guériffent point d'eux-mêmes ; il s'y fait des croûtes qui tombent de temps en
temps , & ils font entretenus , tant par la conformation vicieufe de la partie , que par des mucofités
qui doivent paffer fans ceffe par ces égoûts. On
examinera avec foin s'il n'y a point une caufe vé-
rolique qui fomente ces maux , parce qu'en un tel
cas il faudroit aller au grand remede ; mais fi on ne
foupçonne point un tel virus , on fera en même
temps les remedes & généraux & particuliers , qui
doivent être deffcatifs , pour abforber les humidités d'où la maladie provient : l'ufage de la tifane
fudorifique , des poudres de cloportes & du mercure y eft fouverain , & on portera fur l'ulcere des
remedes qui le puiffent mondifier, deffécher & incarner. On fera refpirer , par l'entremife de cette
petite canule O , les poudres de fabine , d'écorce de
grenade , de racines d'iris , d'alun calciné , & de
couperofe ; & enfin on mettra en pratique cette
petite opération tant recommandée par nos Anciens , & que je vais vous faire voir.

Utilité de
la canule.

On prend une canule de fer ou d'argent , emmanchée pour être tenue plus ferme , & de groffeur proportionnée à la narine , affez longue pour
aller jufqu'à l'ulcere , & même par-delà : elle n'eft
point percée par l'extrémité qui entre dans le nez ,
& elle a une petite platine à fon entrée : elle eft ici
marquée K. On introduit cette canule dans le nez ,
en la tenant de la main gauche , & enfuite on
prend de la droite un petit cautere actuel I , dont
le bout eft fait en noyau d'olive ; on le pouffe dans
la canule , où on le laiffe tout le temps qu'il faut
pour échauffer , jufqu'à ce que le patient ne le puiffe
plus fupporter par la trop grande chaleur. Alors on
retire le cautere , & peu après on y en reporte

un autre M, pour continuer à échauffer la canule,
& par conféquent l'ulcere qu'on prétend deffécher
par ce moyen, en confumant les humidités dont il
eft abreuvé ; c'eft pourquoi l'on a deux cauteres,
afin qu'on puiffe chauffer l'un pendant qu'on fe
fert de l'autre : il faut recommencer le lendemain
la même chofe, & la renouveler tous les jours
durant un temps confidérable, qu'il appartient au
Chirurgien de déterminer felon que l'opiniâtreté
de la maladie l'obligera de continuer à fe fervir de
ce remede.

L E nez peut recevoir toutes fortes de plaies ;
mais celles qui requierent une opération plus
prompte, c'eft quand, par un coup d'eftramaçon
donné fur le dos du nez, il eft prefque féparé du
vifage, & tombé fur la bouche : il faut auffi tôt le
remettre en fa place, & faire un point d'aiguille
à fa partie fupérieure & dans fon milieu. Ce point
d'aiguille s'accomplit avec une aiguille courbe N,
enfilée d'un fil ciré ; on commence à coudre de dehors en dedans par la partie inférieure de la plaie,
fur laquelle on appuie avec le bout d'une canule
courbee, afin que l'aiguille paffe plus vîte ; l'on continue d'en faire autant à la partie fupérieure de dedans en dehors, & on lie les deux bouts du fil fur
une petite compreffe à la partie la plus haute du
nez. Je crois qu'il eft inutile de faire encore deux
points, un à chacune des ailes du nez, car le bandage nafal y fupplée, d'autant plus qu'on ne doit
faire au vifage que le moindre nombre de points
que la néceffité requiert, afin d'éviter la difformité des cicatrices qu'ils y laiffent. On met fur la
plaie ce plumaceau Q, couvert du baume du Pérou ou de celui d'Arcæus, puis l'emplâtre D & la
compreffe S par-deffus, enfuite la bande T qui eft
à quatre chefs, qu'on attache au bonnet, & dont
on fait le bandage nafal. Il faut remarquer que

l'emplâtre, la compreſſe & la bande doivent être percés, pour la liberté de l'entrée & de la ſortie de l'air. Ce bandage ſera appliqué avec dextérité, prenant garde de ne point tirer un des chefs plus que l'autre, pour éviter de rendre le nez tortu, n'y ayant plus de remede quand il ſe ſeroit une fois cicatriſé dans une mauvaiſe ſituation.

Hiſtoire ſur ce ſujet.

La femme d'un Notaire de Paris, jalouſe de la femme d'un Boucher du Fauxbourg Saint Germain, qu'elle s'imaginoit être la maîtreſſe de ſon mari, alla un matin trouver la Bouchere dans ſon étal, & après lui avoir fait les reproches que ſes ſoupçons lui inſpiroient, elle prit un des couteaux de la boucherie & lui en donna un coup ſur le nez : elle le lui abattit preſque entiérement ; il pendoit en bas, ne tenant plus qu'à une des ailes & un peu à la colonne du nez, l'autre aile étant toute coupée ; on le lui recouſit à l'inſtant, il reprit, & il n'y reſta que très-peu de difformité. Je rapporte cet exemple, afin d'enhardir le Chirurgien d'en uſer de même en pareille occaſion.

Conſéquence à tirer pour la pratique.

Les Juges inventerent un nouveau ſupplice pour punir la femme du Notaire ; ils la condamnerent à avoir une fleur de lis au front, appliquée par un fer ardent ; ce qui ne fut pas exécuté, parce que le Roi ayant trouvé ce jugement trop cruel, lui donna ſa grace. Le Parlement de Paris ſe croyoit autoriſé par celui de Toulouſe, lequel avoit condamné à la mort une Femme de chambre pour avoir aidé à ſa maîtreſſe à couper le nez à la femme d'un Peintre, par un motif de jalouſie qu'avoit conçue la maîtreſſe contre cette femme. La Dame, qui étoit femme d'un Conſeiller, fut ſauvée.

Il ne faut pas croire qu'on puiſſe faire reprendre un nez quand il eſt totalement coupé. On nous dit cependant que des voleurs ayant la nuit attaqué des paſſans, un de ces brigands reçut ſur le nez un coup qui l'abattit entiérement, & qu'étant allé pour se faire panser, le Chirurgien demanda le nez pour le recoudre ; que ses camarades sortirent aussi tôt, & allerent couper le nez à un malheureux qu'ils rencontrerent en chemin ; & qu'ayant apporté ce nez au Chirurgien, il en fit la suture, par le moyen de laquelle cette partie fut entée & prit sur ce qui restoit du nez du voleur, comme auroit fait une greffe à un arbre. On raconte aussi qu'un Chirurgien fit une incision au bras d'un homme qui venoit d'avoir le nez coupé, qu'il lui mit l'endroit saigneux du nez dans l'incision, que par un bandage il le tint quelque temps dans cet état ; que le nez s'étant collé avec la chair du bras, l'Opérateur en coupa autant qu'il en falloit pour figurer un nez, & que par cette opération il lui en substitua un à la place de celui qu'il avoit perdu. Je crois ces histoires apocryphes, & je les prends plutôt pour des contes faits à plaisir, que pour des faits veritables (*a*).

(*a*) On lit dans différens Auteurs plusieurs expériences qui prouvent qu'un nez entiérement séparé du corps peut y être réuni ; cela paroît néanmoins difficile à croire. Mais il semble naturel qu'un nez dont on vient de couper le bout, s'unisse au bras auquel on aura fait une incision, & qu'on puisse, en coupant du bras ce qui est nécessaire, réparer en quelque façon la difformité du nez. Taliacot a fait un Traité pour justifier cette pratique, dont il est le restaurateur ; & Fabricius Hildanus rapporte un exemple du succès de cette opération.

Fig. XXXVIII. POUR LES SAIGNÉES DE LA TETE.

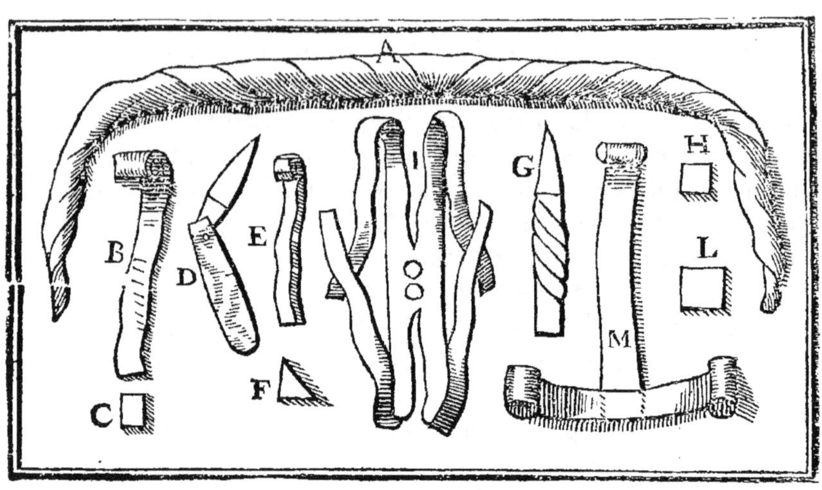

Des saignées qui se pratiquent à la face.

QUOIQU'ON doive avoir grand soin de conferver la face plus qu'aucune autre partie, on eft cependant obligé de la foumettre à la lancette du Chirurgien ; les différentes maladies qui l'affligent fouvent, demandent qu'on y faffe beaucoup de faignées : on y ouvre des veines & des arteres. Des premieres il y en a quatre, qui font la préparate, l'angulaire, la veine du nez, & les ranules ; & des arteres il y en a deux, favoir, celle de la tempe, & celle de l'oreille.

Defcription de la préparate.

CETTE veine que vous voyez dans la partie moyenne du front, s'appelle la préparate ; elle defcend en droite ligne depuis la future fagittale jufqu'au milieu du fourcil, & elle reçoit le fang qui a arrofé la partie antérieure de la tête, pour le porter dans les jugulaires externes, d'où il paffe dans les fouclavieres, & de là dans la veine cave defcendante, pour être verfé dans le cœur ; c'eft cette groffe veine qu'on voit fi enflée à ceux qui fe mettent en colere, & qui paroît plus aux gens obstinés qu'aux autres. Quand le Médecin en a ordonné la saignée, c'est au Chirurgien à l'exécuter ; & pour s'acquitter de son ministere, il faut qu'il fasse un bandage au cou avec un mouchoir roulé comme un boudin A , & pareil à celui que nous avons montré dans la saignée de la jugulaire, observant de ne point trop presser le passage de l'air : on doit avoir préparé une bande B , & une compresse C , l'une & l'autre aussi grande que pour la saignée du bras ; la lancette D dont on se servira , ne doit pas être différente de celle qu'on emploie aux autres saignées. La veine étant suffisamment enflée, on l'ouvrira promptement , afin de ne pas tenir trop long-temps la gorge serrée. On ne doit point faire cette ouverture en plongeant , de crainte que la pointe de la lancette ne pique le péricrâne , qui est directement sous la veine, mais il faudra ouvrir ce vaisseau un peu de biais ; & lorsque la pointe de la lancette y sera entrée , on fera une élévation de cet instrument pour couper tant soit peu plus de la peau que de la veine. L'ouverture faite, il faut relâcher un peu la ligature du cou pour faciliter la respiration au malade ; mais il ne faut pas la desserrer beaucoup , car le sang ne viendroit plus. Quand on en a tiré la quantité suffisante, on ôte tout-à-fait la ligature du cou , & incontinent le sang cesse de sortir, parce qu'il trouve sa route ouverte pour aller au cœur. On met la compresse sur l'ouverture , & la bande par-dessus ; on tourne cette bande autour de la tête comme on feroit un bandeau : on peut la défaire dès le lendemain , car c'est de toutes les saignées la plus aisée à guérir.

L A saignée de la veine angulaire n'est guere plus difficile. On appelle ainsi ce vaisseau , parce qu'il est placé dans le grand angle de l'œil ; c'est cette veine qu'on voit entre le coin de l'œil & le nez : elle reçoit le fang qui a été porté au corps de l'œil & à toutes fes parties voifines, c'eft pourquoi on en ordonne la faignée aux maladies & furtout aux inflammations des yeux, pour vider par la partie la plus prochaine le fang dont toutes fes vénules font engorgées. On prépare une bande E d'une aune & demie de long , pour faire autour de la tête plufieurs circonvolutions plus étroites que pour les autres faignées , afin de ne point embarraffer l'œil : la compreffe F doit être triangulaire pour s'accommoder à la figure de la partie , & fort épaiffe pour remplir toute la cavité de cet angle.

On met le malade à fon féant , & on lui fait la même ligature qu'à la faignée du front. On dit au malade de fermer les yeux ; & d'abord qu'on voit paroître la veine , on l'ouvre avec la pointe de la lancette , fans crainte qu'elle s'échappe , parce qu'elle n'eft point vacillante. On aura la prudence de ne toucher ni au périofte , ni au cartilage angulaire de l'œil , qui n'en eft pas éloigné. La veine étant ouverte , on fait baiffer la tête du malade , afin que le fang tombe dans une poëlette , & ne coule point le long du vifage , comme il feroit fi on laiffoit le malade dans une fituation droite ; car il ne faut pas prétendre qu'il puiffe jaillir de cette veine & fortir en arcade. La faignée finie & la ligature ôtée , on effuie le vifage qui eft toujours barbouillé de fang , & on pofe la compreffe fur l'ouverture. On met le premier chef de la bande fous l'oreille du même côté , & montant par-deffus la joue , elle va engager la compreffe ; puis paffant de biais fur le front , elle revient par-derriere la tête repaffer fous la même oreille , & continuer autant de tours que la bande le peut permettre : on l'arrête avec une épingle à l'endroit où elle finit , & on la laiffe un jour ou deux , felon que le malade le défire , ou qu'il craint que le fang ne refforte.

II

IL y a entre les deux cartilages qui forment le
petit globe du nez, une veine qui ne paroît
point au dehors, & que le Chirurgien est obligé
d'ouvrir dans quelques maladies : c'est une saignée
très-peu usitée ; car, outre qu'il n'y a guere de Médecins qui l'ordonnent, c'est que la veine étant
très-petite, elle fournit peu de sang, & par conséquent elle n'est pas d'un grand secours pour le malade. On fait faire quelquefois dans les Ecoles de
Saint Côme cette saignée aux aspirans, dans leur
chef-d'œuvre ; & voici comment ils s'en doivent
tirer. On serrera le cou au malade, autant qu'il est
nécessaire pour faire enfler les veines de la tête, &
on prendra une lancette G, armée, ou entortillée
d'un petit linge depuis le milieu de son manche
jusqu'à la moitié de la lame, tant pour marquer la
longueur dont on doit l'enfoncer, que pour la tenir
avec plus de fermeté ; & serrant le nez avec le
pouce & le doigt indice de la main gauche, dont le
reste couvre les deux yeux du malade, afin qu'il
ne soit point effrayé à la vue de la lancette, on
plongera longitudinalement de la main droite cet
instrument entre les deux cartilages, la pointe
montant en haut, & l'on enfoncera jusqu'à ce qu'on
voye le sang sortir à côté de la lancette, ou jusqu'à
l'endroit enveloppé du linge ; car on ne doit point
passer outre, quand même la veine ne seroit pas
ouverte, ce qui arrive très-souvent, parce que
n'étant pas visible, c'est une saignée qu'on fait au
hasard. Si on a été assez heureux pour attaquer ce
vaisseau, le malade se penchera en devant, afin que
le sang qui coule tantôt en filet, tantôt goutte à
goutte, comme quand on saigne du nez, soit reçu
dans une poëlette. Le cou n'est pas plus tôt desserré,
que le sang cesse de sortir ; on y met toutefois une
petite compresse H, & une petite bande I, percée
au droit des narines ; elle est à quatre chefs, qu'on

D'une autre veine plus petite qu'on ouvre.

Précaution à garder.

Pansement de la plaie.

attache avec quatre épingles au bonnet de nui
Avant que le Chirurgien entreprenne cette faignée
il doit dire au malade & aux affiftans, qu'étar
obligé de piquer à tâtons, il ne répond point c
réuffir, & qu'ainfi on ne foit pas étonné fi on r
voit point fortir de fang.

Situation des veines ranu-les.

LA quatrième faignée qu'on fait à la face, c'e
celle des ranules; ce font deux veines fituée
fous la langue à côté du filet, l'une à droite, l'autr
à gauche. Ces veines, après avoir pompé le fan
qui a arrofé & nourri toutes les parties qui compc
fent la bafe de la langue, le verfent dans les jugu
laires. Cette faignée eft plus en pratique que le
précédentes, parce qu'il y a plus d'occafions de l
faire, & qu'on en tire plus d'utilité pour le foula
gement des malades, particuliérement dans le
efquinancies, qui font des maladies très-fréquentes
Il ne faut préparer ni bande ni compreffe, parc
qu'on ne s'en fert point, mais feulement une lan
cette qu'on enveloppe d'une bandelette qui n'er

Moyen de les ouvrir.

laiffera que la pointe découverte; on fait autou
du cou la ligature ufitée, dont on a parlé ci-deffus
afin que ces veines fe gonflent; & enfuite, ayant fai
ouvrir la bouche au malade & élever la langu
proche le palais, on découvre aifément ces deu:
veines, parce qu'elles font fuperficielles, & avec l.
lancette G on en ouvre une, & on perce l'autr
prefque en même temps, avant que le malade ait ra
baiffé la langue. Ayant penché la tête en avant, l
fang lui coule de la bouche dans quelque vaiffeau
afin qu'on puiffe remarquer la quantité qu'on er
aura tirée. On ouvre les deux ranules, parce que
n'étant pas bien groffes, une feule ne donneroi
pas autant de fang qu'il en faut pour foulager le
malade, quelquefois près d'étouffer par l'abondance
de ce fang qui s'amaffe à la gorge. Quand vous aurez
ôté la ligature du cou, le fang ne coulera plus; &

après avoir fait relever la tête du malade, il faudra qu'il se rince la bouche avec de l'oxycrat, & ensuite avec du vin tiede, ce qui ne manque pas d'arrêter le sang. S'il en suintoit quelques gouttes, il n'y auroit qu'à baisser la langue, & la laisser un peu de temps en repos, sans lui faire faire aucun mouvement.

ON ne fait l'artériotomie qu'à la tête. Ce mot est dérivé d'ἀρτηρία, qui signifie *artere*, & de τέμνειν, qui veut dire *couper*, parce que cette opération consiste dans une ouverture qu'on fait à l'artere, pour en tirer le sang qu'elle contient. La raison pourquoi on la fait à la tête & non ailleurs, c'est que le crâne étant un corps dur situé sous l'artere, on peut, en la comprimant avec une compresse appuyée d'une bande, en arrêter le sang avec facilité, à quoi on ne réussiroit pas aux autres parties du corps, où les chairs sont incapables de faire la même résistance que le crâne. On ouvre l'artere en deux endroits, l'un à la tempe, & l'autre plus bas proche l'oreille, à peu de distance de cette éminence qu'on appelle *hircus*, parce qu'il y vient des poils semblables à ceux d'un bouc. Ces sortes de saignées ne se font point à la légere; il faut qu'elles soient ordonnées par les Médecins, ou qu'on en trouve la nécessité si pressante qu'on ne voie pas d'autre moyen pour sauver la vie, comme dans une apoplexie, les saignées faites ailleurs n'ayant point dégagé le malade. La ligature, qui fait enfler les veines, empêcheroit ici le sang de se porter dans les arteres, c'est pourquoi il n'en faut point; on peut seulement mettre la tête du malade plus basse que le reste du corps, afin que le sang y soit plus aisément déterminé. On se sert de la lancette ordinaire aux saignées du bras. Le Chirurgien la met à sa bouche à demi-pliée, & après avoir remarqué l'artere qui lui est connue par la pulsation qu'il fent fous fon doigt, & l'endroit qu'il croit le plus convenable, il le marque avec fon ongle, il l'ouvre en faifant une ponction & une élévation comme aux autres faignées : le fang ne manque pas de jaillir, & de fortir en arcade en fautillant continuellement. On fait ces faignées un peu plus amples que celles des veines, fi les forces du malade le permettent. Quand on veut arrêter le fang avec plus de fûreté, on met fur l'ouverture la moitié d'une féve de marais, du côté qu'elle eft plate, une compreffe L par-deffus, & une bande M qu'on tourne autour de la tête, & qu'on ferre un peu plus qu'à l'ordinaire. Au défaut de la féve, on met un liard dans le redoublement de la compreffe, de maniere que l'artere fe trouvant applatie entre deux corps durs, oblige le fang de fuivre une autre route. Ce vaiffeau fe reprend & fe guérit comme une veine, pourvu qu'on le laiffe ainfi bandé pendant trois ou quatre jours. La bande eft figurée en T, de forte que la branche qu'on paffe par-deffus la tête, empêche que les circulaires ne fe déplacent. Pour confirmer ce que j'ai dit ci-devant, favoir, que cette opération étoit fort rare, c'eft qu'en l'année 1681, étant avec le Roi à Lille en Flandres, les Médecins de la Cour m'ordonnerent d'ouvrir l'artere à un Officier de M. le Maréchal d'Humieres; les Chirurgiens de la Ville me parurent fort étonnés de voir faire une pareille faignée, & ils me dirent que loin de l'avoir vu pratiquer, ils n'en avoient pas même entendu parler.

FIG. XXXIX. POUR LE BEC-DE-LIEVRE.

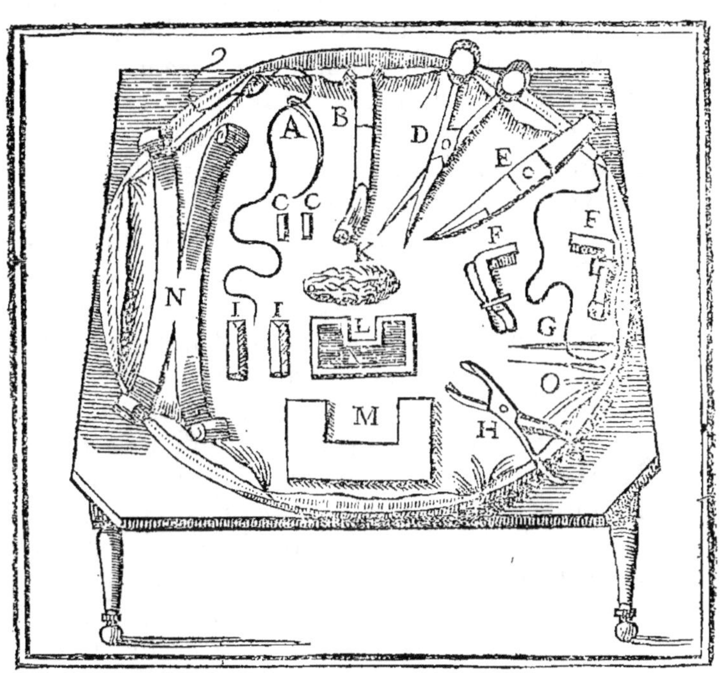

CETTE difformité où la levre supérieure est fendue, a été appelée par les Grecs *Choloma*, dérivé de χαλώειν, qui veut dire tronquer, accourcir; & par les Latins *mutilatio*, en françois mutilation. Ce mot convient également aux oreilles & aux narines, lorsqu'il y manque quelque chose; mais quand le défaut est à la levre seulement, on lui a donné le nom de bec-de-lievre, par ressemblance aux lievres qui ont la levre fendue de cette façon.

Les levres peuvent être fendues de deux manieres; je veux dire par accident, comme par un coup, par une chute, ou par une plaie reçue en cette partie; ou naturellement, lorsqu'on apporte une telle difformité en venant au monde.

Il se fait très-souvent des plaies aux levres, parce que les dents qui sont au dessous étant des corps durs & affermis dans leur place, en laiſſant entre elles quelque enfoncement, ne peuvent guere réſiſter à l'effort d'un coup un peu rude, appliqué contre les levres qui ſont d'une conſiſtance aſſez molle, ſans les obliger de ſe fendre comme ſi on les avoit coupées avec un couteau. Ces plaies ne ſe guériſſent que par ſuture, à cauſe du mouvement que les levres ne peuvent pas ſe diſpenſer de faire en parlant, ou en prenant de la nourriture ; & il les faudra coudre au plus tôt, parce que la plaie d'une partie auſſi tendre s'augmenteroit de plus en plus par ce mouvement. Quand on fait la ſuture immédiatement après le coup reçu, on peut ſe paſſer de l'enfilée, ou de l'entortillée, qui incommode à raiſon des aiguilles qu'on laiſſe dans la plaie ; il ſuffira de pratiquer l'entrecoupée en la maniere ſuivante. On prendra l'aiguille courbe enfilée, marquée A, & avec le ſecours de la canule B, on la paſſera de dehors en dedans, puis de dedans en dehors, prenant aſſez de la chair pour affermir la ſuture & la rendre ſtable ; on nouera les deux bouts de fil ſur une de ces deux petites compreſſes CC à côté de la plaie, & on fera deux ou trois points ſelon la longueur de la plaie, coupant à chacun les fils au delà des nœuds, & couvrant le tout d'un petit plumaceau chargé d'un baume agglutinant, avec un emplâtre & une compreſſe qu'on aſſurera par un bandage incarnatif.

Comment on recoud la levre.

Quand la mutilation eſt naturelle, l'enfant étant né la levre fendue comme celle d'un lievre, ou qu'elle aura été cauſée par une plaie faite à la campagne, où on aura négligé de réunir & de coudre les parties ſéparées, qui dans la ſuite ſe feront cicatriſées loin l'une de l'autre, le Chirurgien n'y pourra remédier qu'en ſe ſervant de la ſuture entortillée, parce qu'en pareil cas, y ayant toujours manqué de matiere, ſoit que la Nature n'y ait pas pourvu, ſoit que la cicatriſation ait tellement endurci les bords

de la plaie qu'on ait été obligé d'en couper pour les
rafraîchir, & leur donner moyen de pousser & de
se recoller, si on ne laissoit pas les aiguilles, il seroit impossible de tenir la plaie sujette, & ses bords
se récarteroient au moindre mouvement. Voici donc
ce qu'il faut pratiquer, soit avant, soit durant,
soit après l'opération.

Avant l'opération, on examinera la constitution
du bec-de-lievre ; car si les deux bords étoient tellement éloignés l'un de l'autre qu'on crût ne pouvoir
pas les rapprocher, il n'y faudroit point faire d'opération : on aura encore égard à l'âge de l'enfant,
pour ne la point mettre en usage qu'il n'ait cinq ou
six ans ; car un enfant à la mamelle, ou qui crie
fort souvent, n'est point en état de subir cette opération qui demande du repos ; il faut qu'il soit dans
un âge où il puisse réfléchir & être sensible au malheur d'avoir cette incommodité, & que la connois-
sant, il en souhaite la guérison, & se résolve à tout
endurer pour y parvenir. Quand même le Chirurgien voudroit l'entreprendre avant ce temps-là, il
n'y pourroit pas réussir, vu que les levres de l'enfant
ne sont pas assez épaisses ni assez solides pour soutenir les aiguilles qui sont nécessaires dans cette occasion. Mais si l'âge du sujet & l'espece de la mutilation permettent la réunion des parties séparées, il
faudra disposer l'appareil tel que vous le voyez sur
la planche XXXIX, & ensuite situer le malade dans
une chaise tournée au jour, penchée en arriere, de
sorte néanmoins que le sang ne lui tombe pas dans
la bouche : on lui appuiera bien la tête, & il y aura
par-derriere un serviteur qui, appliquant ses deux
mains sur les deux joues du blessé, fera avancer les
deux bords de la plaie l'un vers l'autre, pour en
faciliter la suture.

Durant l'opération, la premiere chose que le
Chirurgien doit faire, c'est de voir si la levre n'est
point adhérente à la gencive ; car si elle y tenoit

De la cure
de ce mal,
quand il vient
de nature, ou
qu'il a vieilli.

Observation
d'usage.

par quelque endroit, il faudroit d'abord l'en séparer avec le bistouri E, prenant garde de n'anticiper ni sur la gencive, parce qu'on découvriroit l'os de la mâchoire, ni sur la levre, parce qu'en la rendant ainsi plus mince, la réunion s'en feroit plus difficilement. Après qu'on aura pris cette précaution, on pincera avec ces deux pincettes F F, les deux bords de la plaie du bec-de-lievre, de maniere que ce qu'on voudra retrancher de ces bords passe au delà des pincettes, qu'on serrera en poussant à chacune leur anneau vers l'extrémité supérieure (*a*) ; puis on coupera avec les ciseaux D, ou bien avec le bistouri E, selon qu'on le trouvera plus commode, ces mêmes bords, pour en faire une plaie récente, rafraîchissant l'ancienne jusque dans son fond ; car s'il restoit de la vieille cicatrice, la réunion ne s'en pourroit pas faire. Les pincettes étant ôtées, on laissera un peu saigner la plaie ; puis, l'ayant essuyée, on prendra une de ces aiguilles droites & rondes G G, dont on traversera les levres de la plaie soutenues par la canule courbe B (*b*). A la seconde aiguille qu'on passe, est attaché un fil qu'on tourne autour des deux aiguilles, & qu'on fait croiser de l'une à l'autre, formant dans le mi-

(*a*) Les pincettes sont absolument inutiles pour cette opération ; elles meurtrissent & contondent les lévres en les serrant, c'est pourquoi l'on ne s'en sert plus. Le Chirurgien prend avec le pouce & le doigt indice, & coupe d'un seul coup, avec de bons ciseaux, les deux bords de la division l'un après l'autre, de sorte que la plaie fasse un angle fort aigu. Si le bec-de-lievre est de naissance, il faut emporter un peu des fibres charnues du muscle orbiculaire, pour procurer plus sûrement la réunion. L'artere qui entoure les levres fournit du sang ; mais, lorsqu'on a rapproché les bords de la division, l'hémorragie cesse aussi-tôt pour l'ordinaire.

(*b*) Au lieu d'aiguille, on se sert d'une espece d'épingle dont la tête est en forme d'olive, afin qu'on la puisse pousser plus aisément, & la pointe en forme de langue de serpent, afin qu'elle entre plus facilement &

lieu une croix de Saint André, & applatiſſant les
bords de la plaie, par ce moyen on les approche
l'un de l'autre. On paſſe la premiere aiguille tout
proche de l'extrémité inférieure de la plaie, afin de
ne pas laiſſer à cette même extrémité un bout de
bec-de-lievre plus long que l'autre; & la ſeconde
aiguille ſe place entre la premiere & le nez. Le
fil bien entortillé & arrêté, on coupe les pointes
des aiguilles, ſi elles ſont trop longues, avec les
tenailles inciſives H, & on met deux petites compreſſes plates II, tant ſous les têtes que ſur les pointes des mêmes aiguilles, afin que la peau n'en ſoit
point offenſée par le bandage qui doit appuyer &
contenir le tout fermement dans cet état.

Après l'opération, il s'agit de panſer la plaie
d'une maniere qui réponde à l'intention du Chirurgien. Si on a été obligé de déſunir la levre d'avec la
gencive, on fourrera un petit linge entre ces deux
parties, afin qu'elles ne ſe reprennent pas enſemble;
on met ſur la plaie le plumaceau K couvert de baume blanc du Pérou, puis l'emplâtre L, coupé &
échancré pour s'accommoder à la partie, & par-
deſſus la compreſſe M de même figure, & enfin le
bandage N à quatre chefs, & lorſqu'il eſt poſé, on
l'appelle la fronde, parce qu'il en a la figure; on
applique ſur la plaie le milieu de la bande, dont on
prend les deux chefs ſupérieurs, qui paſſant directement ſur les oreilles, vont faire le circulaire autour de la tête; & prenant enſuite les deux infé-
rieurs, on en fait reployer le milieu ſous la levre,
pour les conduire en montant par-deſſus la tempe
& les attacher au bonnet. Ayant mis le malade dans

qu'elle faſſe une ouverture plus large. Cette épingle eſt
d'or, d'argent, ou d'acier. Quand elle eſt d'or, elle a deux
avantages; elle eſt plus flexible, & n'eſt point ſujette à
la rouille. Il eſt inutile d'en couper la pointe lorſqu'elle
eſt entrée, la petite compreſſe empéche que cette pointe ne
pique la peau.

fon lit, on lui fait garder un très-grand repos, &
on lui donne fes bouillons & fa boiffon avec un
biberon, pour le difpenfer de remuer les levres
que le moins qu'il eft poffible (a).

** V. l'ext. d'un Mémoire que j'ai lu à la Séance publique de l'Académ. de Chirurgie.*

(a) On comprend encore fous le nom de bec-de-
lievre de naiffance, certaine difformité finguliere de la levre
fupérieure, telle que celle de l'enfant dont il eft fait mention
dans le Mercure du mois d'Août 1734 *. La levre fupérieure
étoit fendue & divifée depuis l'une des ailes du nez jufqu'à
l'autre; l'os maxillaire, le palais & la cloifon charnue étoient
auffi partagés en deux; un petit bouton de chair, qui paroiffoit être une portion de la levre, couvroit en partie une petite
éminence formée par une portion de l'os maxillaire attachée
à la cloifon du nez, & par les deux dents incifives enchâf-
fées dans cette partie de l'os maxillaire.

Pour corriger ces efpeces de difformités, on coupe avec
des tenailles incifives la partie de l'os maxillaire qui eft dans
l'intervalle de la divifion, en cas qu'elle forme une faillie;
car, fi elle eft à peu près au niveau du refte des os maxil-
laires, on n'y touche pas. On donne deux coups de cifeaux
au bouton de chair, l'un à droite, & l'autre à gauche, pour
en former un angle. On coupe les bords de la levre divifée
pour en faire une plaie, & on rapproche les deux parties.
Le bouton dont on a fait un angle, remplit l'intervalle que
les deux parties rapprochées laiffent entre elles du côté du
nez, dont les ailes empêchent qu'elles ne fe réuniffent par
en haut. On paffe les aiguilles ou les épingles de l'un à
l'autre côté de la levre, en traverfant le bouton de chair;
on les entoure de fil comme à l'ordinaire. Le bandage qu'on
applique enfuite doit tendre à maintenir la levre, & empêcher que les aiguilles qui ne réfiftent que dans deux points,
ne déchirent les parties.

La future entortillée dont on fe fert pour corriger la
difformité du bec-de-lievre, fe pratique encore pour réunir
la plaie qu'on fait à une des levres, quand on en extirpe certaines tumeurs dures, fquirreufes, & fouvent carcinomateufes, qu'on appelle boutons chancreux.

Pour faire cette opération, on tire un peu la tumeur avec
le pouce & le doigt index de la main gauche; on coupe
avec des cifeaux la levre d'un côté de la tumeur, & enfuite
de l'autre, de maniere que toute la tumeur foit emportée,
& que la plaie forme un angle le plus aigu qu'il eft poffible. On fait enfuite, comme on vient de le dire, la

Le deuxieme ou le troisieme jour on releve l'appareil : si le fil étoit trop serré, on le relâcheroit un peu, & s'il étoit trop lâche, on le resserreroit ; on mettroit encore sur la plaie le même plumaceau couvert de baume blanc, & on auroit soin de changer tous les jours le petit linge insinué entre la levre & la gencive : on continueroit le même pansement jusqu'au neuvieme ou au dixieme jour de l'opération ; c'est le terme ordinaire pour ôter les aiguilles. Alors on détortille doucement le fil, & on le tire adroitement, appuyant les doigts sur les levres de la plaie, pour éviter le récartement : on ne met plus sur la plaie qu'un petit emplâtre de diacalciteos pour la dessécher, & on use de ce remede jusqu'à ce qu'elle soit entiérement cicatrisée. Par-

Moyen de finir la cure.

suture entortillée, par le moyen de laquelle la plaie se réunit. Si l'on a fait l'opération à la levre inférieure, il faut mettre entre les gencives & la plaie une petite éponge, pour empêcher la salive de passer au travers de la plaie, & d'y former une petite fistule. Lorsque la tumeur occupe presque toute l'étendue de la levre, on est obligé de faire une très-grande déperdition de substance. Il faut alors employer non seulement la suture entortillée, mais encore la suture agglutinative & le bandage unissant, pour soutenir le grand effort que les parties, qui tendent toujours à s'écarter, font sur les aiguilles.

On pratique encore la suture entortillée aux plaies du canal salivaire. Quand la plaie est récente, il suffit d'en rapprocher les bords pour procurer la réunion du canal divisé. Sans cette précaution, la liqueur dont le cours est interrompu, s'épancheroit continuellement sur la joue, & la plaie deviendroit fistuleuse. Il faudroit faire alors à l'intérieur de la joue, vis-à-vis de la fistule, une ouverture, ou fistule artificielle, par où la salive puisse prendre son cours dans la bouche : on se sert pour cela d'un instrument tranchant, ou d'un cautere actuel, tel que celui qui est en usage pour l'opération de la fistule lacrymale. On coupe ensuite les callosités de la fistule extérieure, ou on les détruit avec un consomptif, pour faire une plaie nouvelle que l'on puisse réunir par le moyen de la suture entortillée.

deſſus l'emplâtre on met le bandage incarnatif & uniſſant, qui ſert beaucoup ſur la fin de la guériſon.

Thevenin nous propoſe deux choſes qui regardent cette opération. La premiere, c'eſt que quand il y a une déperdition de ſubſtance qui éloigne trop les bords les uns des autres, on faſſe deux inciſions longitudinales à la peau, en forme de croiſſant, aux deux côtés du bec-de-lievre, pour lui permettre de s'alonger davantage : mais cet expédient n'eſt point convenable, puiſque ces deux nouvelles plaies ne feroient qu'augmenter le nombre des cicatrices avec celle du milieu. Le ſecond avis que cet Auteur nous donne, qui tend à épargner aux perſonnes délicates & craintives la douleur de l'inciſion, c'eſt de garnir d'une compreſſe le deſſous de la levre, & de toucher la peau de l'entre-deux de la plaie avec un pinceau mouillé dans l'huile d'Antimoine ou dans du cautere fondu qui ulcere & emporte cette peau qu'on ôtera ; & l'eſcarre étant tombée, on paſſera les aiguilles & on entortillera le fil comme nous avons dit. Ce moyen ſe peut pratiquer ; mais l'inciſion eſt plus ſûre & plus prompte.

La femme d'un Officier du Roi étant accouchée à Verſailles dans notre grand Commun, m'envoya chercher auſſi-tôt pour voir ſon enfant qui étoit né avec un bec-de-lievre. Je m'informai d'elle ſi elle avoit vu avec application quelque lievre pendant ſa groſſeſſe, & elle me dit que dans le commencement on lui en avoit fait préſent d'un qu'on pendit à ſa fenêtre, & qu'elle eut durant quelque temps la vue attachée ſur ce lievre. Je lui conſeillai de mettre cet enfant en nourrice, parce qu'il n'étoit pas dans un âge à ſoutenir l'opération, qu'il falloit attendre qu'il eût quatre ou cinq ans, & qu'alors on lui feroit ce qui ſeroit néceſſaire ;

Deux conſeils que Thevenin donne ici.

Hiſtoire touchant ce mal.

mais il mourut à trois ans. Je la pratiquai à un
autre enfant de Versailles que j'avois fait attendre
jusqu'à cet âge ; je l'en guéris , & il ne lui est demeuré qu'une légere cicatrice très-peu difforme.

Fig. XL, POUR LES GENCIVES ET LES DENTS.

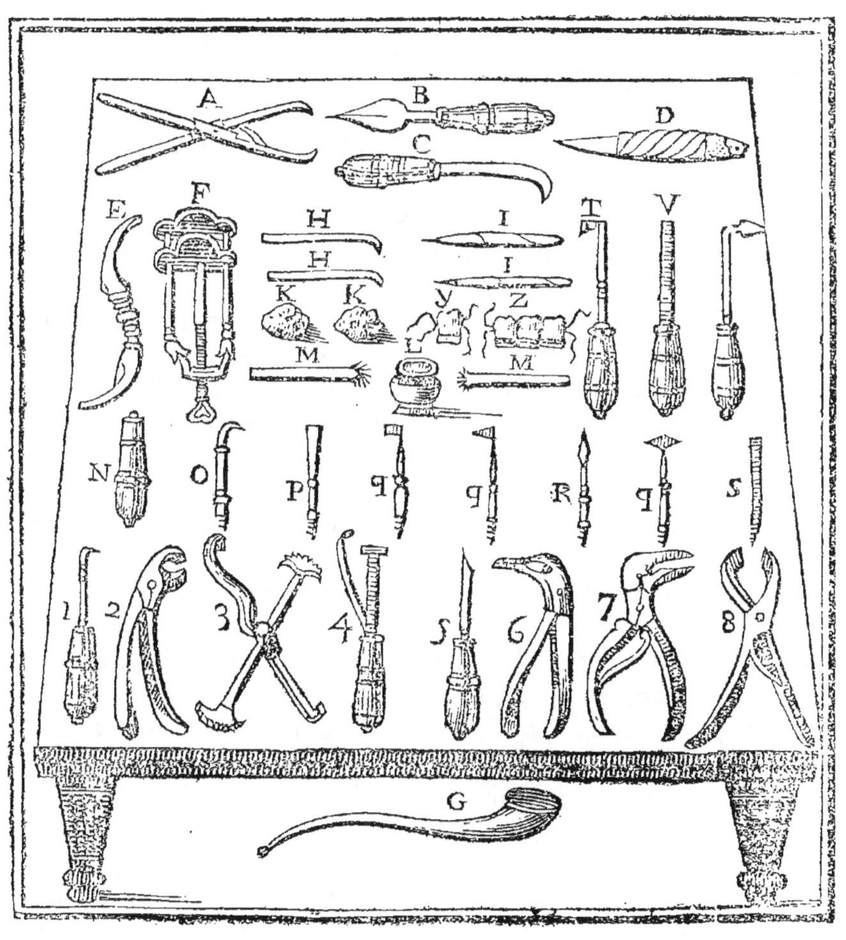

Des opérations qui se font aux gencives & aux dents, & premiérement de celles que l'on pratique aux gencives.

DEUX maladies qui arrivent aux gencives ont besoin de l'opération manuelle pour être guéries ; la premiere de ces incommodités s'appelle *epulis*, & l'autre *parulis*.

Epulis est un mot grec dérivé de ἐπὶ, qui veut dire dehors, & de οὖλον, qui signifie gencive, parce que c'est une excroissance de chair qui sort de la gencive, & qui procede d'une excoriation ou ulcere survenu en cette partie. Ces chairs sont ou molles & blanchâtres, tenant de la nature du polype ; ou bien elles sont dures & rougeâtres, participant de la nature du squirre ou du cancer : les premieres résultent d'un sang pituiteux & phlegmatique, & sont sans douleur ; les autres, qui sont engendrées d'un sang noir & mélancolique, sont toujours douloureuses.

Comment on opere.

L'opération est absolument nécessaire pour emporter ces excroissances, car on ne peut pas se servir de caustique dans la bouche, ni les consumer avec des onguens, ni les brûler avec le cautere actuel. Il faudra donc prendre d'une main cette chair avec une pincette A pour la tenir ferme, pendant que de l'autre main, avec un scalpel B, on la coupera le plus près de la gencive que faire se pourra, sans neanmoins découvrir l'os de la mâchoire. Cet instrument C, tranchant & courbe, est très-commode pour couper ces chairs. Il y a des Auteurs qui conseillent d'approcher de l'endroit où on vient de couper l'excroissance, un bouton de feu dont l'ardeur soit capable de dessécher les racines de ce mal ; mais il suffit de rincer la bouche avec du vin tiéde, & de tenir sur la plaie un petit linge trempé dans du vin miellé. Si

Moyen d'empêcher la renaissance de ce mal.

les racines commençoient à repousser de la chair, on les toucheroit avec le vitriol, ou la pierre infernale, autant de fois qu'on le jugeroit à propos, & ensuite on travailleroit à cicatriser la plaie.

Parulis vient de παρά , proche , & d'ἔλον , gencive.   Du Parulis.
Cette maladie eſt une inflammation des gencives ,
laquelle tend ſouvent à la ſuppuration : elle eſt preſque toujours cauſée par une dent gâtée , qui , par les
irritations douloureuſes qu'elle fait , détermine l'humeur à fluer ſur cette partie où les liqueurs ramaſ-
ſées ſe cuiſent aiſément & abcedent , tant par la
chaleur humide de la bouche , que par la rareté &
la délicateſſe des fibres de la gencive. Ces fluxions
enflent la joue & les levres , & font beaucoup de
douleur avant que d'abcéder : on favoriſe cette   Remedes.
coction en faiſant tenir dans la bouche du lait tiede , & en mettant ſur la gencive la moitié d'une fi-
gue graſſe rôtie ſur des charbons. Auſſi-tôt qu'avec le
doigt on y ſentira de la fluctuation , il faudra ouvrir , de crainte que la matiere par ſon ſéjour n'altere l'os de la mâchoire.

On prend une lancette à ſaigner D , qu'on entor-   Manuel de
tille d'une bandelette afin de la tenir plus ferme   l'opération.
dans le manche ; & le Chirurgien l'ayant miſe à ſa
bouche , il écarte avec les deux mains les levres pour
reconnoître l'endroit de la tumeur , ſituée très-ſou-
vent proche les dents molaires entre la gencive &
le dedans de la joue ; puis il prend de ſa main droite
la lancette , qu'il plonge dans le milieu de la petite
éminence que fait la matiere contenue qu'on voit
ſortir en retirant cet inſtrument : on preſſe un peu
la tumeur pour la faire vider , & on donne du vin
tiede au malade pour rincer ſa bouche , ce qu'il continue de faire de temps en temps pendant deux ou
trois jours.

Quand ces petits abcès viennent aux gencives   Cure de ces
ſupérieures , ils ſe guériſſent mieux , puiſque la plaie   maux ſitués à
qu'on y fait donne lieu à la matiere morbifique de   la gencive ſu-
ſe vider par ſon propre poids , & à meſure qu'il   périeure.
s'en forme de nouvelle , enſorte qu'elle ne peut y
cauſer aucun déſordre. Mais quand ils ſont aux
gencives inférieures , la ſanie y reſte comme dans un

fac, & par son séjour elle peut corrompre l'os de la mâchoire d'en bas, comme je l'ai vu arriver plusieurs fois, ce qu'on évitera en ouvrant l'abcès de bonne heure, le pressant souvent dans la suite, poussant le pus de bas en haut pour le faire sortir par l'ouverture, & mettant par dehors sur le vide de l'abcès une compresse & un bandage qui resserrant cet endroit empêche la matiere de s'y accumuler. Que si malgré toutes ces précautions l'os se trouvoit découvert & altéré, on auroit de la peine à en procurer l'exfoliation autrement que par le bouton de feu, dont il ne faut pourtant se servir qu'après que les autres moyens ont échoué contre cet os, qui passe pour un des plus durs de tout le corps.

De ce qui se pratique aux dents.

LES dents seules font aujourd'hui toute l'occupation de beaucoup de personnes qu'on appelle des Opérateurs pour les dents. Il faut convenir que ces MM. qui n'ont pour objet de leur travail que ces seules parties, peuvent exceller dans cet art plutôt que le Chirurgien dont la science est d'une étendue infinie ; il ne faut pas toutefois qu'il néglige cette partie de la Chirurgie, sur laquelle il doit savoir qu'on met en usage sept sortes d'opérations.

Sept opérations sur les dents.

La premiere est d'ouvrir ou d'écarter les dents quand elles sont trop serrées ; la deuxieme, de les nettoyer quand elles sont sales ; la troisieme, d'empêcher qu'elles ne se gâtent ; la quatrieme, de boucher les trous qui s'y sont faits ; la cinquieme, de les limer quand elles sont trop longues & inégales ; la sixieme, de les arracher quand elles sont gâtées ; & la septieme, d'en substituer d'artificielles à la place des naturelles.

Du resserrement des dents.

QUELQUEFOIS les dents se serrent tellement les unes contre les autres, qu'il est impossible de les ouvrir pour prendre de la nourriture. Cet accident

dent peut fuccéder, foit à une plaie, foit à un abcès des parotides, dont on aura laiffé former la cicatrice fans avoir ajufté un petit bâillon entre les
dents fupérieures & les inférieures, pour les tenir
fuffifamment éloignées les unes des autres. L'obfti-
nation d'un enfant mélancolique qui ne voudra pas
ouvrir la bouche, & la convulfion des mufcles qui
fervent à abaiffer & à relever la mâchoire inférieure, pourront encore être les caufes de ce déréglement,
auquel le Chirurgien s'efforcera de remédier, en fourrant entre les dents l'élévatoire E, avec
lequel il tâchera de féparer les fupérieures des inférieures, pour mettre dans l'efpace que l'élévation
aura fait entre elles cet autre inftrument F, qui,
étant une fois placé, forcera les deux mâchoires à
s'ouvrir & à s'écarter l'une de l'autre, quand on
viendra à tourner la vis engagée le long du milieu de cette machine : il faudra tourner doucement, de peur de faire trop de violence à ces parties. Les dents étant ouvertes, on donne des alimens au malade; & en ôtant d'entre les dents cette
efpece de dilatatoire, on introduit à fa place un
bâillon qu'on y laiffe, afin qu'elles ne fe remettent
pas dans l'état où elles étoient avant l'opération.
S'il étoit impoffible de defferrer les dents, il en
faudroit caffer quelqu'une au malade, pour y faire
entrer le bout de ce cornet G, par l'interpofition
duquel on donneroit de la nourriture, & on empêche ainfi que le malade ne périffe par la faim ;
ou bien on tâcheroit de faire entrer du bouillon
par les narines ; d'autres confeillent de donner des
lavemens nutritifs. En 1702, des bleffés que nous
eûmes à la canonnade de Nimegue, & qui furent
portés à Cleves, il y en eut fept ou huit à qui, par
des mouvemens convulfifs, les dents fe refferrerent
tellement, que nous ne pûmes les ouvrir à quelques-uns, & ceux-là moururent ; il y en eut deux
ou trois à qui on mit un bâillon entre les dents

Q q

après les avoir ouvertes, & ces derniers guérirent.

LA seconde opération des dents confiste dans leur propreté. Il eft fi ordinaire de fe les nettoyer foi-même, qu'il femble que cela ne mérite pas une application particuliere du Chirurgien ; il eft vrai que tout le monde eft dans l'ufage de fe les curer après le repas, avec un cure-dent H H ou une plume I I, & même la propreté engage à n'y pas manquer, parce qu'il refte entre les dents des parcelles de viandes qui s'y corromproient & rendroient la bouche puante. On doit encore fe laver la bouche tous les matins, & avec une de ces petites éponges K K fe frotter les dents, pour ôter un limon qui s'amaffe deffus, & pour fe les conferver dans leur blancheur naturelle ; mais quelque foin qu'on fe donne, il ne laiffe pas de fe former proche les gencives de petites croûtes qui rendent les dents jaunes, & en dedans il fe produit des écailles fi dures, qu'il faut employer de forts outils pour les détacher de la dent ; c'eft pourquoi ceux qui font curieux de leur bouche, ont recours de temps en temps à ceux qui font dans la pratique journaliere de les nettoyer.

L'adreffe n'eft pas moins requife ici, que dans beaucoup d'autres opérations ; ceux qui ont la bouche délicate, & particuliérement les Dames, ne fauroient fouffrir qu'on y aille avec rudeffe ; elles veulent des manieres douces, & de la propreté ; c'eft pour cela que la main gauche avec laquelle on leur baiffe la levre inférieure, ou on leur leve la fupérieure, doit être enveloppée d'un linge fin & blanc : fi l'inftrument dont on fe fert eft de fer, il faut auffi le couvrir d'un linge pour la propreté. Enfuite, l'Opérateur ayant placé la perfonne la face tournée au jour, & arrangé fur un fiége ce qui lui eft néceffaire, il fe met un peu à côté de cette perfonne affife, & ayant pofé un genou en terre pour travailler plus commodément , il parcourt toutes les dents les unes après les autres, & il emploie alternativement divers instrumens , selon le dessein qu'il a , évitant, autant qu'il peut , de faire saigner les gencives. Quand il croit avoir enlevé toutes les croûtes & toutes les écailles, il se se sert d'un opiat L ; dont il frotte les gencives avec une de ces racines de guimauve MM , préparées & ébarbées par le bout ; il faut incontinent laver la bouche plusieurs fois avec de l'eau, & alors l'ouvrage est fini. C'est la coutume de ces Messieurs, que de faire présent d'une racine & du petit pot d'opiat à ceux qui ont l'honnêteté de les bien payer.

Les instrumens propres à nettoyer les dents se renferment tous dans un étui , parce qu'ils sont petits ; & comme il y en a beaucoup, on les monte à vis sur un même manche N , à mesure qu'on a besoin de s'en servir. Il y en a de plusieurs figures ; les uns sont faits comme un déchaussoir O pour aller entre les dents , les autres comme un ciseau P , les autres comme des rugines q, q, q , le quatrieme ressemble à un burin R , & d'autres à une lime S. Ils sont ordinairement d'acier ; mais ceux dont on se sert pour le Roi & pour les Princes, sont d'or ; & s'il y avoit encore un métal plus précieux , on l'emploieroit à leur service, parce qu'ils récompensent magnifiquement.

Des instrumens qu'on y emploie.

LA troisieme opération des dents consiste dans leur conservation ; & ce n'est pas une petite affaire que d'entreprendre de les conserver toujours saines , & d'y réussir. L'Opérateur qui seroit assez téméraire pour le promettre , auroit souvent de la peine à tenir sa parole. Il coule le long des filamens qui sont à la racine de la dent , une sérosité corrosive comme de l'eau-forte, qui la mine peu à peu , & qui ne la quitte quelquefois point , qu'elle ne

Les dents se corrompent aisément.

l'ait fait tomber par morceaux. Si on pouvoit faire prendre une autre route à cette férofité , les dents fe conferveroient toute la vie. Tout ce qu'on peut faire , c'eft d'empêcher, quand elles commencent à fe gâter , que la carie n'augmente , & ne faffe davantage de progrès. Si la carie eft apparente , on la ratiffe avec la rugine T ; & fi elle eft entre deux dents, on y paffe la lime V pour effacer la noirceur. Si le trou eft dans la tablette des dents , on la cautérife avec de l'huile de foufre ou de vitriol , dont on porte une petite goutte dans la dent gâtée , avec un de ces petits pinceaux dont on fe fert pour la miniature ; & fi la carie augmentoit , on effayeroit de l'arrêter en la cautérifant avec ce petit cautere actuel X qu'on aura chauffé , & avec lequel on toucheroit toute la cavité de la dent ; & enfin fi la dent fe gâte de plus en plus , & que la douleur devienne infupportable , il n'y a point d'autre remede que de l'arracher.

Diverfes pratiques contre cette corruption.

LA quatrieme opération qui fe pratique aux dents , c'eft de boucher les trous qui s'y font. Il arrive fréquemment que par un dépôt de férofités fur une dent, elle fe perce , & que le trou ceffe d'augmenter après que la fluxion eft paffée. Quoique la plupart de ces trous ne foient point douloureux , ils font tous néanmoins très-incommodes , parce que toutes les fois qu'on mange ils s'empliffent d'alimens qu'il faut ôter après qu'on a mangé ; & il eft mal-aifé d'en venir à bout quand ils font fitués dans des endroits où on ne peut atteindre avec les inftrumens ordinaires. Il y a des gens qui ne fauroient boire frais , parce que fi quelque goutte de la boiffon venoit à entrer dans la cavité de la dent , elle leur cauferoit de la douleur jufqu'à les faire crier ; ceux-là fe trouvent privés du plaifir de boire à la glace. Il y en a d'autres à qui les dents cariées rendent la bouche mau-

Ce qui fait les trous des dents.

Leur incommodité.

vaise, & qui sont obligés de mâcher un peu d'anis ou de canelle pour corriger ce vice qui n'est pas petit, puisqu'ils ne peuvent parler de près à quelqu'un, qu'il n'en soit frappé. Pour remédier à toutes ces incommodités, on cherchera le moyen de boucher le trou de la dent. Quelques uns prétendent qu'il peut se remplir avec des feuilles d'or ou d'argent ; mais ces feuilles étant sujettes à se rompre, ne peuvent pas y rester long-temps : on doit plutôt y employer un petit morceau d'or ou d'argent battu, auquel on aura donné la figure du trou où il doit être niché. Il y en a qui préferent le plomb, parce qu'étant plus maniable, on le fait entrer & on en remplit la cavité plus aisément qu'avec aucun autre métal, n'altérant pas plus la partie que feroit l'or même. D'autres, sans se donner tant de peine, bouchent ces ouvertures avec de la cire, qui leur procure le même avantage, puisqu'elle empêche l'aliment & la boisson d'y entrer & de creuser plus avant.

Moyen de les boucher.

LA cinquieme opération qui concerne les dents, c'est de les limer, ce qui se pratique en trois occasions différentes ; savoir, pour les séparer quand elles avancent les unes sur les autres, pour les mettre de niveau quand il y en a qui sont trop longues, pour les égaliser & les polir quand elles ont des pointes, soit en dedans qui blessent la langue, soit en dehors qui piquent les joues. On se sert pour tout cela de la petite lime V emmanchée, afin de la tenir avec plus de fermeté ; elle doit être douce, pour ne point ébranler la dent ; & quoiqu'on n'avance pas si vîte qu'avec une lime rude, il vaut mieux cependant employer plus de temps ; il faut que l'Opérateur appuie avec un ou deux de ses doigts, la dent sur laquelle il travaille, de crainte qu'elle ne se casse & n'éclate en la limant. Quand il s'agit de séparer les dents de de-

Trois occasions de limer les dents.

Maniere de limer une dent.

vant, il obfervera de n'en pas limer une plus qué l'autre, afin que les efpaces qu'il fait entr'elles foient tous égaux. Il eft inutile de limer une dent trop longue, quand celle qui lui eft oppofée manque, à moins qu'on ne veuille recommencer de temps en temps, parce qu'elle repouffera toujours, étant certain que les dents croiffent, pour réparer ce qui s'en ufe en fe frottant les unes contre les autres par la maftication, ce que l'expérience fait voir en ceux à qui il eft tombé une dent; car celle contre laquelle elle devoit appuyer devient plus longue, & entre dans l'efpace que la dent perdue a laiffé. Les dents molaires ont quelquefois des pointes, foit que leur fubftance refte encore faine & entiere, foit qu'elles viennent à fe gâter, ou qu'il s'en foit détaché quelque éclat. Lorfque ces avances piquent ou la joue ou la langue, il les faut limer pour ôter toutes les afpérités, & c'eft ce qu'on doit exécuter avec la douceur & le ménagement ordinaire à ceux qui font fort employés dans ces exercices (a).

De l'extraction des dents.

LA fixieme opération que les dents demandent, confifte à les arracher; elle eft la plus ufitée, & on la voit pratiquer tous les jours. Il eft peu de perfonnes à qui on n'en arrache quelqu'une. Il y a des gens fi impatiens, que dès la moindre douleur ils font fauter leurs dents; mais c'eft une méchante maxime, que de courir fi tôt à l'arracheur de dents. Il arrive plufieurs fois que la douleur ceffe en peu de temps, & qu'on auroit regret qu'il en eût coûté une dent pour une peine paffagere; il ne faut donc venir à cette opération que quand la dent eft tellement gâtée, qu'il n'y a plus moyen de la fauver,

(a) Non feulement ces afpérités & ces inégalités de dents piquent la langue & la joue, mais elles font encore quelquefois naître à ces parties des ulceres, qui fe guériffent dès qu'on a limé les dents.

ou quand la douleur qu'elle excite à la gencive
est devenue continuelle & insupportable : ceux qui
s'en font arracher autant de fois qu'ils y sentent
de la douleur, ont bientôt démeublé leur bouche,
& il vient un temps où ils ont tout le loisir de
s'en repentir.

Il y a néanmoins cinq ou six occasions où on ne
peut pas se dispenser de la faire ; premiérement
aux enfans, lorsque leurs premieres dents , qu'on
appelle dents de lait, se disposent à tomber : aussi-
tôt qu'elles branlent, il ne faut pas différer de les
arracher, ce qui se fait avec un brin de fil dont on
entoure la dent, & qu'on tire après l'avoir noué dessous. Le Public croit que plus tôt on ôte cette premiere dent, plus celle qui lui succede est droite :
cette opinion n'est pas trop bien fondée , mais il
sera toujours bon de l'arracher, puisqu'elle doit
tomber; car si le Chirurgien s'y opposoit , & que
la seconde dent ne vînt pas belle & droite, la mere
lui en attribueroit la faute & ne lui pardonneroit
jamais, tant les femmes sont prévenues en faveur
des erreurs vulgaires.

En quel cas & comment on la doit faire.

Secondement, quand elles vacillent beaucoup
d'elles-mêmes, sans avoir été ébranlées par quelque
coup, ou par l'effort qu'on aura fait pour casser
quelque chose de trop dur , vu qu'en ces derniers
cas il ne faudroit pas les tirer, mais au contraire
on essayeroit de les raffermir dans leurs alvéoles
avec un vin astringent, dont on imbiberoit une petite éponge qu'on tiendroit sur la gencive, &
qu'on renouvelleroit souvent, défendant sur-tout
de mâcher de ce côté-là où le repos est nécessaire
pour donner le temps à ces parties de s'affermir.
Mais quand la dent branle tellement qu'il n'y a plus
d'espérance de la conserver , & qu'elle incommode
en mangeant, il faut l'ôter; & à cela on n'a
pas besoin de l'incliner de côté & d'autre, il faut
seulement l'élever avec deux doigts, sans le secours

Moyen de raffermir les dents.

d'aucun inftrument, principalement aux vieilles gens qui les perdent ainfi toutes les unes après les autres.

Cas où l'extraction eft mal-aifée.

Troifiémement, quand elle eft gâtée jufqu'à un tel point, que la tablette eft prefque toute rongée ; car fi on différoit de l'arracher , & qu'on attendît qu'elle fût prefque confumée, n'y ayant alors plus de prife pour l'inftrument, il feroit difficile de dégager fes reftes ; c'eft pourquoi il fera de la prudence de la faire déloger d'un endroit où fa préfence ne peut qu'incommoder. Pour arracher les dents qui tiennent fortement dans leurs alvéoles, il faut des inftrumens capables de feconder les efforts qu'on doit employer à ces extractions; tels font les daviers & les pélicans que je vais vous montrer.

La douleur eft inévitable.

Quatriémement , quand une dent a été caffée & qu'il n'en refte plus que la racine , ou quand elle a été rongée & qu'il n'y paroît plus qu'un chicot, c'eft en de telles rencontres que l'Opérateur doit faire voir fon habileté; c'eft ici fur-tout qu'il feroit ridicule de promettre de ne point faire de mal, car il ne peut jamais éviter de caufer de la douleur, pour avoir un chicot enfoncé & qui ne donne point de prife. Mais la plupart de ces fortes d'Opérateurs s'embarraffent peu de confirmer le proverbe : *Il ment comme un Arracheur de dents.* Le Chirurgien doit donc appliquer toute fon induftrie pour tirer le refte de la dent; & il fe fervira d'un pouffoir, fi le chicot a encore une pointe qui furpaffe la gencive , ou d'une tenaille à bec de corbeau, ou d'une autre que vous allez voir, faite comme un mufeau de chien.

Dents qui fe pouffent en dehors.

Cinquiémement, quand les dents s'avancent en dehors, il les faut extirper; car une dent qui fort ainfi de fon rang, incommode beaucoup celui à qui ce malheur arrive, & elle caufe une difformité qui choque tous ceux qui le regardent. Si elle n'excédoit pas notablement les autres dents, on pourroit limer ou couper avec des tenailles incisives ce qui se produiroit de trop; mais si la tablette qui doit regarder le dedans de la bouche étoit penchée en dehors, & que la dent sortît, il vaudroit mieux avoir une dent de manque, que d'en laisser voir une qui défigurât la personne; c'est pourquoi il faudra l'arracher avec l'instrument que l'Opérateur jugera le plus commode.

Sixiémement, quand il vient quelque dent surnuméraire; car on remarque assez souvent une dent qui pousse à l'une ou à l'autre mâchoire, soit en dedans, soit en dehors, & qui n'est ni du nombre des autres, ni placée comme elles. Il y a des personnes à qui il en naît plusieurs de surabondantes, & à d'autres il en pousse un double rang. Les diseurs de bonne aventure pronostiquent mille bonheurs à ceux à qui cela arrive; pour moi je les estime malheureux d'avoir souvent plus de dents qu'ils n'ont de bien à manger, d'être incommodés par ce trop grand nombre de dents, & d'être obligés de souffrir de cruelles douleurs pour se priver, en se les faisant arracher, de cette faveur naturelle dont on les félicitoit. Il vint à Monseigneur le Duc de Berry, à l'âge de huit ans, une surdent dont il n'avoit pas besoin pour annoncer son bonheur; car, outre qu'il a tous les avantages de la naissance, étant petit-fils du plus grand Roi de l'Univers, il a dans sa propre personne tout ce qu'il faut pour rendre un Prince accompli; de sorte que, selon les Prophetes d'aujourd'hui, ce qui devoit prédire un heureux avenir dans un autre, fut pour lui un sujet de malheur, puisqu'il fallut la lui arracher, & par conséquent lui faire endurer le tourment qu'il n'étoit pas possible de lui épargner dans une pareille occasion (a).

Dent surnuméraire.

Observation.

(a) La carie & le gonflement des os de la mâchoire, les tumeurs, les petits abcès, les ulceres fistuleux qui survien-

DES OPÉRATIONS DE CHIRURGIE,

On emploie quantité d'inftrumens dans cette efpece d'opération, parce qu'il en faut de toutes les fortes pour s'en fervir fuivant les différentes dents qu'on veut arracher : voici ceux dont on ne peut fe paffer.

1. Un déchauffoir, nommé en latin *dentifcalpium*, & en grec *pericharaɛtir*, qui vient de περί, autour, & de χαράσσειν, qui fignifie fcarifier ou couper, parce que c'eft un inftrument avec lequel on fépare la gencive d'autour de la dent qu'on veut tirer & arracher.

2. Un davier, appelé en latin *denticeps* ou *denticulum* : c'eft une maniere de tenaille dont le bout qui embraffe la dent eft recourbé & fendu en fourchette, pour la tenir avec plus de fermeté. Il peut fervir aux dents de la mâchoire fupérieure auffi bien qu'à celles de l'inférieure, & c'eft un inftrument des plus anciens de la Chirurgie, duquel on s'eft fervi de tout temps.

3. Un pélican, appelé par les Latin *policampus*, parce qu'il reffemble au bec d'un Pélican, & par les Grecs *odontagra*, dérivé de ὀδύς, dent, & de ἄγρα, capture, parce qu'étant un inftrument à plufieurs branches montées par le moyen d'une vis fur un même montant, il eft propre à arracher les dents : les deux bouts du montant font un peu circulaires, afin qu'ils appuient mieux fur la racine de la dent gâtée ; & des deux branches il y en a une droite & l'autre coudée, ayant l'une & l'autre leur ufage particulier dans les différentes circonftances.

4. Une efpece d'élévatoire fait en levier, dont une extrémité eft plate pour appuyer fur la gen-

nent aux environs, & les douleurs de tête, font quelquefois occafionnés par quelque dent gâtée, ou par quelque racine de dent, qu'il fuffit ordinairement d'arracher pour guérir ces maladies ; c'eft pourquoi il ne faut pas employer des remedes avant d'avoir examiné les dents.

cive au bas de la dent, & l'autre est coudée comme
une des branches du pélican, pour accrocher la
dent. Il y a un gros manche, sur lequel les deux
branches sont montées. Quand une des dents d'en-
bas est prise par cet instrument, on n'a qu'à baisser
le manche pour la tirer de sa place : c'est le plus
commode de tous ; il a été inventé depuis peu, &
je n'ai encore vu personne s'en servir que M. Du-
bois, qui avoit soin des dents du Roi.

5. Un poussoir, que les Latins appellent *impul-* *Utilité du Poussoir.*
sorium : c'est un instrument dont le bout est fendu
en pied de biche ; il y a un manche pour être bien
empoigné ; il sert aux dents incisives & canines qui
n'ont qu'une racine, pour les pousser hors de leur
alvéole, & aux chicots quand il peut y avoir prise.

6. Un tire-racine de dent, décrit par Guillemeau, *Propriété du Risagran.*
& appelé en grec *risagra*, & du commun *risa-*
gran, de deux mots qui signifient ensemble déraci-
ner : c'est une espece de tenaille dont les bouts sont
presque pointus, pour entrer dans l'alvéole & pincer le reste d'une racine qui y est demeurée. Cet
instrument est fort nécessaire aux Arracheurs de
dents.

7. Une tenaille appelée *bec de corbeau*, à cause *Usage de deux tenail-* *les.*
de sa figure ; elle sert pour extirper les chicots, &
en couper les extrémités quand elles sont trop
pointues.

8. Une paire de tenailles incisives, avec lesquelles
on coupe de la tablette ce qui pousse en dehors & qui
excede la grandeur ordinaire des dents.

Il ne suffit pas de connoître ces instrumens ; il *Situation du patient.*
faut s'en servir à propos, & avec dextérité. On fait
asseoir à terre, sur un carreau seulement, celui à qui
on veut arracher une dent. L'Opérateur se met
derriere lui, & ayant engagé sa tête entre ses deux
cuisses, il la lui fait un peu hausser. La bouche du
patient étant ouverte, il y remarque la dent gâtée,
afin de ne pas prendre l'une pour l'autre, puis avec

le déchauffoir il sépare la gencive de cette dent,
qu'il empoigne ensuite avec l'instrument qui lui aura
semblé le plus convenable, auquel il fait faire la baf-
cule pour extraire cette dent. Quand on ne l'a pas
manquée, le malade en se penchant crache sa dent
avec le sang qui sort de la gencive, & dont on laisse
couler quelques cuillerées avant que de gargarifer
la bouche avec de l'oxycrat. On pince avec deux
doigts la gencive d'où la dent est sortie, afin d'en
rapprocher les parties écartées, & on continue d'u-
fer d'oxycrat ou de vin tiede pendant la journée (a).

Cette opération ne consiste que dans un effort
qu'il faut que le poignet fasse pour emporter la
dent : on redouble même cet effort quand la dent
résiste, & on ne quitte point prise qu'elle ne soit
arrachée ; c'est pour cela que les Chirurgiens qui
sont dans la pratique de beaucoup saigner, & qui
veulent toujours avoir la main ferme & légere, ne
doivent jamais arracher de dents, de crainte que
les efforts qu'il faut faire ne leur rendent la main
tremblante : on laissera donc cet emploi aux Opérateurs qui en font un exercice journalier, & qui
n'ont point d'autre métier pour gagner leur vie.

Si je conseille au Chirurgien d'abandonner cette
opération, ce n'est pas seulement pour le préjudice que sa main en pourroit recevoir, c'est aussi
qu'elle me paroît un peu tenir du Charlatan & du
Bateleur. En effet, la plupart de ces Arracheurs abu-
sent de leur talent pour tromper le Public, faisant

(a) On ne peut arracher une dent sans ouvrir le vaisseau
qui y porte le sang, ce qui cause quelquefois une hémorragie considérable. On remédie à cet accident par un petit
tampon de charpie ou de coton, trempé dans de l'eau de
Rabel qu'il faut bien exprimer. On le met dans l'alvéole, &
on l'affujettit pendant quelque temps avec le doigt pour
comprimer le vaisseau. On peut se servir aussi de tampon de
charpie assez gros pour faire une compression exacte sur le
vaisseau, quand la bouche est fermée.

accroire qu'ils n'ont besoin que de leurs doigts,
ou d'un bout d'épée, pour emporter les dents les
plus enracinées. Mais un Chirurgien ne doit point
connoître ces tours de soupleffe; & comme c'est la
probité qui doit être la regle de toutes ses actions,
il faut qu'il se diftingue de ceux qui veulent en im-
pofer aux autres.

L A feptieme & derniere opération qu'on fait
aux dents, c'est d'en mettre d'artificielles à la
place de celles qu'on a perdues. On allegue deux
raifons pour autorifer cette pratique; la premiere
eft tirée de l'ornement qu'elles procurent, parce
qu'il eft vilain de voir une bouche mal garnie, dans
laquelle il manque une ou plufieurs dents; & la feconde eft établie fur la néceffité d'articuler la voix,
puifque ceux qui ont des dents de manque ne peuvent pas fi bien prononcer de certains mots, que
quand toutes les dents y font. Pour obvier à ces
deux inconvéniens, on commande des dents d'i-
voire, à peu près de la grandeur de celles auxquelles
on les fubftitue; on les perce pour y paffer un ou
deux fils d'or, avec lefquels on les attache aux dents
voifines; ce fil tourne autour de celles-ci, & retient les dents artificielles auffi fermes que fi elles
étoient naturellement placées. On en fait fabriquer
autant qu'il en manque, deux, trois ou quatre, &c.
qu'on fait tenir enfemble avec des fils d'or, &
qu'on place, comme on a dit, entre les dents naturelles qui reftent. On connoît de vieilles femmes
qui portent un ratelier tout entier de fauffes dents,
& qui n'oferoient prefque ouvrir la bouche, de
crainte qu'on ne s'apperçût de cette fubftitution.
Ce qu'il y a de fàcheux, c'eft que l'ivoire jaunit
en peu de temps dans la bouche; d'où vient que
Fabricius confeille de les faire de l'os du jarret
d'un bœuf; & Guillemeau pour leur matiere enfeigne la compofition d'une pâte, qui confifte à

Du rempla-
cement des
dents per-
dues.

Comment
on ajufte des
dents artifi-
cielles.

prendre de la cire blanche grenée, & à la faire fondre avec un peu de gomme élemi, y ajoutant des poudres de mastic, de corail blanc & de perles : il prétend qu'avec cette pâte on peut former des dents artificielles qui ne jauniront jamais, & qu'elle est très-propre pour remplir les trous des dents creuses.

On agite deux questions sur les dents ; la premiere est de savoir si, quand on arrache à un enfant les dents de lait avant qu'elles se disposent à tomber, les secondes en reviennent & plus belles & plus droites ; & l'autre, si une dent remise dans son alvéole, après en avoir été arrachée, peut s'y raffermir & prendre vie comme si on n'y avoit point touché.

C'est une erreur de croire que les premieres dents puissent donner une méchante figure aux secondes ; elles sont les unes & les autres, dès la naissance, formées en petit dans les alvéoles, où elles s'ossifient ; les premieres sorties, après avoir servi

cinq ou six ans, sont poussées dehors par les dernieres qui prennent leur place ; & remarquez que celles-là n'ont quasi que la tablette, parce que les autres, en se grossissant, n'ont pas donné le temps à ces premieres de se perfectionner & de s'ossifier dans leurs racines, de sorte que les anciennes ne peuvent point corrompre la forme des suivantes.

J'en ai vu l'expérience dans une jeune fille, à qui sa mere avoit fait arracher toutes les dents plus d'un an avant qu'elles dussent tomber, persuadée que celles qui sortiroient après seroient plus parfaites ; mais elle fut trompée dans son attente, car elles vinrent un peu plus vilaines que les précédentes. Une personne de qualité, dévote à l'excès, les fit ôter à sa fille par un motif tout opposé. Cette enfant les avoit très-belles ; & de peur qu'un jour elle ne se glorifiât de cet avantage, cette mere voulut qu'on les lui arrachât toutes, afin que celles qui pousseroient ensuite étant moins belles, ne fussent point un obstacle à son salut.

Je ne crois point qu'une dent qui a été totalement enlevée se puisse raffermir dans sa cavité, &
reprendre vie comme auparavant. M. Verduc rap- Fait singulier.
porte là-dessus qu'il a ouï dire que M. Carmeline,
fort habile Opérateur pour les dents, ayant arraché une dent qui n'étoit point gâtée, la remit fort
promptement dans son alvéole, où elle s'affermit
si bien, qu'il eut beaucoup de peine à l'arracher
l'année suivante, la même personne l'étant venue
retrouver, à cause que la douleur l'avoit reprise;
mais cette histoire me paroît apocryphe, aussi bien
qu'à M. Verduc, qui reconnoît lui-même que tous
les filets nerveux & les vaisseaux qui portent la vie
& la nourriture à la dent ayant été rompus, elle ne
peut pas reprendre racine & se joindre au tronc,
quand elle en a été une fois séparée.

Fig. XLI. POUR LA LANGUE ET LA LUETTE.

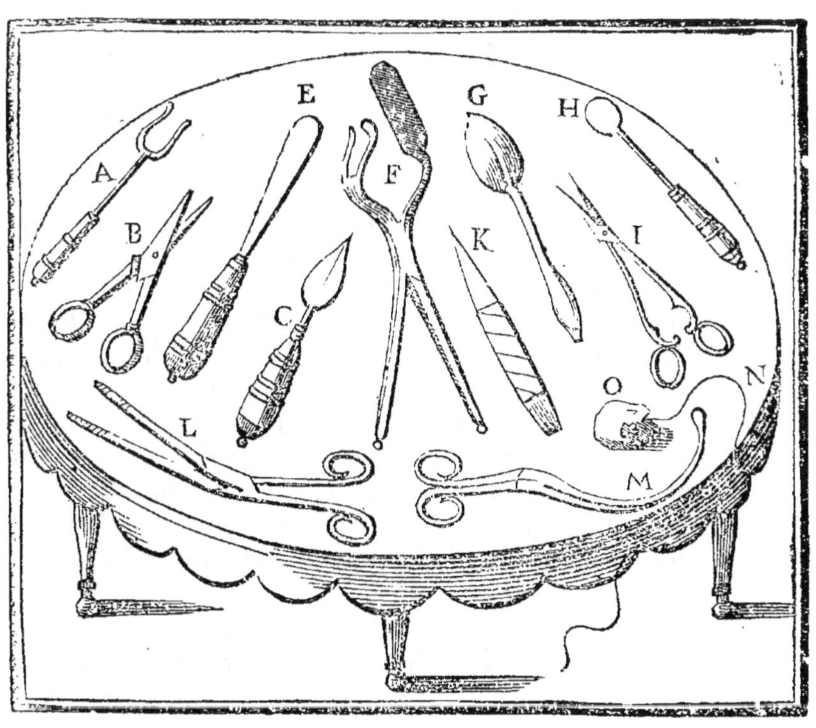

Des opéra-
tions prati-
quées à la lan-
gue, à la luet-
te, aux amyg-
dales & au
gosier.

LA langue demande des opérations particulieres, dont la premiere est l'incision du filet, laquelle est ordonnée en deux occasions ; l'une, quand il y a un filet surnuméraire ; & l'autre, quand celui qui y est naturellement est ou trop gros, ou trop avancé vers la pointe de la langue.

Les enfans naissent souvent avec une membrane qui s'attache sous la langue au filet naturel, & qui empêche que la langue ne puisse sortir au delà des levres, ni exécuter ses mouvemens ordinaires. Les Sages-femmes se veulent quelquefois ingérer de déchirer cette membrane avec leurs ongles, ce qui n'est pas toujours exempt d'inconvéniens, parce qu'elles ne peuvent point rompre ainsi cette pellicule qui est assez forte, sans faire beaucoup de douleurs, & sans attirer souvent sur la partie une fluxion qui, ôtant à l'enfant le moyen de tetter, le priveroit bientôt de la vie ; c'est pourquoi elles ne doivent entreprendre ni de la détruire, ni de la couper, cette opération n'étant point de leur ressort, mais de celui du Chirurgien, à qui il est très-facile de s'en bien acquitter, pourvu qu'il ne néglige aucune des circonstances essentielles.

Si le filet surnuméraire est petit, il pourra ne pas nuire ; mais quand il est grand, & qu'il va jusqu'au bout de la langue, l'enfant ne sauroit lancer le tetton ; il ne fait que chipoter, & tous ses efforts lui sont inutiles pour serrer le mamelon, parce que ce frein qui est sous la langue la retient, & ne lui permet pas de presser le bout de la mamelle contre le palais, pour en tirer le lait. Cet enfant périroit donc faute de tetter, si le Chirurgien ne venoit à son secours. Il faudra prendre de la main gauche la petite fourchette A, & de la droite des ciseaux B ; puis, ayant fait tourner l'enfant du côté du jour, on lui soulevera la langue, qu'on tient élevée avec la fourchette qui embrasse le filet, &

avec

Danger de
déchirer le fi-
let.

Incommo-
dité du filet.

avec les ciseaux on coupe tout ce qui n'y doit pas être naturellement. On pourroit, au défaut de la fourchette, se servir de deux doigts qui auroient le même effet : les cris de l'enfant sont utiles dans ce moment, car ils font que le filet se présente plus à découvert. Aussi-tôt que cette bride est coupée, on met dessus un peu de sel, & on y passe le doigt plusieurs fois, non pas, comme quelques-uns disent, afin d'empêcher qu'il ne se reprenne, car les mouvemens continuels de la langue s'opposent à cette réunion, mais afin que s'il n'étoit pas coupé jusque dans son fond, le doigt déchirât le reste, ce qui se fait fort aisément, & la nourrice donnant incontinent à tetter à son enfant, l'appaisera aussi-tôt.

De l'incision qu'on y fait.

Traitement de la plaie.

La facilité avec laquelle on le voit tetter, fait juger que le filet est bien coupé, & prouve la nécessité de la Chirurgie, par ce besoin que l'homme a quelquefois de cet Art dès la naissance : il ne doit sortir que deux ou trois gouttelettes de sang ; car si la partie saignoit beaucoup, ce seroit une marque que la pointe des ciseaux auroit touché à l'une des deux veines qui sont sous la langue, & c'est ce qu'il faut éviter avec soin. Mais en cas que ce malheur fût arrivé, on y remédieroit en arrêtant le sang, soit par l'application de quelques médicamens, comme de poudres astringentes, soit en tenant le doigt sur l'ouverture pendant quelque temps, ou bien en la couvrant d'une petite compresse trempée dans l'eau styptique. Quand une de ces veines est ouverte, & qu'on s'en apperçoit, on a peu de choses à craindre, parce qu'il est aisé de retenir le sang ; mais si on n'y remédioit point, le mal pourroit devenir plus important, comme nous l'avons vu arriver à Paris, il y a quinze ans ou environ : Voici le fait.

Comment on arrête ici le sang.

Un fameux Chirurgien de Paris coupa le filet à un enfant qui avoit été attendu avec impatience,

Histoire.

& reçu avec joie comme un riche héritier ; mais cette confolation ne dura guere aux parens, l'enfant n'ayant pas long-temps joui de la lumiere, parce que le Chirurgien, ne croyant point avoir ouvert une des ranules en lui coupant le filet, s'en alla auffi-tôt qu'il l'eût vu tetter avec facilité; & la nourrice ayant remis l'enfant dans fon berceau, après qu'elle l'eut fuffifamment allaité, il continua de mouvoir fes levres, comme s'il tettoit encore, à quoi on ne fit pas d'attention, vu qu'il y a quantité d'enfans qui font ce mouvement par habitude, en dormant. C'étoit néanmoins le fang qui fortoit de la veine, qu'il avaloit à mefure qu'il le fentoit dans fa bouche ; la fortie de ce fang étoit encore excitée par le fucement qu'il fit jufqu'à ce qu'il n'y eût plus de fang dans fes vaiffeaux, & on ne s'en apperçut que par la pâleur & la foibleffe de l'enfant, qui mourut peu d'heures après : on l'ouvrit, & on trouva qu'il avoit avalé tout fon fang, dont fon eftomac étoit rempli. Je ne cite cette obfervation que pour avertir les Chirurgiens de ne pas tomber dans une pareille inadvertance.

De l'incifion du frein de la langue.

Si le frein ordinaire de la langue fe trouvoit trop gros, il ne faudroit point héfiter de le couper. On voit fouvent des enfans qui bégayent à l'âge de quatre ou cinq ans, parce que leur langue n'a pas la liberté de fe remuer pour articuler & prononcer diftinctement ; on doit pour lors donner deux ou trois petits coups de la pointe des cifeaux B en différens endroits, pour la débrider, & par ce moyen rendre à cet organe la liberté de fe promener dans toute la bouche. On connoît que c'eft le filet qui le retient, quand l'enfant ne peut pas avancer la langue au dehors de la bouche ; & on n'a pas lieu de rien appréhender en coupant cette bride, pourvu qu'on évite de piquer les ranules.

La grenouil-
lette.

IL furvient fous la langue de petites tumeurs, qu'on appelle grenouillettes (*a*), qui tiennent un peu de la nature des loupes : elles font ordinairement pleines d'une humeur glaireufe ; & quand elles ont une fois commencé à paroître, elles groffiffent en peu de temps, & quelques-unes parviendroient à une groffeur dangereufe, fi on n'y apportoit du remede. L'humeur qui les compofe eft prefque toujours contenue dans un kyfte ; c'eft pour cela que plufieurs Auteurs nous confeillent de les difféquer, & de les ôter avec leurs membranes. Mais comme cet avis n'eft pas aifé à réduire en pratique, à raifon de la longueur du temps qu'on employeroit à féparer cette tumeur, pour l'emporter comme on feroit une loupe, & à opérer dans un endroit auffi difficile & auffi fenfible que la bouche, il eft à propos de chercher un moyen plus commode & plus fûr, qui fera de faire une fimple incifion, par laquelle la matiere contenue étant évacuée, le mal fe guérira entiérement ; car les médicamens propres à réfoudre de pareilles tumeurs ne peuvent être employés dans la bouche, d'autant plus que fous la langue il y a deux vaiffeaux falivaires qui verfent fans ceffe de la falive dans cette cavité, laquelle empêcheroit que les remedes n'opéraffent. On prendra donc le fcalpel C, avec lequel, la bouche étant ouverte & la langue élevée, on fera une incifion dans le

---

(*a*) Les tumeurs appelées grenouillettes font de deux efpeces. Les unes rondes, placées fous la langue, & fembolent n'être produites que par la dilatation du canal excrétoire de la glande fublinguale. Les autres font plus longues que rondes, placées à la partie latérale de la langue, & formées par la dilatation du canal excrétoire de la glande maxillaire inférieure. La liqueur qui remplit ces tumeurs, eft la falive qui y féjourne & s'y amaffe peu à peu, à caufe de fon épaiffiffement, ou de l'atonie du canal.

R r ij

milieu de la tumeur, dont la matiere ne fera pas
plus tôt fortie, qu'on détergera le fond du fac avec
le miel rofat & un peu d'efprit de vitriol, trempant dans ce miel un petit linge attaché au bout
d'un brin de balai, avec quoi on frottera rudement
le dedans du kyfte, pour le faire exfolier & le confumer par ce traitement qui doit durer quelques
jours ; on lavera fouvent la bouche avec l'oxymel,
& enfuite avec un vin auftere, dans lequel il y
aura un peu d'alun. J'en ai vu qui revenoient, parce
qu'on fe contentoit d'y faire une fimple ouverture
avec la lancette, pour en vider la matiere ; la
plaie fe fermoit & la tumeur fe rempliffoit ; on la
diffipoit de nouveau par l'évacuation de l'humeur,
& elle ne manquoit point de fe reproduire peu à
peu, jufqu'à ce qu'on eût confumé le kyfte, comme
nous avons dit (a).

Inftrument
commode
pour l'opéra-
tion.
La langue empêchant de voir dans le fond de
la bouche, on a inventé un inftrument en forme
de fpatule très-large, & emmanché, marqué E,
commode pour ôter cet obftacle, en abaiffant la

(a) Quoiqu'on ait dit que la matiere contenue dans ce
tumeurs n'étoit autre chofe que de la falive, on y trouve
néanmoins quelquefois une petite pierre, & d'autres foi
une matiere fablonneufe ou plâtreufe ; mais cette pierre
ou ces autres matieres ne viennent que de la liqueur fa-
livale, de même que le tartre qui s'amaffe autour de
dents.

Les grenouillettes acquierent auffi quelquefois un volum
très-confidérable. M. Caumont en a depuis peu guéri une
dont le volume empéchoit le malade de parler & de ferme
la bouche. Il ouvrit, en ma préfence, cette tumeur dan
toute fon étendue, & en tira au moins une demi-livre de
matiere plâtreufe ; il retrancha de chaque côté de l'ouvertur
les lambeaux, qui dans la fuite auroient nui à la guérifon
Il emporta du kyfte autant qu'il put, & fit tomber le reft
par l'ufage des confomptifs adoucis, & a peu près tels qu
ceux que propofe notre Auteur. Le malade eft parfaitemen
guéri, & parle avec facilité.

langue, & la tenant fujette jufqu'à ce qu'on ait examiné ce qu'on veut bien reconnoître. Si le malade n'ouvroit pas la bouche fuffifamment pour découvrir ce qu'on cherche, voilà une autre machine F, appelée le miroir de la bouche, avec quoi on tient non feulement la langue affujettie, mais auffi on fait ouvrir les dents autant qu'il eft néceffaire. On ne doit pourtant fe fervir de ces inftrumens, que quand on n'a pas de moyens plus fimples; car fi on pouvoit, avec le manche d'une cuiller, tenir la langue baiffée, comme il fe pratique tous les jours, il ne faudroit point faire parade de tels outils, dont l'afpect feul épouvante les malades.

IL s'amaffe fur la langue une craffe blanchâtre & limonneufe, qui la rend infenfible aux faveurs; ceux qui fe piquent de propreté, doivent la nettoyer chaque jour. Il y en a qui fe la ratiffent tous les matins avec un petit couteau; mais il eft mieux de fe fervir d'une cuiller G, parce qu'elle emporte auffi bien que le couteau la craffe qui embarraffe les papilles dont la langue eft toute parfemée, & qu'elle ne peut pas les offenfer comme fait le couteau, dont le tranchant enleve toujours ou détruit quelques particules, en les raclant, ce qui ôte la délicateffe qu'elle devoit avoir dans la perception des qualités favoureufes des alimens (a).

Ufage de la cuiller.

LA luette eft une petite éminence charnue & cartilagineufe, fufpendue au fond du palais fur la racine de la langue; les Latins l'ont appelée

Maladie de la luette.

(a) Quand une perfonne s'eft coupé la langue avec les dents, & que la partie coupée tient encore au refte, on en procure la réunion, en y faifant en deffus & en deffous deux ou trois points de fut
ure entrecoupée, dont on coupe les fils le plus court qu'il eft poffible, & en faifant de temps en temps laver la bouche du bleffé avec une eau d'orge dans laquelle on diffout du miel rofat.

Paré, l. X, c. 28.

uvula, & les Grecs *gargareon* & *kionis*, par rapport à son usage & à sa figure de porte, de colonne, &c. que ces mots signifient. Elle a besoin du Chirurgien dans deux maladies auxquelles elle est sujette, savoir, dans son relâchement pour être relevée, & dans sa corruption pour être coupée.

De son relâchement.

Ceux qui ont la luette relâchée, sentent comme un morceau qui leur pend dans le fond de la bouche, & qu'ils croient être près d'avaler à tout moment; ils ont recours au Chirurgien, en lui parlant le langage commun, qui est de dire qu'ils ont la luette démise, & de prier de la leur remettre promptement, s'imaginant qu'il s'y fait une luxation comme en plusieurs autres parties articulées: c'est au Chirurgien à l'examiner avant

Remede à ce mal.

que de rien entreprendre. Si elle est rouge, grosse & enflammée, il fera user de gargarismes doux & rafraîchissans; & si elle étoit blanche & alongée, il faudroit la relever avec une cuiller faite exprès H, dans laquelle on met un peu d'écorce de grenade ou de poivre en poudre. Après avoir fait baisser la langue, on applique le bout de la luette dans la cuiller qu'on pousse en haut, & où on la tient quelque espace de temps. La poudre d'écorce de grenade resserre les fibres trop étendues; & le poivre, par sa chaleur, absorbe la pituite dont elle est abreuvée; mais il faut bien se garder de se servir de ce remede quand elle est alongée par inflammation, comme on a fait quelquefois imprudemment, & sans avoir égard à la cause du mal qui demande un remede tout opposé; c'est pourquoi il ne faut pas s'étonner s'il est survenu une esquinancie & une fluxion sur toutes les parties voisines.

Opération pour une tumeur au bout de la luette.

On voit en certaines indispositions, au bout de la luette, une petite tumeur transparente & blanche comme une perle qui y seroit attachée; elle est causée par de la pituite qui distille des parties supérieures, & qui coule jusqu'à la pointe de cette éminence. Si une telle sérosité ne peut pas être dissipée & tarie par le poivre & par les autres remedes dessicatifs, la langue étant baissée, on prendra ces ciseaux marqués I, dont les branches font longues, pour aller jusqu'au fond de la bouche couper cette pointe plëine de pituite. La luette étant dégorgée, on usera de gargarismes astringens, qui, en resserrant les fibres, la remettent dans son premier état.

Dans les Pays froids, comme la **Norvege**, les Habitans font sujets à un catarrhe causé par une pituite qui, durant l'hiver, leur distille sur la luette, & la grossit tellement, que les malades suffoqueroient si on ne les secouroit. Mais la maladie est si pressante, qu'ils n'attendent point des médicamens le retour de leur santé ; c'est pourquoi ils ont recours à l'opération, par laquelle ils coupent cette partie le plus promptement qu'ils peuvent. Ce mal est si fréquent, qu'ils ont toujours des instrumens prêts pour faire cette opération : le plus fameux de tous est de l'invention d'un Paysan de Thiber en Norvege ; il retranche la luette en un moment, par le moyen d'un ressort qu'on lâche aussitôt qu'on a placé cet instrument qui a eu l'approbation de tous les Chirurgiens de son temps ; & Jean Scultet, Médecin & Chirurgien de la République d'Ulmes, nous en a donné la description dans son Livre intitulé l'*Arcenal de Chirurgie*.

Cette opération ne se fait ici que rarement, tant parce qu'on n'est pas exposé aux mêmes catarrhes, que parce qu'on est prévenu que la luette sert pour modifier l'air qui entre dans les poumons, & que ceux à qui on l'a retranchée deviennent asthmatiques & poussifs, quoique Scultet nous assure qu'il n'en arrive aucune incommodité. Mais quand on est obligé de la faire, ces ciseaux I suffisent, après

R r iv

qu'on a abaissé la langue avec l'instrument L ; il y
en a même qui ne veulent pas qu'on se serve de
pincettes pour la tenir, disant qu'il faudroit avoir
trois mains, ou se servir de celle d'un serviteur,
ce qui seroit fort embarrassant. Je m'étonne que
des Auteurs aient proposé ici la ligature, & d'autres le cautere actuel : quand il seroit possible de
lier la luette, les bouts du fil qui pendroient dans
le gosier jusqu'à ce que la ligature l'eût coupée,
seroient très-incommodes ; & si on vouloit porter
le fer ardent jusqu'au fond de la bouche, quelque canule qu'on y eût mise pour le conduire,
le malade & les assistans en seroient effrayés, &
il seroit mal aisé de borner à la seule partie affligée l'escarre qui en proviendroit : on se contentera donc de l'incision qui n'a aucun mauvais effet,
parce que les veines y étant petites il n'en sort
que peu de sang, & qu'avec des gargarismes astringens & détersifs on guérit en très-peu de
temps.

La ligature & le cautere actuel n'y peuvent être appliqués.

AUX deux côtés de la luette, il y a deux
grosses glandes conglobées, que les uns appellent tonsiles, & les autres amygdales, parce
qu'elles ressemblent à des amandes pelées ; il se
fait souvent un dépôt d'humeurs sur ces glandes
qui en sont gonflées de telle sorte, qu'on a beaucoup de difficulté à avaler (a). On n'épargne point
la saignée dans ces maladies, pour prévenir l'obstruction qui arriveroit aux vaisseaux sanguins, si ces
glandes se tuméfioient excessivement. Quand elles
sont abreuvées de sang, elles ne manquent pas de
venir à suppuration, d'autant que la chaleur de la

Tuméfaction des amygdales.

Skenchius, Observat. I, lib. III.

(a) Il y a sur la surface externe des amygdales une infinité de petits trous par où s'écoule l'humeur que les glandes
séparent. Quand les amygdales sont gonflées, ces trous s'élar-
gissent, & paroissent quelquefois blancs, ce qui pourroit les
faire prendre pour des ulceres.

bouche les mûrit promptement. Auſſi-tôt qu'on y ſent de la fluctuation, il ne faut point différer de les ouvrir avec la lancette K , qu'on aura entortillée d'une petite bande, comme vous la voyez, & dont la pointe ſe dirige ſur la tumeur, où on fera une ouverture de la grandeur de deux ſaignées (a). A l'inſtant que la matiere en eſt ſortie, le malade eſt ſoulagé ; mais la tumeur eſt quelquefois remplie d'une eſpece de ſang brûlé qui ſe fait jour lui-même , & qui laiſſe une eſcarre conſidérable qu'on doit faire tomber. On met en uſage les gargariſmes déterſifs avec orge , aigremoine, ronces, roſes rouges & grande conſoude, bouillies dans le vin blanc. Le miel roſat , mêlé avec quelques gouttes d'eſprit de vitriol , nettoie parfaitement ces parties. On trempe dans cette mixtion un linge attaché au bout d'un petit brin de balai , & on en frotte un peu rudement l'eſcarre, qui ne tient pas long-temps contre ce remede.

Quelques-uns de nos Anciens propoſent de ſéparer & d'arracher ces glandes ; ils en font l'opération très-aiſée, & nous aſſurent qu'elles n'incommoderont plus dans la ſuite : je vous renvoie aux moyens qu'ils nous donnent pour la faire, & que je trouve très-cruels, & je voudrois une autre caution du ſuccès que leur parole ; car la fonction de ces glandes étant de ſéparer & de filtrer les ſéroſités qui ſervent à humecter la langue , le larynx & l'œſophage , ces parties ſe trouveroient privées de cette roſée qui leur eſt d'un grand ſecours

Opération pour ce mal.

Des déterſifs.

Extirpation des amygdales.

(a) Ambroiſe Paré a imaginé, & M. Petit a perfectionné, pour faire ces ſortes d'ouvertures, l'inſtrument Y, appelé aujourd'hui *pharyngotome*, par le moyen duquel on porte une lancette dans le fond de la bouche, ſans aucun riſque, & ſans que les malades , qui pour l'ordinaire craignent beaucoup les inſtrumens tranchans , s'en apperçoivent. On en trouve une deſcription exacte dans le Traité des inſtrumens par M. de Garengeot.

Liv. VIII.
chap. 10.

pour tempérer l'air qui entre dans les poumons, & faire glisser l'aliment qui tombe dans l'estomac.

Moyens de débarrasser le gosier.

IL peut s'arrêter des corps étrangers dans le gosier, comme de petits os, des arêtes, des aiguilles ou des épingles. La premiere chose qu'on fait pour débarrasser ce tuyau, c'est de porter le doigt dans le fond de la bouche, & de tâcher de les tirer, en cas qu'on puisse y atteindre. S'ils étoient descendus trop avant, on prendroit un morceau de mie de pain qu'on avaleroit à demi-mâché ; souvent cette bouchée les entraîne avec elle dans l'estomac ; & en cas que ces corps ne pussent pas descendre, & qu'ils piquassent l'œsophage, il faudroit exciter le vomissement, comme le moyen le plus sûr pour faire sortir tout ce qui est arrêté dans ce passage. Mais si on n'en pouvoit encore venir à bout de cette maniere, on baisseroit la langue avec une cuiller G, ou le *speculum oris* F, pour essayer de découvrir la cause de cet embarras de la gorge. Si on peut l'appercevoir, il faut se servir de l'un de ces deux instrumens L & M, qui sont très-commodes & faits à dessein de pincer & de tirer au dehors tout ce qui est arrêté dans le gosier. Il y en a un L, dont les branches sont droites, l'autre M les ayant en forme de croissant, afin de choisir l'un des deux, selon l'endroit où sera placé le corps étranger. Mais s'il étoit tellement avancé dans l'œsophage qu'on ne pût ni le sentir ni le voir, on prendroit un porreau pelé & frotté d'huile qu'on feroit entrer dans le gosier, & qu'on pousseroit jusqu'au delà du lieu où on sentiroit ce corps. Il y en a qui attachent au bout d'un fil N, un petit morceau d'éponge O, de la grosseur d'une noisette, & qui, l'ayant imbibé d'huile, le font avaler, pour le retirer par le moyen du fil après qu'il a passé l'endroit où le corps est arrêté. Ils prétendent que l'éponge doit l'amener avec elle. Il y a des Praticiens qui

Usage du porreau, de l'éponge, & de la bougie.

condamnent l'ufage du porreau, difant qu'il fe peut caffer en fe ployant pour s'accommoder à la figure du gofier. Ils n'approuvent pas non plus l'éponge, parce qu'outre qu'il eft prefqu'impoffible de la faire avaler, elle eft en danger de demeurer dans l'œfophage quand le fil vient à fe déchirer; ils approuvent plutôt une groffe bougie, parce qu'elle fe plie comme on veut, & qu'on eft sûr de la pouvoir retirer: le Chirurgien fe fervira de ce qui conviendra le mieux; &, quelque habile qu'il foit, il eft fouvent fort embarraffé (a).

(a) On peut ajouter à tous les moyens décrits par l'Auteur, l'inftrument de Fabricius Hildanus, & celui de M. Petit. Le premier Z eft une canule d'argent courbée, groffe comme une plume de cygne, longue d'un pied ou environ, trouée dans toute fa longueur, & garnie à fon extrémité d'une petite éponge. L'autre &c. eft auffi une canule, mais flexible, faite d'un fil d'argent tortillé en fpirale, garnie à fon extrémité d'une petite éponge. Pour fe fervir de ce dernier inftrument, on met dans la canule un brin de baleine proportionné à fa longueur & à fon diametre, que l'on tient par une des extrémités qui eft plus groffe que le refte, & lui fert de manche.

Fig. XLII. POUR LES OREILLES ET PARTIES VOISINES.

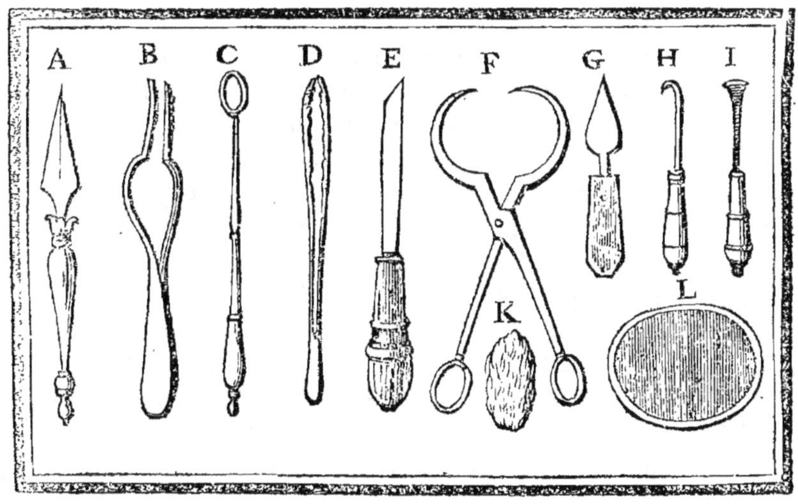

Des opérations pour les oreilles, les parotides, le goître, & les écrouelles.

QUOIQUE les oreilles soient les parties les moins sujettes aux opérations, il y a néanmoins deux occasions où elles ne peuvent pas s'en passer ; l'une est quand elles sont bouchées naturellement ; & l'autre, quand il y est entré quelque matiere étrangere.

Obstruction des oreilles, & le moyen d'y remédier.

IL y a des enfans qui viennent au monde avec les oreilles bouchées ; si on n'y remédioit pas, ils seroient non seulement sourds, mais encore muets, parce que n'entendant point ce qu'on dit, ils ne pourroient pas apprendre à parler. La cause de cette surdité est ordinairement une petite membrane qui bouche l'oreille, & qui est placée ou extérieurement, ou dans le fond du conduit proche le tambour. Quand elle est extérieure, il est facile de la couper avec cet instrument A ; l'ouverture étant faite, on y fourre une petite canule de plomb, ou seulement un petit tampon, jusqu'à ce que la cicatrice soit achevée. Mais quand la membrane est épaisse & qu'elle tient au tambour, il est très-difficile d'y apporter remede. Si on entreprend de la percer, on court risque de percer aussi le tambour ; & si on veut se servir de caustique pour la consumer, on est dans la même peine d'éviter la cautérisation du tambour, vu la difficulté qu'il y a de porter les remedes précisément jusqu'au droit du mal, à cause que le conduit est très-étroit ; tout ce qu'on peut faire, est d'y insinuer des médicamens mitigés qui ne corrodent pas, mais qui puissent émincer cette membrane en l'usant & l'atténuant peu à peu.

Plusieurs manieres de retirer les corpusculesengagés dans l'oreille.

ON a recours à la Chirurgie quand il est entré quelque chose dans l'oreille. Si c'est un moucheron ou un insecte, & qu'on ne le puisse voir, on le tire avec cette pincette B ; s'il étoit trop enfoncé, il faudroit avec ce cure-oreille C l'aller chercher en tournant l'inſtrument dans le fond de l'oreille, comme quand on veut ôter la craſſe qui s'y amaſſe. Si c'étoit un petit caillou, un noyau de ceriſe, &c. qu'on y auroit engagé en badinant, ou qui s'y feroit gliſſé par quelque accident, on commenceroit par répandre quelques gouttes d'huile d'amandes douces dans l'oreille, puis on coucheroit le malade ſur le même côté, & on lui branleroit un peu la tête, pour faire ſortir ce qui feroit entré; & s'il ne ſortoit pas ainſi, on le tireroit par force avec des pincettes D, ou bien avec le cure-oreille qu'on coule à côté du noyau, pour l'embraſſer dans la cavité du cure-oreille, & le conduire ainſi au dehors. Si ces moyens ne réuſ-ſiſſoient pas, on ſe ſerviroit avantageuſement d'un petit tire-bouchon d'Angleterre, qu'on feroit entrer dans le noyau comme dans un bouchon, & qu'on rameneroit avec le noyau. Pluſieurs ſe ſervent d'un tire-fond, comme ſi on vouloit tirer une balle aux plaies d'arquebuſades; & enfin d'autres propo-ſent de faire derriere l'oreille une inciſion en croiſ-ſant, pour découvrir les corps étrangers, & les ame-ner par l'ouverture; mais il ne faut employer ce dernier moyen que quand il eſt impoſſible de faire autrement, parce que c'eſt une plaie qu'on eſt obligé de coudre enſuite, & qui n'eſt pas facile à gué-rir, à cauſe du cartilage de l'oreille qu'on ne peut ſe diſpenſer de couper (a).

Les femmes & les filles ſe font percer les oreil-les, pour y mettre des boucles de perles & de diamans, afin d'en paroître plus belles, & briller davantage : cette petite opération ne mérite pas

(a) Lorſqu'on n'a pas ſoin de nettoyer l'humeur céru-mineuſe qui ſort des glandes de la conque, elle s'amaſſe, s'épaiſſit, & cauſe quelquefois la ſurdité, qui ceſſe dès qu'on ôte cette humeur avec une curette.

l'attention du Chirurgien , & il la faut laisser aux coëffeuses qui la pratiquent souvent.

Histoire d'u-ne amputa-tion d'oreille. — M. le Chevalier de Nantouillet nous a fait une histoire qu'on croira si on veut ; il nous dit qu'étant Esclave en Turquie, il vint à son Patron une grosse fluxion sur une oreille , & que voulant se rendre nécessaire auprès du Turc, il lui conseilla de se la faire couper , ce qui fut exécuté ; & il guérit. Dans la suite ce Patron, le croyant habile Chirurgien , le traita mieux qu'il ne faisoit avant cette opération. Jusqu'à présent , il n'y a que les Bourreaux qui l'ont pratiquée en France ; & nous guérissons tous les jours toutes les fluxions , & les autres maladies qui viennent aux oreilles , sans en faire l'amputation.

Des paro-tides, & leur remede. — LES parotides sont des glandes conglomérées placées vers les oreilles , entre l'angle postérieur de la mâchoire & l'apophyse mastoïde ; leur usage est de séparer la salive , & de l'envoyer dans la bouche. Quand il y a une obstruction dans les tuyaux de ces glandes, il s'y fait un amas d'humeurs qui les gonfle, & qui y cause une douleur très-grande. Les enfans sont fort sujets à cette maladie , qu'on appelle *les oreillons* ; on les guérit en les frottant avec de l'huile de lis bien chaude, & en les couvrant de la laine qu'on aura coupée à un mouton : l'huile délaye & adoucit l'humeur qui abreuve les glandes, & la chaleur de la laine en fait la résolution. Ces maux viennent toutefois assez souvent à suppuration , comme il est arrivé cet Eté à presque toutes celles des Demoiselles de Saint-Cyr, à qui les parotides se sont enflées ; car ces tumeurs se sont terminées par un petit abcès qu'on a été obligé d'ouvrir, n'y faisant pourtant que de petites ouvertures au plus bas lieu, pour donner seulement issue à la matiere ,

comme on doit l'obferver à l'égard de tous les enfans, & particuliércment des filles, pour éviter la
difformité d'une grande cicatrice.

Il y a beaucoup de différence entre les tumeurs
qui viennent aux parotides des enfans, & les gon-
flemens de ces mêmes parties dans les perfonnes
avancées en âge. Celles des premiers font faites
d'une humeur douce & de facile digeftion ; elles
fe mûriffent en peu de temps, & fe guériffent
auffi-tôt que la matiere en eft fortie : mais aux
adultes, l'humeur qui tuméfie eft plus féroce,
elle excite de plus grandes douleurs, & elle fait
une efcarre comme l'anthrax ; c'eft pourquoi il faut
ouvrir fuffifamment, pour procurer la chute de
l'efcarre, & les cauftiques y font néceffaires pour
confumer les duretés de ces glandes ; on doit enfuite mondifier la plaie, l'incarner, & difpofer à
une cicatrice la moins difforme qu'il eft poffible.

Traitement de ces maux dans les adultes.

L E goître eft une groffe tumeur qui fe produit
au-devant du cou ; elle eft molle, pendante,
& mobile. Les Savoyards font prefque tous atta-
qués de cette maladie, auffi-bien que les Habitans
des montagnes, qui font obligés de boire des eaux
de neiges fondues & de fources froides ; mais ces
fortes de malades ne fe plaignant d'aucune douleur, ne courent point aux remedes ; ils voient ces
tumeurs commencer, croître & devenir exceffive-
ment groffes, fans chagrin & fans s'inquiéter des
fuites qu'elles peuvent avoir. Ils appellent cette in-
difpofition *gozza*, mot italien qui veut dire *groffe
gorge*. Il y en a qui lui ont donné le nom de bronchocele par fimilitude, comme qui diroit hernies
des bronches. Les Grecs l'appellent auffi *bronkoki-
li*, de βρόγχος, qui fignifie l'âpre-artere, & de κήλη
hernie, parce que la tumeur qui fe fait à ces parties, eft femblable à celles que font les hernies ;

Du goître.

mais ce nom lui eſt applique improprement, car les hernies ſont faites de parties déplacées, & le goître réſulte d'une chair mollaſſe & pituiteuſe renfermée dans un kyſte (a).

Si on ne s'étonne pas en Savoie de voir naître cette maladie, il n'en eſt pas de même ici; les femmes ſur-tout ne peuvent cacher leur inquiétude, dès qu'elles s'apperçoivent de la moindre enflure à la gorge; & leur chagrin augmente à meſure que la tumeur groſſit, non pas par la douleur qu'elle leur fait, car elle eſt communément indolente, mais parce que cela dérange l'économie de leur gorge, qui fait un de leurs principaux ornemens.

Cure de cette incommodité. Il faudra, dans les commencemens, tâcher de fondre cette groſſeur avec l'onguent diabotanum, excellent pour cet effet, pourvu qu'on le porte long-temps, & qu'on le renouvelle tous les huit jours. Mais ſi la tumeur ne laiſſoit pas de croître, & qu'on fût dans l'appréhenſion qu'elle ne devînt prodigieuſe, on en viendroit prudemment à l'extirpation.

Comment on l'extirpe. Le malade ſe peut aiſément réſoudre à ſouffrir cette opération, car elle n'eſt pas ſi douloureuſe qu'on pourroit ſe l'imaginer. Le plus fort de la douleur eſt quand on fait l'inciſion à la peau le long de la tumeur avec le couteau E, & c'eſt par-là

(a) Le goître, comme l'Auteur le remarque, n'eſt pas une hernie, parce qu'il n'eſt pas formé de parties déplacées; mais il ſurvient quelquefois à la gorge une véritable hernie, qu'on peut appeler proprement bronchocele, ou hernie de la trachée-artere, car elle eſt formée par le déplacement d'une partie de la membrane intérieure de ce conduit. Cette membrane, en ſe dilatant, paſſe entre les anneaux cartilagineux de la trachée-artere, & forme à la partie antérieure du cou une tumeur mollaſſe, ſans douleur, de même couleur que la peau, & qui s'étend quand on retient ſon haleine. Cette eſpece de maladie, dont M. Muys * dans ſes Obſervations, & Manget ** dans ſes Notes ſur Barbette, font mention, eſt fort rare, & nuit beaucoup à la voix & à la reſpiration.

Déc. 11. Obſerv. 7.
** *Rem. ſur le chap. 10.*

qu'on

qu'on commence Les levres de cette plaie seront
ensuite écartées l'une à droite l'autre à gauche,
pour avoir lieu d'empoigner cette tumeur avec la
tenette F, & de la disséquer dans toute sa circonférence, afin de l'extirper toute enveloppée de sa
membrane propre; les vaisseaux qui l'arrosent sont
très-petits, & son peu de sensibilité témoigne assez
qu'elle ne reçoit aucun nerf considérable. Il n'est pas
besoin de recoudre cette plaie; il suffit de la laver,
& d'en rapprocher les bords avec le bandage unissant qui commence derriere le cou, & dont les deux
chefs viennent passer sur la plaie : si cette opération
est faite avec dextérité, il ne reste qu'une cicatrice
presque imperceptible, & on est delivré d'une tumeur qui auroit fatigué pendant toute la vie.

Pansement de la plaie.

LES écrouelles sont appelées des Latins *scrophu-*
læ, & des Grecs *Chirades*, de χοιράς, qui signifie une truie, à cause du rapport qu'il y a entre ces
tumeurs de glandes endurcies dans l'homme, & le
cou de ces animaux rempli de telles glandes. Elles
sont engendrées d'une pituite épaisse, quelquefois
piquante & salée à celles qui sont douloureuses. Les
enfans y sont plus sujets, parce qu'ils sont plus vora-
ces & qu'ils mangent plus souvent ; & ceux d'entre
eux qui vivent de légumes, de fruits & d'alimens
indigestes, sont presque tous scrophuleux, parce que
le chyle qui en est produit étant crud & difficile à
subtiliser, s'embarrasse dans les porosités des glandes
où il fait ces tumeurs; c'est la raison pour laquelle
nous voyons que de cent qui se présentent pour se
faire toucher par le Roi, il y en a plus des trois quarts
qui sont enfans de Paysans, & à qui elles ne sont
venues que par une nourriture peu spiritueuse.

Origine des écrouelles.

On guérit les écrouelles par un bon régime de
vivre, & par les remedes tant généraux que particuliers. L'usage de la panacée, du mercure doux,
& d'un opiat fondant, avec l'application de l'em-

Régime, médicamens & opérations qui y conviennent.

plâtre de *de Vigo* fur la glande affectée, en guériffent tous les jours. Mais fi l'humeur étoit rebelle,
qu'elle eût de la falure & de l'âcreté, & qu'elle
tendît à la fuppuration , il faudroit l'ouvrir après
s'être fervi de tout ce qui auroit été capable d'amollir la dureté : on panfera avec des onguens qui
mangent & qui font efcarre, parce qu'il ne faut pas
fonger à procurer la cicatrice avant que la glande
foit tout à fait confumée.

S'il n'y avoit qu'une ou deux glandes de tumé-
fiées, qu'elles fuffent extérieures & un peu mobiles, il faudroit plutôt les emporter par l'incifion
que par les cauftiques qui font une douleur continuelle, & demandent un temps confidérable. Si le
malade eft affez réfolu & qu'il ait affez de confiance
en fon Chirurgien pour s'abandonner entièrement
à fa conduite, il faudra le placer en un lieu fort
éclairé, affis dans un fauteuil un peu penché à la
renverfe, ayant la tête retenue par un ferviteur,
& les mains par un autre ; puis avec le fcalpel G
on fera une incifion longitudinale fur la glande,
feulement à la peau, au delà de laquelle cette incifion ne doit point paffer ; après quoi l'Opérateur
prendra de la main gauche cette érigne pointue H,
avec laquelle il accrochera la glande pour la féparer
plus promptement en coupant avec fon fcalpel tous
les filamens qui l'attachent aux parties voifines ; &
pour fe faciliter ce détachement , il fera tenir par
un garçon une levre de la plaie avec l'érigne plate I,
qui écartera la peau de deffus la glande : quand un
des côtés aura été ainfi dégagé, il faudra appliquer
l'érigne plate à l'autre côté pour le féparer de
même que le premier, & de cette façon on en-
lévera toute la glande. La plaie étant bien effuyée,
on y mettra avec une plume un peu de baume du
Pérou ; puis on rapprochera l'un de l'autre les bords
de la plaie qu'on couvrira du plumaceau K, par-deffus
lequel on impofera l'emplâtre L, pour contenir le

tout avec le bandage unissant que je vous ai fait
voir au goître. On ne panse pas cette plaie tous
les jours, afin de laisser recoller la peau avec les
parties voisines, ce qui s'accomplit par le moyen
du baume, secondé du repos qu'on donne à la
partie blessée.

Le Roi touche cinq fois l'année ceux qui ont
des écrouelles. Ce sont les jours qu'il fait ses dévo-
tions. Il se présente à chaque fois sept ou huit cents
malades pour se faire toucher; & un grand
nombre de ceux qui ont été touchés par le Roi,
assurent avoir été guéris par cet attouchement :
c'est pourquoi je conseille à tous ceux qui sont
affligés de ces maux, de tenter un moyen spirituel
si doux pour obtenir leur guérison, avant que de
se livrer entre les mains des Chirurgiens, qui ne
peuvent pas les exempter de beaucoup de douleurs,
& qui seront toujours prêts à les soulager, en
leur faisant des opérations telles que celles qui viennent de vous être exposées.

*Guérison de
ces maux par
la Foi.*

Fin de la septieme Démonstration.

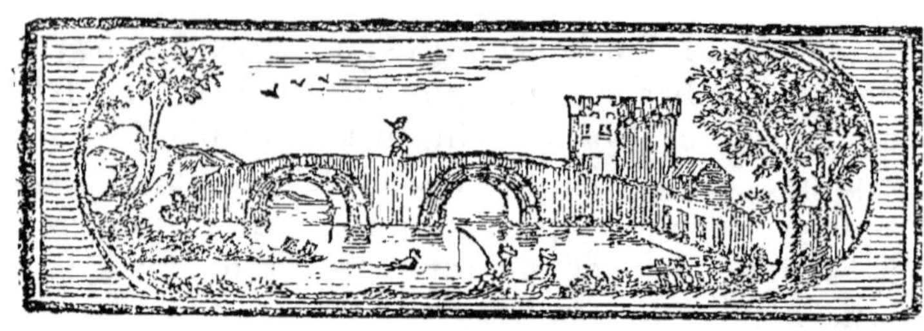

OPÉRATIONS
DE
CHIRURGIE.
HUITIEME DÉMONSTRATION.

*De celles qui se pratiquent aux extrémités
supérieures.*

DE LA SAIGNÉE.

VOUS savez, Messieurs, que le corps se divise
en deux, savoir, en tronc & en extrémités.
Le tronc comprend la tête, la poitrine & le ventre.
Vous avez vu dans les sept Démonstrations précédentes toutes les opérations qu'on fait sur ces
parties ; il faut vous faire voir à présent celles que
demandent les extrémités supérieures, & demain
vous verrez celles des inférieures.

L'extrémité supérieure est composée du bras, de
l'avant-bras & de la main ; ces parties demandent
chacune leurs opérations particulieres, que nous
allons vous expliquer toutes sans en rien omettre.
Je commence par la saignée.

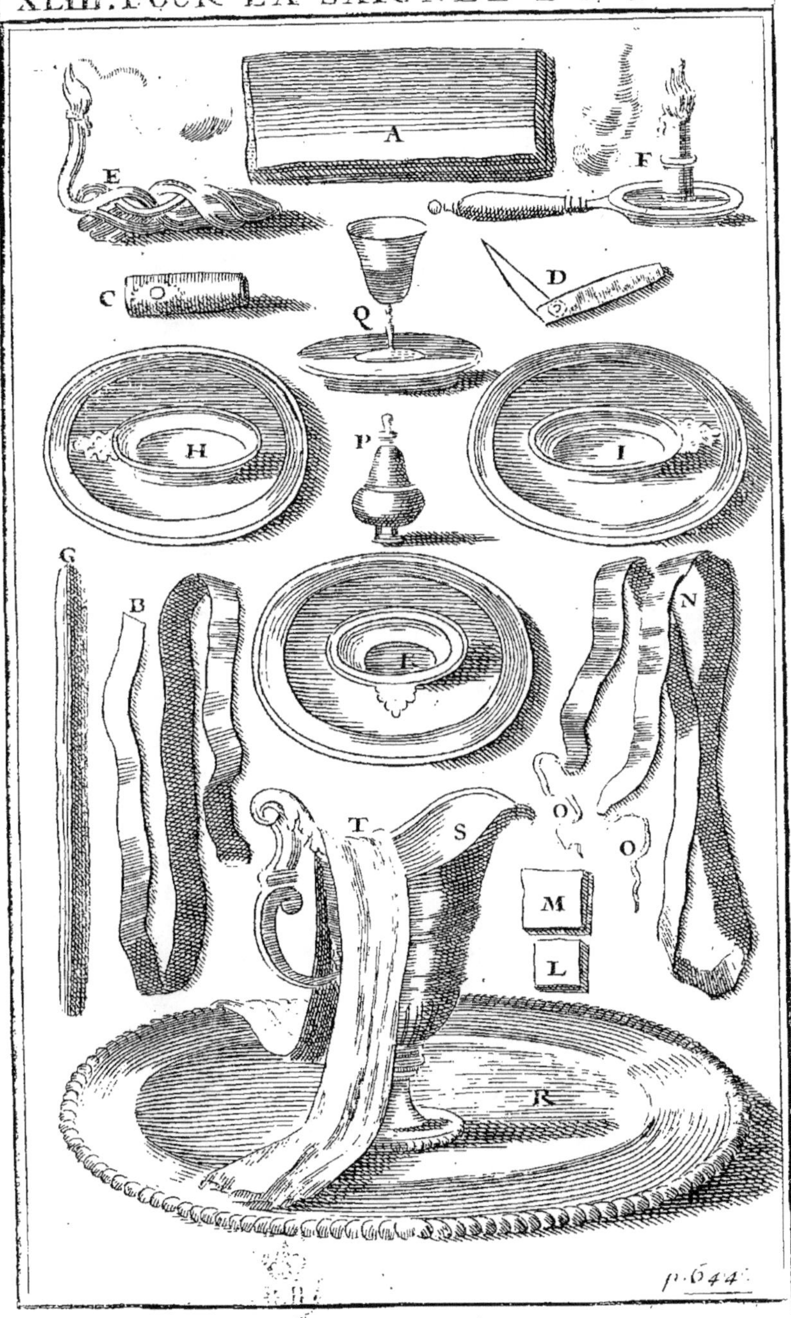
A
E
F
C
Q
D
H
P
I
G
B
N
F
T
S
O
O
M
L
R

LE plus grand remede qu'il y ait dans la Médecine, c'est sans contestation la saignée ; on ne peut lui donner trop d'éloges, parce que tous les bons effets qu'elle produit parlent tellement en sa faveur, qu'il faut convenir qu'on n'a rien trouvé jusqu'à présent qui soit au dessus de la saignée. Laissons à ceux qui ont pour leur partage l'éloquence, à en faire le panégyrique ; contentons-nous de faire voir notre adresse en pratiquant cette opération, qui sur de certains bras est la plus difficile de la Chirurgie.

Excellence de la saignée.

Ce que j'avance surprendra ceux qui croient qu'il n'y a rien de si aisé que de faire une saignée. Je conviens avec eux, que c'est l'opération la plus facile quand on trouve de grosses veines à ouvrir ; mais il faut qu'ils demeurent d'accord, avec tous ceux qui sont dans la pratique de la saignée, qu'il y a des bras dont les veines sont si petites, qu'il est presque impossible de les sentir, & très-dangereux de se hasarder de les ouvrir. De l'aveu de tous les Chirurgiens, il n'y a point d'opérations, quelque grandes & difficiles qu'elles paroissent, qu'ils n'aimassent encore mieux faire que d'entreprendre certaines saignées, où, après avoir cherché long-temps, & avoir pris toutes les précautions nécessaires pour tirer du sang, la veine glisse & s'échappe à la pointe de la lancette.

Cas où cette opération est difficile.

Le plus grand malheur n'est pas d'avoir fait une saignée blanche (c'est ainsi qu'on appelle celles où on n'a point de sang), mais c'est d'avoir ouvert une artere, ou piqué un tendon. On ne pardonne rien au Chirurgien ; on n'examine point les difficultés insurmontables qui se trouvent dans beaucoup de bras, ni le péril où il s'expose lui-même en entreprenant de ces sortes de saignées : s'il ne réussit pas, il est blâmé ; s'il manque une saignée, personne ne l'excuse, qui que ce soit ne compatit à sa peine ; &

Ses inconveniens.

S s iij

pour comble de malheur, ceux qui devroient embrasser sa défense en ressentent souvent une joie
secrete, &, par un esprit de jalousie, ils ne sont
point fâchés de lui voir arriver cette mortification.

On ne m'approuvera peut-être pas de donner au
jeune Chirurgien une idée aussi affreuse de la saignée, en lui représentant les malheurs qui l'accompagnent: je ne le fais pas pour l'en rebuter, mais
seulement pour le désabuser de l'opinion commune
sur la facilité de la faire, pour empêcher que par
trop de confiance il n'aille entreprendre toutes
celles qui se présenteront, & pour le porter à s'ins-
truire exactement sur tout ce qui regarde cette opération, à la faire avec l'agrément, la délicatesse &
la légéreté qu'elle demande, & à apporter toutes
les précautions nécessaires pour éviter les suites
fâcheuses des mauvaises saignées.

On entend par le mot de saignée, généralement
pris, une sortie du sang de quelque vaisseau que ce
soit. Les Grecs ont nommé la saignée *angiotomie*,
qui est dérivé d'ἀγγεῖον, qui veut dire *vaisseau*, & de
τέμνειν, qui signifie *couper*. Quand on tire du sang de
l'artere, ils l'appellent *artériotomie*; & lorsque c'est
de la veine, ils lui ont donné le nom de *phlébotomie*,
dérivé de φλέψ qui signifie veine, & de τέμνειν, couper. C'est de cette derniere que j'ai à vous parler.

La saignée est une ouverture qu'on fait à la veine
avec une lancette pour en tirer du sang, plus ou
moins, selon le sujet & l'intention pour laquelle
on la fait.

Cette opération est aussi ancienne que la Médecine; elle se pratiquoit avant Hippocrate; & nous
voyons que ce grand homme en a très-bien connu
l'utilité, puisqu'il la conseille comme un souverain
remede dans plusieurs maladies, & que lui-même
avoue l'avoir faite souvent avec un heureux succès.
De son temps les Médecins mettoient la main à
l'œuvre; la Médecine & la Chirurgie étoient exer-

cées par les mêmes personnes; mais aujourd'hui on en a fait deux emplois distingués. Les Médecins ont pris toute la science théorique pour leur partage, & ils ont laissé aux Chirurgiens la pratique & l'opération de la main.

Du temps d'Hippocrate les saignées n'étoient pas si fréquentes qu'à présent, & néanmoins on tiroit plus de sang qu'on ne fait aujourd'hui; car les Anciens les faisoient si grandes qu'ils mesuroient le sang par livres, & nous le comptons par palettes; ils laissoient couler le sang jusqu'à ce que le malade tombât en foiblesse, mais aussi ils ne saignoient leurs malades qu'une ou deux fois. Nous leur faisons à la vérité un plus grand nombre de saignées, mais douze des nôtres n'en valent pas deux de ce temps-là; c'est ce qui justifie Hippocrate d'avoir dit que si on saignoit une femme grosse elle avorte : il entendoit parler des saignées de son temps, où on tiroit deux ou trois livres de sang, & non pas de celles de deux ou trois palettes, qui assurent une grossesse & empêchent l'avortement au lieu de le procurer.

Si on vouloit marquer toutes les occasions dans lesquelles il faut saigner, il faudroit faire un catalogue de presque toutes les maladies, tant de celles qui sont du ressort de la Médecine, que de celles qui dépendent de la Chirurgie; on n'en connoît guere qui ne demandent cette opération. Ce qui me confirme dans cette opinion, c'est que je vois que la plupart des Médecins l'ordonnent à tous leurs malades, ce qu'ils ne feroient pas s'ils ne la jugeoient nécessaire pour leur guérison; & comme il n'appartient pas aux Chirurgiens de raisonner sur les maladies qui sont du ressort de la Médecine, demeurons dans les bornes qui nous sont prescrites, & ne parlons que des saignées qui conviennent aux maladies dont la Chirurgie prend connoissance.

On pourroit dire avec quelque raison, que dans les lieux où il n'y a point de Médecins, le Chirurgien doit connoître toutes les maladies qui requierent la faignée ; que même aux endroits où il y en a, il eft des occafions preffantes où une faignée faite fans différer peut fauver la vie , & que fouvent, pour faire une faignée conforme à l'intention du Médecin , il faut que le Chirurgien connoiffe pourquoi il la fait. Mais ce feroit fortir de notre fujet & vouloir voler trop haut. Nous fuppofons qu'il doit y avoir des Médecins par-tout, & nous convenons qu'à leur défaut il eft de très-habiles Chirurgiens qui peuvent faire l'un & l'autre , comme il eft des Lieutenans qui un jour d'action menent leurs foldats au combat auffi bien & quelquefois mieux que le Capitaine.

Celles où elle eft néceffaire.   Les apoftêmes, les plaies, les ulceres, les fractures & les luxations, toutes maladies de la dépendance du Chirurgien , & où il eft toujours premier appelé , ne fe peuvent point guérir fans la faignée ; elle leur eft tellement néceffaire, que fi on vouloit l'épargner la cure deviendroit impoffible, & on mettroit le malade en danger de périr ; c'eft de quoi il faut vous convaincre en peu de mots.

Pourquoi elle l'eft dans les apoftêmes.   Par le mot d'*apoftême* on entend toutes les tumeurs contre nature, dont il y a quatre efpeces principales ; le phlegmon, qui eft fait de fang ; l'éryfipèle , qui vient de bile ; l'œdême , qui eft produit de pituite ; & le fquirre , qui eft caufé par la mélancolie. Toutes ces tumeurs viennent d'une plénitude d'humeurs qui tombent fur quelque partie ; ainfi c'eft une néceffité de défemplir les vaiffeaux pour empêcher que la partie affligée ne foit accablée, & il n'y a rien qui puiffe mieux remédier à cela que la faignée.

Dans les plaies.   Dans toutes les plaies on ne peut fe difpenfer de faigner, & principalement dans celles de la tête & de la poitrine : lorfqu'il y a une vénule ouverte ou dans le cerveau , ou dans quelques autres parties du corps, le fang en diftilleroit continuelle-

ment, fi on ne vidôit pas les veines par quelque autre endroit; c'eft ce qu'il faut faire par la faignée,
tant pour arrêter l'hémorragie, que pour empêcher
la trop grande fluxion des humeurs fur la partie
affligée.

Toutes les efpeces d'ulceres, tant corrofifs que
chancreux & fiftuleux, veulent la faignée; c'eft une
férofité piquante & rongeante qui, fe féparant aifément du fang, pénetre jufqu'aux parties ulcérées,
& les entretient dans le défordre. Pour les guérir il
faut adoucir le fang ; & avant que d'y pouvoir parvenir, il faut par la faignée ôter une partie de ce
mauvais fang, fans quoi il feroit impoffible de rendre à celui qui refte fa douceur naturelle, & cette
vertu balfamique qui doit contribuer à la guérifon
des ulceres.

Les fractures, de quelque nature qu'elles foient,
auffi-tôt qu'elles font réduites, ont befoin de la faignée pour empêcher le dépôt fur la partie maltrai-
tée par la dilacération des fibres, des mufcles &
des membranes; il s'y fait toujours quelque épanchement de fang, qui feroit plus grand fi on ne l'arrêtoit pas par la faignée; c'eft pourquoi, étant d'un
grand fecours dans ces occafions, il faut plutôt en
faire deux qu'une, & ne la point épargner, puifqu'on en connoît l'utilité.

Toutes les luxations ne fe peuvent pas réduire
fans une forte extenfion qui ne fe fait point fans
douleur; & comme c'eft le propre de la douleur
de caufer une fluxion fur la partie, elle ne man-
queroit pas de s'y faire très-grande dans un fujet
replet, fi la faignée n'intervenoit, qui, en vidant
les vaiffeaux, empêche le fang de fe jeter fur cette
partie.

Nous n'attendons pas que nos opérations foient
faites pour faigner les malades ; nous préludons
toujours par une ou plufieurs faignées pour les préparer, fans préjudice de celles que nous trouvons

Dans les ul-
ceres.

Dans les
fractures.

Et dans les
luxations.

Elle doit
précéder les
autres opéra-
tions.

à propos de faire après l'opération. On entend dire aux Lithotomistes qu'ils ne guérissent jamais mieux leurs malades que quand ils les ont fait beaucoup saigner ; les Oculistes n'épargnent point la saignée à ceux qu'ils pansent ; tous les grands Chirurgiens ne les comptent point, ils en font autant que la nécessité le veut pour obtenir la guérison des maladies, qui est la fin qu'ils se proposent : enfin la saignée peut être appelée l'épée de chevet de la Chirurgie, parce qu'elle lui sert pour surmonter & abattre ses ennemis qui sont tous les maux qui cherchent à assassiner l'homme, & qui en viendroient à bout sans le secours qu'elle reçoit à toute heure de cet admirable remede.

Comparaison de la saignée & de la purgation.

On convient que la saignée & la purgation sont les plus grands remedes de tous : l'une vide le sang, & l'autre les humeurs qui peuvent nuire à l'homme ; mais comme on est maître de la saignée en arrêtant le sang quand le malade ne peut pas la supporter ou qu'il tombe en foiblesse, & que d'une purgation avalée on ne peut pas en arrêter le cours quelque désordre qu'elle puisse faire, on a donné avec justice la préférence à la saignée, qui tient le premier rang, & dont on ne sauroit trop vanter l'excellence pour les bons effets que nous en voyons tous les jours.

De la fréquente saignée : objection pour & contre.

Ceux qui sont naturellement censeurs & critiques, & qui veulent trouver des taches dans le Soleil, ne peuvent pas se dispenser de convenir qu'elle est le meilleur remede de tous ; mais ils s'attachent à condamner la trop fréquente saignée, prétendant que c'est un abus de saigner dans toutes sortes de maladies, & que c'est égorger un malade que de le saigner dix-huit & vingt fois dans une même maladie. On répond à la premiere proposition, que toutes les maladies ayant leur premiere cause dans le sang, parce qu'il est composé du mélange d'une infinité de liqueurs qui circulent sans cesse par tout le corps, & qui sont très-sujettes à se corrompre, soit par les levains étrangers qu'elles retiennent des alimens, soit par le défaut de la respiration ou de quelque autre sonction naturelle, on ne peut les réduire qu'en allant à la source, & en vidant de ce sang & de ces liqueurs qui causent la maladie qu'on veut guérir. La réponse à la seconde proposition, est qu'on saigne plus ou moins, selon la nature de la maladie & les forces du malade. Si, sans avoir égard à ces deux circonstances, on saignoit également tous les malades, ce seroit abuser de ce remede en le faisant sans connoissance de cause; mais il n'y a point de nombre marqué ni pour chaque maladie, ni pour chaque malade : telle maladie se laissera dompter par deux saignées, telle autre résistera à une douzaine; & si on a quelquefois fait jusqu'à dix-huit ou vingt saignées, c'est à des personnes tellement sanguines qu'il en falloit autant pour réduire la maladie, & qui étoient moins foibles après ce grand nombre, que d'autres n'auroient été après trois ou quatre.

Il s'éleve de temps en temps des antagonistes de la saignée, qui, pour paroître singuliers, déclament contre elle. Il vint à la Cour, il y a vingt-cinq ans, un certain M * * * qui avoit acquis beaucoup de réputation à Paris ; c'étoit un homme sec & mélancolique, qui parloit peu & qui se disoit de qualité. Ses partisans le disoient extrêmement riche ; ils publioient qu'il ne faisoit la Médecine que pour ne pas enterrer les merveilleux secrets que ses études & ses veilles lui avoient fait découvrir. Madame de Montespan le fit venir pour voir Monsieur le Duc du Maine qui étoit malade, il eut même une conversation avec le Roi ; mais comme son mérite n'étoit fondé que sur l'opposition qu'il faisoit paroître contre la saignée, son regne fut de peu de durée ; il s'en retourna à Paris, où depuis ce jour sa réputation alla tellement en diminuant, que deux ans après on ne parloit plus de lui.

C'est au véritable Chirurgien à aller toujours son chemin ; il faut qu'il laisse crier ceux qui déclament contre la saignée ; ils ont beau s'échauffer, on a toujours saigné & on saignera toujours, parce qu'il n'y a rien dans la nature qui puisse approcher de ce remede. Le Chirurgien éclairé doit en user avec prudence ; il faut qu'il saigne plus souvent les sanguins que ceux qui sont d'un autre tempérament ; il doit moins saigner les vieillards que les autres, moins ceux qui font un travail journalier que ceux qui sont dans une oisiveté continuelle , moins les gens mariés que ceux qui vivent dans la continence, moins en été & en hiver que dans le printemps & l'automne, & très-peu les personnes qui d'ailleurs ont souffert une grande hémorragie , soit par les hémorroïdes, soit par quelque plaie, soit par les ordinaires ; enfin il ne doit tirer que deux palettes de sang aux uns, quoiqu'aux autres il soit obligé d'en tirer trois ou quatre, parce qu'il n'y a point de regles générales sur la saignée, non plus que sur toutes les autres opérations de la Chirurgie.

Il est facile de répondre à ceux qui s'étonnent de ce qu'on saigne plus en France, & particuliérement à Paris, qu'en aucun autre lieu de l'Univers : c'est parce qu'on y fait plus de sang , le climat étant plus tempéré , l'air plus épais , & la nourriture meilleure. La grande dissipation qu'on fait dans les Pays chauds s'oppose à la saignée , & le besoin qu'on a de conserver sa chaleur naturelle dans les Pays froids la défend ; c'est pourquoi elle ne convient ni à l'une, ni à l'autre de ces deux extrémités ; mais ici où la nourriture se tourne toute en sang, & où nous voyons que presque toutes les maladies ne viennent que par plénitude , nous nous trouvons dans la nécessité de vider ce sang si nous voulons les guérir ; c'est l'expérience qui nous conduit là-dessus , & nous ne pouvons pas nous égarer quand nous la prenons pour notre guide. J'ajouterai qu'on fait si bonne chere à Paris , & qu'on y a inventé tant de nouveaux ragoûts pour exciter l'appétit , qu'il ne faut pas être surpris si on y fait plus de sang qu'ailleurs.

On saigne en plusieurs parties du corps , à la tête , au cou , aux bras , & aux pieds. Je vous ai fait voir toutes les saignées qu'on peut faire à la tête & au cou ; aujourd'hui je vais vous montrer celles qu'on fait sur les bras , & demain vous verrez celles qui se pratiquent sur les pieds.

Endroit où l'on saigne.

Vous savez que celui qui entreprend de se faire Chirurgien , doit avoir des talens particuliers pour bien exercer une Profession de l'importance de la Chirurgie ; mais celui qui prétend exceller dans l'art de saigner , doit avoir les qualités qu'on requiert ordinairement dans cette Profession. Il faut qu'il soit bien fait , pour ne point déplaire au malade ; qu'il ait de l'esprit , pour persuader ce qu'il dit ; qu'il ait la vue nette & perçante , pour distinguer les moindres objets , de sorte qu'il n'ait point de foiblesse dans les yeux , ou qu'il ne soit point obligé de regarder de près ; qu'il n'ait point aussi la main trop grosse , parce qu'elle seroit pesante ; qu'il ait les doigts longs & grêles , & que la peau en soit blanche & fine , parce que le tact en est plus délicat ; il ne faut point qu'il soit sujet à boire , de crainte qu'étant appelé la tête pleine de vin , il fût obligé de faire une de ces saignées difficiles : il ne doit point pareillement arracher les dents , cogner des clous , hacher du bois , jouer à la paume , au mail & à la boule , parce que tous ces exercices peuvent lui ébranler la main : enfin il doit avoir une attention sérieuse pour la conservation de sa main , s'il veut bien saigner & long-temps.

Qualités d'un habile Phlébotomiste.

Choix des instrumens.

Il ne suffit pas d'avoir l'œil bon & la main ferme, il faut encore avoir de bons instrumens pour saigner sans douleur. Le choix des bonnes lancettes ne contribue pas peu à faire une bonne saignée ; pour peu qu'elle soit émoussée, ou que le taillant en soit rude, il faut l'envoyer au coutelier ; on ne doit point ménager sur cet article : le Chirurgien auroit la main des plus légeres, avec une méchante lancette il fera de la douleur. Il doit en avoir des Couteliers qui sont le plus en réputation, à quelque prix que ce soit. Il y a plus de quinze ans que je ne me sers que des lancettes du nommé Corsin, Coutelier à Lyon, dont je me trouve si bien, que je ne pourrois me servir d'aucune autre. Je suis aussi dans l'obligation de les envoyer repasser par lui même, de crainte qu'un autre Coutelier, par jalousie, ne les détrempât. Un Chirurgien doit observer de ne jamais mettre ses instrumens qu'entre les mains de ceux qui les ont faits, parce qu'ils ont intérêt de les conserver dans leur premiere bonté.

Le Chirurgien Phlébotomiste doué des qualités que je vous ai marquées, & muni de bonnes lancettes, doit en avoir de différentes longueurs & de différentes largeurs, pour s'en servir selon les différentes veines qu'il faut ouvrir. Quoique cette opération soit faite en peu de temps & qu'elle paroisse des plus petites de la Chirurgie, elle n'en mérite pas moins d'être considérée dans les trois temps ; c'est pourquoi, s'il la veut bien faire, il examinera ce qu'il y a à observer avant, durant, & après la saignée.

Cas où il faut différer la saignée.

Si c'est une saignée ordonnée par un Médecin, il n'y a rien à examiner, il faut qu'il se mette en état de la faire au plus tôt ; mais si elle est de l'ordonnance du malade, il faut s'informer des raisons qui l'obligent à se faire saigner, & voir s'il est en état d'être saigné ; car s'il sortoit d'un grand repas ou qu'il y eût très-long-temps qu'il n'eût pris de nourriture, s'il étoit dans le frisson ou dans la chaleur d'un accès de fievre, ou qu'il fût encore dans la sueur à la fin de l'accès, s'il venoit d'agir à ses affaires, s'il étoit en colere, s'il avoit froid ou s'il avoit fait quelque autre excès, ce seroit toutes raisons pour différer la saignée. Mais s'il n'y a rien qui la doive empêcher, il faut que le Chirurgien prépare tout ce qui lui est nécessaire.

Le Chirurgien doit commencer par faire allumer de la bougie ou de la chandelle; il y en a qui préferent la chandelle à la bougie, & qui disent pour raison, que s'il tomboit de la cire sur le bras elle feroit plus de douleur que le suif. Il y a trente-six ans que je fais des saignées à la Cour; je me suis toujours servi de bougie, & jamais cet accident ne m'est arrivé. Un bout de bougie est plus commode qu'une bougie entiere, qu'on ne peut, à cause de sa longueur, placer où on veut: il faut que la bougie ait la meche raisonnablement grosse, pour rendre plus de lumiere; la grosse bougie de cave convient mieux qu'aucune autre, parce qu'on la plie comme on souhaite.

On prépare une bande, qui doit être de toile ni trop neuve, ni trop usée. Elle doit être de la largeur d'un pouce, & longue d'une aune & demie : j'approuve fort qu'il y ait un petit bout de ruban de fil cousu aux deux extrémités, comme j'en ai vu dans des Couvens de Religieuses en Flandres, en y faisant des saignées ; cela est commode pour faire le nœud qui n'est pas si gros que quand il est fait avec la bande.

On fait deux compresses d'un pouce en carré, de linge plié en dix ou douze doubles, pour être assez épaisse pour comprimer la veine ; on en fait deux en cas que le sang vînt à s'échapper, pour en avoir une seconde toute prête. La bande ne doit avoir ni lisieres, ni ourlets ; celles de ruban de fil font très-incommodes, elles ne compriment pas assez, & les lisieres sont de la douleur aux bras délicats.

Des palettes. On met trois palettes sur trois assiettes différentes ; quand on les met toutes trois dans un même plat, elles ne peuvent pas être de niveau, & par conséquent on ne peut pas bien les emplir. On en prépare trois, lors même qu'on a dessein de n'en tirer que deux, parce que le sang vient quelquefois si bien qu'on trouve à propos d'aller jusqu'à la troisieme. Les palettes ont chacune une petite oreille, pour les tenir en cas de nécessité ; elles doivent contenir trois onces, afin de savoir au juste la quantité du sang qu'on a tiré. M. Duchesne, premier Médecin de Monseigneur le Duc de Bourgogne, ne veut point qu'on saigne que dans des palettes, parce qu'il ne veut point qu'on tire ni plus ni moins de sang que ce qu'il en a ordonné.

Temps plus propre à la saignée. Dans les saignées où on peut choisir son temps pour la faire, il conseille celle du soir : je n'ai vu que lui qui la préférât à celle du matin. Les Chirurgiens trouvent que le soir l'on est refroidi, que les veines ne s'enflent pas si bien, & que le sang a de la peine à jaillir.

Préparatifs. On fait apporter de l'eau dont on remplit un verre ; on fait préparer du vinaigre ou de l'eau de la Reine d'Hongrie, en cas que le malade appréhende de tomber en foiblesse. On fait approcher le malade sur le bord du lit qui est du côté du bras qu'on doit saigner ; on met un carreau ou un oreiller derriere lui, pour le tenir appuyé à son séant, & on fait garnir le lit d'un drap ou d'une couverture, pour recevoir le sang lorsqu'il jaillit après l'ouverture de la veine ; & s'il craint que le jour ne l'incommode, il fait fermer les rideaux du lit. Il fait tenir la bougie par une personne qui ait la

main

main sûre, & qui ne craigne pas de voir saigner; car si cette personne alloit tourner la tête dans le temps de la piqûre, ce mouvement en feroit faire un autre à son bras, qui éloignant la lumiere, pourroit faire manquer la saignee; c'est pourquoi, dans les saignées de conséquence, le Chirurgien doit amener avec lui un garçon sur lequel il puisse compter, tant pour tenir la bougie avec fermeté, que pour appuyer le bras du malade, afin qu'il ne puisse pas le retirer dans le moment de la piqûre.

Précaution à observer.

Quand on saigne le Roi, ou quelqu'un de la Famille Royale, c'est le premier Medecin qui tient la bougie; il se fait un honneur de rendre ce service, aussi-bien que l'Apothicaire de tenir les palettes. S'il y avoit dans la chambre quelqu'un que le Chirurgien ne crût pas de ses amis, il pourroit le faire sortir, parce qu'il ne faut point qu'il ait pour spectateurs des gens qui pourroient l'inquiéter & le chagriner par leur présence : autrefois ils usoient de ce privilége; & un jour que M. Felix le pere alloit saigner le Roi, il dit à l'Huissier de faire sortir un des Chirurgiens de quartier qui n'étoit pas de ses amis; mais aujourd'hui cela ne se pratique plus. Toutes les fois que j'ai saigné Madame la Dauphine, ou quelqu'un des Princes, la chambre étoit pleine de monde; & même Monseigneur & les Princes se mettoient sous le rideau du lit, sans que cela m'embarrassât.

Circonstances pour saigner un Prince.

Il faut encore que le Chirurgien regarde s'il n'y a rien sur lui qui puisse l'incommoder; s'il a des manches trop longues, il faut qu'il les retrousse; si sa perruque l'embarrasse, il la noue avec un ruban; enfin il fait en sorte qu'il n'y ait rien qui puisse l'empêcher de bien exécuter la saignée. Mais il ne faut pas aussi qu'il fasse comme un des Chirurgiens des plus employés qui soient à présent à Paris, lequel fait fermer fenêtres & portes, qui défend que personne ne marche ni ne parle dans

Disposition extérieure du Chirurgien.

la chambre, qui fait des préparatifs aussi grand
& qui prend autant de précautions pour une saignée, que s'il alloit couper un bras ou une jambe
Il est bon de prendre les mesures nécessaires pou
réussir ; mais les mesures outrées sont inutiles, &
même dangereuses, parce que, jetant la craint
dans le cœur du malade, elles empêchent que l
sang ne sorte avec la même liberté qu'il auroi
fait.

Inconsidéra-
tion de quel-
ques malades.   Il y a des malades, & particuliérement des femmes, qui, la premiere fois qu'un Chirurgien les
saigne, débutent par exagérer les difficultés qu'il
y a de les saigner ; mais, soit qu'effectivement elles
soient difficiles, ou soit qu'un Chirurgien les saignant le leur ait dit pour se faire valoir, ce dif-
cours est imprudent, puisqu'il peut causer de la
crainte à un Chirurgien timide ; c'est au malade à
donner son bras, sans s'embarrasser des difficultés ;
& c'est au Chirurgien à les surmonter, sans faire
attention à tous les raisonnemens que le malade
peut lui faire.

Confiance né-
cessaire à un
Chirurgien.   Enfin, le point essentiel pour acquérir de la réputation dans la saignée, c'est de n'être point si
susceptible de crainte. Il faut qu'en allant pour
faire une saignée, quelque difficile qu'on croie la
trouver, on s'y présente dans la confiance de la
bien faire ; il faut que le Chirurgien fasse son
raisonnement en lui-même, & qu'il se dise, si
d'autres l'ont saigné, pourquoi ne le saignerois-je
pas aussi ? & qu'il soit persuadé qu'il y a des bras
très-difficiles, mais qu'il n'y en a point d'impossi-
bles à saigner. La bonne opinion de soi-même est
pardonnable sur le fait de la saignée ; il faut même
qu'il en ait un peu pour y exceller ; & quoiqu'on
veuille imposer comme une loi au Chirurgien de
tenir un milieu entre la confiance & la crainte,
sans se laisser entraîner plus d'un côté que de l'autre, il faut néanmoins, pour devenir bon saigneur,

qu'il peche plutôt par trop de témérité, que par trop de timidité.

Il faut encore que le Chirurgien soit ambidextre, c'est-à-dire, qu'il saigne également de la main gauche comme de la droite; car il faut qu'il fasse les saignées des bras droits, de la main droite; & celles des bras gauches, de la main gauche : il faut qu'il s'y accoutume dès qu'il commence à apprendre à saigner. Ceux qui n'ont pas la même adresse de la main gauche que de la droite, évitent les saignées des bras gauches : ils sont à plaindre, puisqu'ils ne peuvent pas se dispenser d'en faire, y ayant plus d'occasions de saigner du bras gauche que du droit; car, outre que les maladies qui demandent la saignée viennent également aux deux côtés, il est des saignées de précaution où on présente le bras gauche, pour avoir le droit libre pour écrire ou faire ses affaires ; & il y a des personnes qui, dans l'appréhension qu'on ne leur pique une artere ou un tendon, ne veulent être saignées que du côté gauche, disant pour leur raison, que s'il leur arrivoit le malheur d'être estropiées, elles auroient du moins la consolation de ne l'être que du bras gauche.

Il doit être ambidextre.

Toutes ces précautions prises avant la saignée, il faut que le Chirurgien prenne le bras du malade pour en venir à l'exécution ; & quoiqu'elle ne consiste que dans une piqûre, il est des circonstances essentielles & nécessaires qu'il ne faut pas négliger pour la bien faire : nous allons les examiner les unes après les autres, en vous faisant voir comment il faut pratiquer cette opération.

La premiere chose qu'il faut faire ayant pris le bras, c'est de le découvrir jusqu'à quatre doigts au dessu du coude. Si la manche de la camisole ou de la chemise le serroit trop, il faudroit la faire découdre, parce que ce seroit une contre-ligature qui, ne permettant pas au sang de faire son chemin,

T t ij

empêcheroit le fuccès de la faignée. Les femme
ont aujourd'hui des engageantes très-incommodes
& pour peu qu'elles ferraffent le bras, le Chirurgie
doit les faire ôter. Il met enfuite une ferviette A
qu'il attache deffous le bras avec une épingle, &
qu'il releve fur l'épaule & la poitrine de la per
fonne qu'il va faigner, afin qu'elle ne foit pas gâté
par le fang qui doit fortir : c'eft une circonftanc
qu'il ne faut pas oublier aux Dames de la premier
qualité, dans les faignées de groffeffe ou de pré
caution, car elles fe parent ces jours-là pour rece
voir leurs vifites, & même avant la faignée ; &
par hafard quelques gouttes de fang alloient falir &
déranger leur parure, elles ne le pardonneroien
point au Chirurgien.

Le bras découvert & la ferviette mife, le Chi
rurgien prend une ligature de drap B pour le ban
der ; elle doit être rouge, pour n'être point gâté
par le fang, longue de trois quarts ou plus, afi
qu'elle convienne à toutes fortes de bras, & larg
d'un pouce, pour comprimer fans douleur ; ca
une plus étroite fcieroit le bras, & une plus larg
ne feroit pas une compreffion fuffifante : elle doi
être d'un drap ni trop fin ni trop gros, l'un ou
l'autre auroit fes inconvéniens. Avant que de po
fer la ligature, il faut obferver deux chofes ; l'une
que le bras foit étendu, & dans la même fituatio
qu'il doit être quand on le pique ; & l'autre, que
la main foit ouverte & étendue, & que la paume
en foit appuyée fur la poitrine du Chirurgien,
afin que les mufcles de l'avant-bras n'étant poin
gonflés, ne faffent point changer de fituation aux
veines. On prend la ligature prefque par le milieu,
on pofe ce milieu deux travers de doigts au deffus
du pli du bras ; le chef de la ligature qui prend
au dedans du bras, doit être un peu plus long que
l'autre, parce que ce chef doit fervir à faire un
nœud coulant ; on fait croifer les deux chefs der-

riere le bras; après avoir fait un ou deux tours fur
le premier, on noue la ligature à la partie externe
du bras, & on la noue d'un fimple nœud coulant,
dont l'anfe eft en haut, & dont les deux chefs pendent en bas derriere le bras. On ne ferre la ligature
pour cette premiere fois, qu'autant qu'il le faut
pour comprimer la veine & en arrêter le fang dans
l'avant-bras, fans ferrer l'artere qui doit fournir
aux veines du bras un fang qui les faffe enfler; &
afin même que ce fang fe communique mieux, on
fait remettre le bras dans le lit, & on l'enveloppe,
s'il le faut, d'une ferviette bien chaude.

Pendant ce temps de repos, le Chirurgien prend
dans fon lancetier la lancette C, ou telle autre qu'il
juge convenable pour la veine qu'il va ouvrir; car
il y en a de plus larges & de plus étroites, pour
s'en fervir felon le befoin : il y en a auffi dont les
pointes font très-fines pour les peaux délicates, &
d'autres qu'on appelle des pointes à grain d'orge,
pour ceux qui ont la peau dure & feche. La lancette choifie, il l'ouvre, non pas en triangle aigu,
mais un peu mouffe & alongée, comme celle-
ci D, & il la met à fa bouche, la pointe tournée
à gauche quand il doit faigner au bras droit, &
tournée à droite quand il doit faigner au bras gauche, ce qu'il obferve pour prendre la lancette plus
commodément. Enfuite il reprend le bras, qu'il
fait étendre & appuyer contre fa poitrine comme
auparavant; il fait ferrer la main au malade, le
pouce entre les doigts, afin que les mufcles fe
gonflant par cette action, pouffent davantage les
veines en dehors. Pour moi, je lui donne mon
étui à lancette auffi-tôt que j'en ai tiré celle dont
je veux me fervir; je le lui fais tenir, au lieu de
faire ferrer le pouce dans la main, ce qui produit
le même effet : il faudroit le lui donner pour le tourner dans la main après l'ouverture faite; c'eft un
temps de gagné, ce qui fait que le malade le tourne

T t iij

Autres pré-
parations.

aussi-tôt que le sang vient, sans être obligé de le demander.

Celui qui est chargé de la lumiere doit être placé au côté gauche du Chirurgien, proche le chevet du lit, si la saignée se fait au bras droit ; il doit la tenir de la main gauche, & de la droite une assiette sur laquelle il y a une palette qu'il tient sous le bras du malade, pour en recevoir le sang aussi-tôt qu'il sortira. C'est au Chirurgien à placer la lumiere ; en voilà de deux sortes, une grosse bougie tortillée E, & une autre dans un bougeoir, qui sont également bonnes ; il choisira, & la placera ou en dedans, ou en dehors du bras, selon qu'il le jugera pour son point de vue : après il examinera les veines, pour se déterminer sur celle qu'il trouvera la meilleure pour faire la saignée.

Il y a quatre veines saignables au bras ; la premiere est la céphalique, ainsi appelée parce qu'étant la plus haute, elle est la plus proche de la tête ; la seconde s'appelle la médiane, à cause qu'elle est placée dans le milieu du bras ; la troisieme la basilique, parce qu'elle occupe la base du bras ; & la quatrieme la cubitale, parce qu'elle est la plus voisine du coude. De ces quatre veines, la médiane & la basilique sont celles où on saigne ordinairement, parce qu'elles sont plus grosses & plus commodes, tant pour les ouvrir, que pour en faire sortir le sang ; elles sont aussi les plus dangereuses. La basilique est souvent tellement proche de l'artere, qu'il faut craindre de l'ouvrir conjointement avec la veine ; & la médiane étant placée sur le tendon du biceps, demande toute l'adresse du Chirurgien pour l'éviter, car l'artere & le tendon sont deux écueils contre lesquels les malheureux Chirurgiens vont échouer.

La situation de la veine céphalique ne permet pas au sang d'en sortir en arcade, comme des autres veines ; il faudroit pour cela qu'il fît un jet comme celui d'une fontaine, ce qu'il a de la peine à faire

Vaisseaux qu'on peut ouvrir.

Le tendon & l'artere à éviter.

La céphalique & la cubitale peu commodes pour la saignée, mais moins dangereuses.

de cette veine, qui eſt placée au plus haut lieu du
bras. Pour ouvrir la cubitale, il faut faire tourner
le bras au malade d'une maniere qui lui eſt incommode auſſi bien qu'au Chirurgien ; & de plus, la
peau étant plus épaiſſe dans cet endroit que dans le
pli du bras, on eſt obligé de faire plus de douleur ;
c'eſt ce qui fait que ce ſont les veines qu'on ouvre
le plus rarement, quoiqu'elles ſoient ſans danger,
& qu'on ne coure point de riſque de piquer le
tendon ou l'artere, parce qu'il n'y en a point. Je
conſeillerai pourtant au jeune Chirurgien, pour peu
qu'il appréhende l'un ou l'autre en ſaignant ou la
médiane ou la baſilique, de recourir à l'une ou à
l'autre de ces deux veines, plutôt que de rien ha-
ſarder ; il vaut mieux qu'il faſſe une ſaignée qui
n'ait pas tout l'agrément & toute l'approbation des
ſpectateurs, que de ſe mettre au haſard d'eſtropier
le malade pour le reſte de ſes jours.

Tous les bras n'ont pas quatre veines où on puiſſe
ſaigner ; il y en a qui n'en ont que trois, d'autres
deux, & on eſt quelquefois trop heureux d'en
trouver une dans de certains bras : ils en ont tous
le même nombre ; mais quand elles ſont ſi enfoncées qu'on ne peut ni les voir ni les ſentir, c'eſt
la même choſe pour le Chirurgien que s'il n'y en
avoit point. Il faut donc qu'il s'accommode de la
ſtructure du bras, qu'il ſe contente des veines qu'il
y trouve, & qu'il faſſe dé ſon mieux pour en ſortir
à ſon honneur ; & quand j'ai dit qu'il falloit qu'il
s'adreſsât ou à une céphalique, ou à une cubitale,
j'ai entendu parler de ces bras où il y avoit de quoi
choiſir.

Exception de quelques bras.

Il ne ſuffit pas d'avoir fait le choix de la veine,
il faut encore ſe déterminer ſur l'endroit où on
veut l'ouvrir ; ce doit être toujours ſur celui où elle
paroît le mieux, & au deſſous des cicatrices des
ſaignées précédentes. Si on vouloit faire l'ouverture au deſſus, le ſang n'en ſortiroit pas ſi bien,

Election de l'endroit qu'on doit ouvrir.

parce que ces cicatrices ayant rétréci la veine, il ne peut pas sortir avec la même liberté qu'il fait au dessous où la veine a plus de diametre. C'est pourquoi un Chirurgien qui veut ménager un bras qu'il a coutume de saigner, commence par ouvrir la veine le plus haut qu'il peut ; puis, descendant toujours en bas, il place ses ouvertures proche les unes des autres, & ainsi il fait de bonnes saignées, & se conserve un terrein qu'il retrouve en temps & lieu.

Quand le Chirurgien est déterminé sur l'endroit qu'il veut piquer, il faut qu'il le marque avec son ongle, non pas d'un seul coup d'ongle, mais de deux, l'un au dessus de la veine, l'autre au dessous, & distans l'un de l'autre autant qu'il juge que la veine a de grosseur, afin d'en faire l'ouverture d'une marque à l'autre ; il doit après cela resserrer sa ligature, pour tenir la peau du bras plus ferme, & il importe peu pour lors qu'elle comprime l'artere, la veine étant suffisamment gonflée : il fait ensuite une friction avec sa main droite sur l'avant-bras de bas en haut, pour faire monter le sang contenu dans la veine, vers l'endroit où il veut l'ouvrir ; & en même temps empoignant le bras avec sa main gauche, il en met le pouce sur la veine, pour empêcher le sang de retourner sur la main ; & enfin, avant que de prendre la lancette qu'il tient à la bouche, il touche l'endroit marqué avec son doigt indice, pour voir si par les mouvemens qu'il vient de faire, la veine n'a point changé de situation.

S'il trouve la veine dans le même état, c'est alors que sans détourner sa vue de dessus l'endroit qu'il a marqué, il prend sa lancette qu'il tient avec deux doigts, savoir, le pouce & l'indice, par le milieu du fer, afin de la tenir avec plus de fermeté ; il pose ensuite sur le bras le bout des autres doigts, pour empêcher que sa main ne vacille dans le temps qu'il doit faire la ponction ; sa main étant assurée, il approche la lancette du lieu qu'il va ouvrir, & la posant sur la marque inférieure, qui est le dessous de la veine, il l'enfonce jusqu'à ce qu'il croie ou qu'il soit sûr d'être dans la veine ; & en la retirant il fait une élévation, c'est-à-dire, il coupe de la peau autant qu'il le juge nécessaire pour faire une bonne saignée : le sang suit la lancette ; car en la retirant, il jaillit plus ou moins loin, selon que la veine est grosse, & selon la chaleur & la vivacité du sang.

L'ouverture de la veine se peut faire de trois façons, ou en long, ou en travers, ou de biais ; c'est la derniere qu'on doit préférer aux autres, tant parce qu'elle est plus commode pour l'Opérateur, qu'à cause qu'elle est la meilleure pour le malade, faisant l'ouverture de la veine plus grande, ce qui facilite la sortie du sang. Pour bien ouvrir la veine, il n'y a que les deux doigts qui tiennent la lancette qui doivent agir ; ils sont pliés quand ils portent la lancette jusque sur la veine, & la main étant alors appuyée par les autres doigts qui sont soutenus sur le bras du malade, la lancette entre par le seul alongement du pouce & de l'indice, & se retire de même. Si le Chirurgien se servoit de toute la main pour faire une aussi légere ouverture, ce seroit avec raison qu'on diroit de ce Chirurgien, qu'il auroit la main pesante.

Trois façons d'ouvrir la veine.

L'ouverture a deux temps, celui de la ponction, & celui de l'élévation ; le premier est le temps qu'il faut pour faire le chemin de dehors en dedans, & le second est le temps qu'il faut pour faire celui de dedans en dehors : quand la lancette entre, elle coupe avec les deux tranchans ; mais quand elle sort, elle ne coupe qu'avec le tranchant supérieur, qu'on retire en l'élevant un peu. Il y en a qui ajoutent un temps d'incision, qu'ils mettent entre les deux autres ; mais c'est multiplier les êtres sans né-

L'ouverture se fait en deux temps.

cessité, la ponction & l'élévation ne se pouvant faire sans incision (*a*).

(*a*) On fera ici, en faveur des jeunes Chirurgiens, quelques remarques fort importantes sur la saignée.

La saignée du bras est une opération dont les suites peuvent être fort dangereuses. Elle demande par conséquent beaucoup d'attention de la part du Chirurgien. Or, ce qu'il doit principalement éviter en la faisant, c'est de piquer l'artere, le tendon ou l'aponévrose du muscle biceps. Il faut donc qu'il soit bien instruit de la situation de ces parties, par rapport aux vaisseaux qu'il doit ouvrir.

L'Anatomie fait connoître parfaitement la situation du tendon & de l'aponévrose du muscle biceps ; mais elle ne peut apprendre exactement celle des arteres par rapport aux veines, parce que cette situation n'est pas tout à fait la même dans différens sujets. Il y en a où l'artere est fort enfoncée, & d'autres où elle ne l'est pas beaucoup. Il y en a où cette artere accompagne la veine basilique dans un assez long trajet ; d'autres où ces vaisseaux se croisent seulement, & quelques-uns même où ils sont dans tout leur trajet un peu éloignés l'un de l'autre. C'est pourquoi, lorsqu'on veut piquer la veine basilique vers le pli du bras, il faut, avant de mettre la ligature, reconnoître par le tact la situation de l'artere, afin de l'éviter. Cette précaution est d'autant plus nécessaire, qu'il y a des sujets où il se trouve une variation singuliere dans la situation de ces vaisseaux. M. Verdier a fait voir depuis peu à l'Académie de Chirurgie, un bras dans lequel l'artere cubitale, qui pour l'ordinaire passe sous les muscles rond & radial interne, passoit au contraire au dessus, accompagnoit la veine basilique, & n'étoit recouverte que de la peau & de la graisse. Il a vu une autre variation aussi singuliere, où l'artere accompagnoit la veine céphalique.

Le vaisseau qu'on doit ouvrir est quelquefois posé directement sur le tendon du muscle biceps, qui fait dans certains sujets une saillie. Il faut alors faire mettre le bras de la personne que l'on saigne en pronation ; & ce tendon, qui a son attache derriere la petite apophyse du radius, se cache, pour ainsi dire, & s'enfonce.

Lorsqu'on a posé la ligature, si le vaisseau n'est pas bien apparent, on met le doigt index ou le pouce d'une main sur la veine, & on fait de l'autre main, avec le

Aussi-tôt que le sang a jailli, le Chirurgien replie sa lancette, qu'il met sur le bord de l'assiette de la premiere palette, pour la retrouver aisément ; lorsqu'on la met sur le lit, elle peut tomber & se gâter, ou bien on est embarrassé de la chercher dans le drap qui couvroit le lit, que des serviteurs auront ôté & emporté. Si la lumiere est en dedans, il ne faut pas la retirer par-dessous le bras, de crainte de le brûler ; il faut au contraire la porter en devant, dans le milieu du lit, afin qu'elle éclaire la sortie du sang. Il y a des malades qui la veulent tenir

Ce qu'il faut faire de la lancette & de la bougie après l'ouverture.

doigt du milieu & l'index, plusieurs frictions le long de l'avant-bras, en commençant vers le poignet. Par ce moyen, on renvoie vers le pouce ou le doigt index, la colonne du sang qui est dans la veine, ce qui rend ce vaisseau plus ou moins sensible, & fait connoître s'il fournira une quantité suffisante de sang ; s'il est enfoncé bien avant, le lieu où il l'est moins est celui par conséquent où il faut l'ouvrir.

Il ne faut jamais piquer, à moins que le vaisseau ne soit sensible au tact, quand même quelques cicatrices l'indiqueroient ; car on ne pourroit piquer qu'au hasard, ce qui seroit imprudent. Il y a des vaisseaux qui ne se font pas sentir aussi-tôt que la ligature est faite, mais quelque temps après.

S'il y a du danger à ouvrir les vaisseaux au pli du bras, à cause de leur petitesse, jointe à la proximité de l'artere ou du tendon, il faut les ouvrir à l'avant-bras, au poignet, ou même à la main.

Lorsque les vaisseaux sont si enfoncés qu'on ne les sent pas dans le pli du bras, ni même à l'avant-bras, on fait mettre l'avant-bras dans l'eau chaude, qui, en raréfiant le sang, fait gonfler les veines.

Quand le Chirurgien a choisi le vaisseau, il doit l'assujettir, soit en mettant le pouce dessus, comme l'Auteur l'enseigne, soit en embrassant avec la main l'avant-bras par derriere, de sorte que la peau soit un peu tendue : cette derniere méthode a quelque avantage sur l'autre ; elle assujettit les vaisseaux avec plus de fermeté ; on peut dire même qu'elle est nécessaire pour ceux qui sont roulans.

Il faut porter la lancette plus ou moins perpendiculairement sur la peau, à proportion que le vaisseau est

eux-mêmes; c'est à quoi le Chirurgien ne doit point s'opposer, tant parce qu'il en voit mieux ce qu'il fait, qu'à cause que cela occupe le malade qui n'en tombe pas si tôt en foiblesse.

Ce qui oblige à relâcher la ligature.

Si le sang, après son premier jet, cesse d'aller en arcade, ce ralentissement vient de ce que la ligature comprime trop l'artere; il faut donc au plus tôt relâcher cette ligature, & à l'instant on voit le sang revenir comme auparavant. Ce seul article devoit ouvrir les yeux aux Anciens sur la circulation;

Preuve manifeste de la circulation du sang.

puisqu'il n'est pas possible que l'avant-bras puisse contenir tout le sang qu'on tire, il faut donc que ce sang soit porté par quelque conduit: ce ne peut pas être par la veine dont on barre le chemin par le moyen de la ligature; il faut donc que ce soit par

plus ou moins enfoncé. Cette regle est d'une grande importance.

Si le vaisseau est très-enfoncé, il faut porter la pointe de la lancette presque à plomb; car si on la portoit obliquement, elle pourroit passer par-dessus. Si le vaisseau est si enfoncé qu'on ne le puisse appercevoir que par le tact, il faut ne point perdre de vue l'endroit sous lequel on l'a senti; on y porte la pointe de la lancette, on l'enfonce doucement jusqu'à ce qu'elle soit entrée dans le vaisseau, ce qu'une légere résistance pareille à celle que l'on sent lorsqu'on perce du canepin, & quelques gouttes de sang, font connoître: alors on amplifie l'ouverture avec le tranchant de la lancette, en la retirant.

Ce sont ordinairement les personnes grasses qui ont les vaisseaux très-enfoncés, & par conséquent il n'y a pas tant à craindre de piquer l'artere, le tendon ou l'aponévrose, en ouvrant les vaisseaux enfoncés, qui sont presque toujours entourés de beaucoup de graisse, qu'en ouvrant des vaisseaux apparens.

Ces derniers sont quelquefois collés sur le tendon, sur l'aponévrose ou sur l'artere; c'est pourquoi il faut, pour les ouvrir, porter la pointe de la lancette presque obliquement. Lorsqu'elle est dans la cavité du vaisseau, on éleve le poignet, afin d'augmenter l'ouverture avec son tranchant. Si l'on portoit la lancette perpendiculairement, on risqueroit d'atteindre l'une de ces parties, qu'il est dangereux de piquer.

l'artere, n'y ayant que ces deux fortes de vaiffeaux qui conduifent le fang par toute la machine.

Il faut que le Chirurgien faffe en forte que le fang aille en arcade, cela feulement pour contenter le malade & les fpectateurs; car la faignée eft toute auffi bonne en coulant le long du bras. J'ai faigné plus de vingt fois M. Daquin, premier Médecin du Roi; il ne vouloit jamais que le fang fortît en jailliffant, il vouloit qu'il allât le long du bras, & prétendoit que la faignée en étoit meilleure. Il faut néanmoins que le Chirurgien s'accommode aux fentimens publics, qu'il éleve ou qu'il faffe baiffer la peau, afin de mettre les ouvertures de la peau & de la veine vis-à-vis l'une de l'autre, & faire ainfi fortir le fang en fontaine; il faut qu'il plie un peu le bras du malade, afin que la peau ne preffant pas trop l'ouverture, le fang forte mieux; il faut encore qu'il foutienne le bras, qui fe fatigueroit & s'appefantiroit, s'il n'étoit pas foulagé par la main du Chirurgien. Il doit empêcher que le malade ne regarde fon fang, s'il eft du nombre de ces poltrons à qui une goutte de fang fait peur : il lui donnera quelque chofe de rond dans la main, qu'il lui faut faire tourner fans trop la ferrer; il faut que ce foit par un mouvement réglé, qui puiffe hâter le fang de fe porter vers l'ouverture de la veine.

Il y a quelques Chirurgiens à Paris qui portent dans une poche faite exprès, un bâton G de la longueur d'un pied & demi, garni de velours, & même brodé; ils le donnent à tenir au malade auffi-tôt que la piqûre eft faite; ils prétendent que ce bâton n'eft pas feulement pour le tourner dans la main, mais que le bout de ce bâton pofant fur le lit, fert à appuyer le bras du malade. Je n'ai point pratiqué cette galanterie ; je me fuis contenté de donner mon étui, & même avant la faignée, comme je vous ai dit.

De ce qu'on donne au malade à tenir dans fa main.

Office des serviteurs.

On ne peut pas se passer de serviteurs en saignant ; il en faut au moins deux ; l'un qui tienne la lumiere d'une main, & la palette de l'autre pendant qu'elle s'emplit ; & l'autre qui apporte les palettes vides & les reporte sur la table quand elles sont pleines, qui donne la bande & la compresse dans le temps qu'on en a besoin, & qui puisse apporter tout ce qui seroit nécessaire, en cas que le malade tombât en foiblesse.

Regle de la quantité du sang à tirer.

La quantité du sang qu'on doit tirer n'est point égale en toutes sortes de sujets : si c'est une saignée ordonnée par un Médecin, le Chirurgien a sa loi écrite, il faut qu'il n'en tire pas une drachme plus que ce qui lui est ordonné ; si c'est une saignée de précaution, il la proportionnera aux forces & au tempérament du sujet ; s'il la soutient bien, il la fera plus grande ; s'il pâlit & qu'il commence à se trouver mal, il la finira aussi-tôt. Enfin, il est une infinité de circonstances que je ne puis pas toutes rapporter ici. J'ai remarqué que quand j'ai saigné des maris en présence de leurs femmes, les femmes ne vouloient point que je tirasse beaucoup de sang, & que quand j'ai saigné des femmes, les maris n'étoient point contens que la saignée ne fût ample & copieuse : ils ont les uns & les autres leurs raisons, qui ne sont pas difficiles à deviner.

Ordre des palettes.

Lorsque la premiere palette H est presque pleine, on fait apporter la seconde I qu'on place sous cette premiere, afin qu'en la retirant le sang tombe dans cette seconde ; on en use de même pour la troisieme K, & pendant que cette derniere s'emplit, on fait apporter la bande & les compresses ; on a soin que celui qui porte les palettes de sang du lit sur la table aille doucement, afin de ne le point répandre sur l'assiette, & qu'il les mette selon le rang qu'elles ont été tirées. Pour arrêter le sang, il faut délier la ligature, prenant

garde qu'elle ne trempe dans la derniere palette,
qu'on ne fait point emporter que la ligature ne
soit ôtée & qu'on ne se soit rendu maître du sang ;
pour y parvenir, on pose deux doigts de la main
gauche à côté de l'ouverture, savoir, le doigt indice & celui du milieu ; ensuite avec ces deux
doigts, on fait faire à la peau un petit mouvement
demi-circulaire, par le moyen duquel le sang s'arrête, sans qu'il en sorte une seule goutte. Alors on
fait porter sur la table la derniere palette, pour la
mettre au rang des autres.

Le Chirurgien prend ensuite une petite compresse L de la main droite, & avant que de la poser, il peut ôter ses deux doigts qui tenoient l'ouverture sujette, pour en laisser dégorger un peu de
sang ; puis les remettant, il arrête le sang une seconde fois, & aussi-tôt il pose la compresse sur
l'ouverture, après quoi il en met une seconde M
plus large, & les tenant l'une & l'autre de la main
gauche, il essuie avec le coin d'une serviette mouil-
lée, le sang qui peut avoir gâté le bras ; puis il pose   Du bandage.
sur les compresses une bande N, à six doigts d'un
de ses bouts qu'il fait pendre derriere le bras ; il
tourne un circulaire au dessus du coude, & repas-
sant la bande sur la saignée, il fait un autre circulaire à l'avant-bras, ce qu'il continue en croisant
toujours sur les compresses autant de fois que la
bande le peut permettre. Il en noue les deux bouts
OO sur le derriere de l'avant-bras, & afin que les
compresses ne puissent couler pendant la nuit, il les
attache à la bande avec une épingle. Il recouvre le
bras en abaissant la manche de la camisole & de la
chemise, & le faisant plier, il le remet dans le
lit, enjoignant au malade de le tenir ainsi plié sur
son estomac, de crainte que s'il le remuoit le sang
ne vînt à s'échapper.

Si je conseille de mettre deux compresses, c'est   Utilité des
pour le mieux ; car il est certain qu'une petite   deux com-
presses.

compreffe appuyée par-deffus une plus grande, comprime beaucoup mieux l'incifion qu'une feule, ce qui fait qu'elle eft plus tôt réunie. Je fais que la pratique ordinaire eft de ne fe fervir que d'une, & fouvent j'en ai ufé ainfi. Au refte, fi on avoit effuyé le fang avec la compreffe qu'on va pofer fur la chair, il ne la faudroit pas appliquer du côté où feroit le fang, cela pourroit faire un durillon fur la plaie ; mais il la faudroit tourner de l'autre côté.

La pratique ancienne étoit de mouiller la compreffe, & il y en a encore qui la fuivent : en m'apprenant à faigner, on me la faifoit mouiller ; mais je me fuis défait de cette méthode, je la pofe féche, & je m'en trouve bien. J'ai cela de commun avec la plupart des bons Phlébotomiftes, qui aujourd'hui ne la trempent dans aucune liqueur ; une compreffe mouillée, en fe defféchant, fe durcit, & devient un corps dur, capable de meurtrir l'endroit où elle eft appliquée. On ne la doit mouiller que quand il y a un petit thrombus, qui eft une élévation autour de l'ouverture quand elle eft petite, ou lorfqu'on croit qu'il y a un peu de fang épanché entre cuir & chair ; mais ces accidens n'arrivent point quand on a fait une ouverture fuffifante.

Après que la faignée eft faite & que le bras eft bandé, le Chirurgien n'eft pas encore quitte de fon opération : s'il arrive que le malade tombe en foibleffe, il faut qu'il le faffe revenir au plus tôt, en lui ôtant les oreillers de deffous la tête & le couchant tout à plat, en lui jetant de l'eau au vifage, en lui faifant fentir du vinaigre, de l'eau de la Reine de Hongrie P, ou quelque chofe de très-fort, en lui frappant dans les mains, & en ouvrant les rideaux du lit & les fenêtres pour lui donner de l'air, & ainfi lui procurer la facilité de refpirer avec liberté. Le malade étant revenu, on lui peut

donner

donner à boire un demi-verre, moitié eau & vin Q:
s'il avoit la fievre, on lui donneroit de la tifane,
puis ayant remis le bras dans une bonne fituation,
on le laiffe en repos.

Tout ce qu'il y avoit à faire auprès du malade étant fini, le Chirurgien s'approche de la table pour voir le fang. Il y en a qui foufflent l'écume qui eft deffus, ou qui l'ôtent avec une carte ou une plume ; ils prétendent qu'en découvrant ainfi la fuperficie du fang, on en voit mieux la bonne ou mauvaife qualité. Pour moi, je ne me fuis jamais donné la peine de l'ôter, parce que je crois que ce petit mouvement pouvant déranger les fibres fuperficielles du fang, il peut empêcher d'en connoître les qualités, & d'autant plus que l'écume ne couvrant point la totalité de la palette, on peut juger par ce qui eft découvert, de la nature du fang. Les Médecins demandent prefque toujours, en venant voir le malade, fi la faignée a été bonne & fi le fang eft bien venu : quand on a laiffé l'écume deffus, c'eft une preuve convainquante qu'il eft forti en arcade & avec vîteffe ; ce font ainfi des queftions & des conféquences épargnées, puifqu'ils n'ont qu'à jeter les yeux fur le fang, pour être informés de la maniere que la faignée s'eft paffée.

Il ne faut pas manquer de marquer les palettes, en mettant un petit morceau de papier fur la premiere, deux fur la feconde, & trois fur la troifieme ; d'une auffi légere omiffion, on en feroit un crime au Chirurgien quand on viendroit pour décider des qualités du fang, quoique l'embarras de favoir laquelle eft la premiere ou la feconde palette foit de petite conféquence. Il y a des palettes qui font marquées par un, deux & trois ; mais il faut les apporter dans leur rang ; & comme il arrive fouvent qu'un ferviteur fe peut tromper, & que la gravure qui eft fur le bord de la palette

V v

peut être couverte de sang, c'est le plus sûr de les marquer avec du papier.

Un des Domestiques présente au Chirurgien le bassin R pour laver sa lancette, il verse dessus de l'eau qui est dans l'aiguiere S, & avec la serviette T il essuie ses mains & sa lancette. Il faut ensuite qu'il entretienne le malade, & qu'il lui prouve le besoin qu'il avoit de cette saignée : si le sang est sorti avec vigueur & en abondance, il lui fait voir la nécessité qu'il y avoit d'en ôter, en lui disant que le trop qu'il en avoit pouvoit lui causer quelque maladie dangereuse & mortelle : s'il est tombé en défaillance, & qu'il ait eu de la peine à la soutenir, il lui assure que les saignées qui vont jusqu'au cœur sont les meilleures : si le sang est vilain & corrompu, il lui dit que ce qu'on en a vidé donnera moyen, par le secours de la circulation, à celui qui reste de se purifier : s'il est beau & vermeil, il s'en réjouira avec le malade, en lui disant que c'est une preuve infaillible que celui qui demeure dans ses veines est de pareille nature, & qu'un pareil sang promet une santé de longue durée. Enfin, de quelque maniere que la saignée ait tourné, il doit en tirer des conséquences avantageuses pour le malade.

On ne manque pas de faire quelques questions. Si le malade demande, par exemple, s'il peut boire un verre d'eau immédiatement après la saignée, bien loin de s'y opposer, il faut même le lui conseiller, parce que cela ne lui peut faire aucun mal, & au contraire il peut produire un bien, car cette eau passant promptement dans les vaisseaux pour remplacer le sang qui vient d'en être vidé, elle ne peut qu'humecter & rafraîchir celui qui reste, qui est l'intention pourquoi on la donne. J'ai vu quelques Dames qui faisoient apporter dans leur chambre un seau plein d'eau de puits bien fraîche, & qui faisoient jeter leur sang dans cette eau aussi-tôt qu'il étoit forti ; elles prétendoient que par la vertu de la sympathie, le sang qui leur restoit en étoit rafraîchi : je laisse à juger si elles avoient raison ou non. Mais je ne combattois point leur opinion, persuadé que si cette eau ne produisoit point le bien qu'elles en attendoient, au moins elle ne pouvoit faire aucun mal.

Une question qui est souvent faite par les malades, c'est de demander s'ils peuvent dormir après la saignée. Jusqu'à présent je l'ai vu défendre ; mais je n'en ai pas pu pénétrer la raison, à moins que ce ne soit la crainte que le bras ne se débande pendant le sommeil : s'il y en a quelque autre, elle est au dessus de mes connoissances ; mais s'il n'y avoit que celle-là, elle ne doit pas priver le malade d'un doux repos que la saignée lui procure ; c'est pourquoi, après avoir bu un verre d'eau, je ne m'oppose point au sommeil qui vient se présenter après la saignée.

Le sommeil est permis après avoir bu de l'eau.

Le sang tiré ne doit point être exposé au grand air, ni au soleil, mais à l'ombre sur une table dans un endroit ni trop chaud ni trop froid, afin qu'en refroidissant peu à peu, la séparation des liqueurs qui le composent se puisse faire en prenant chacune leurs places, selon leur épaisseur ou leur légéreté. Le Chirurgien finit en conseillant au malade de prendre un bouillon une heure après, étant la nourriture la plus convenable après la saignée ; & ensuite ayant reçu le salaire de ses peines, qui est très-médiocre aujourd'hui, il prend congé de la compagnie.

Lieu où le sang doit reposer.

Si le lendemain le Chirurgien vient rendre visite à la personne saignée, il faut qu'il aille d'abord examiner le sang, pour pouvoir répondre à toutes les questions que le malade lui fera sur la bonne ou mauvaise qualité de son sang. De quelque nature qu'il le trouve, il ne doit lui rien dire que de consolant ; & quand même il auroit acquis un degré

V v ij

de pourriture qui feroit craindre quelque maladie fâcheufe, il ne doit point l'alarmer fur l'avenir; il doit feulement lui faire entrevoir qu'il ne faut rien négliger pour tâcher de corriger & purifier fon fang des mauvaifes difpofitions qui y font, qui pourroient par la fuite devenir férieufes, & caufer des défordres manifeftes & dangereux.

Abus vulgaire fur la bonté du fang forti par une petite ou par une large ouverture.

C'eft une erreur de croire que par une petite ouverture il n'y ait que le beau fang qui forte; le Public eft infatué de cette opinion, dont il eft impoffible de le défabufer. Il eft vrai que le fang forti par un petit filet paroît rouge & vermeil, parce qu'ayant été long-temps à emplir la palette, l'air a eu plus de loifir de le refroidir, & il s'eft coagulé avant que les féparations aient pu fe faire; mais il n'eft pas moins mauvais que celui qui eft refté; & une grande ou petite ouverture tire également le fang tel qu'il eft dans fes vaiffeaux, de même qu'un petit ou un gros foret tire du vin pareil à celui qui eft contenu dans le tonneau.

D'où vient la différente couleur de ce fang.

Si on reçoit le fang dans le creux des affiettes, il paroîtra très-beau, parce qu'étant d'un volume plus étendu il eft plus tôt refroidi, & par conféquent coagulé avant que les particules lourdes & légeres fe foient féparées; ou, pour parler à la mode, il eft plus frappé par l'air, qui y laiffant plus de nitre, lui donne cette couleur vermeille qu'on y voit. Mais fi on le reçoit dans des palettes qui foient plus creufes & plus étroites, confervant fa chaleur plus long-temps, le groffier a le temps de tomber en bas, le moins épais d'occuper le milieu, & le plus féreux de nager fur la fuperficie. La preuve en eft convainquante; lorfqu'une palette eft trop pleine & qu'elle répand par-deffus, le fang qui eft fur l'affiette eft d'une très-belle couleur, & celui de la palette quelquefois fi vilain, qu'on croiroit que ce font deux fangs différens, quoique ce foit véritablement le même.

On ne permet pas trop aux Chirurgiens de rai- *On connoît le sang par les taches qu'il fait & l'odeur qu'il rend.*
sonner sur les différentes qualités du sang, c'est
pourquoi je n'en parlerai point ici, quoique ce
soient eux qui les premiers en peuvent juger : dès
que le sang après la piqûre a rejailli sur le drap,
les Chirurgiens par les taches qu'il y fait, connoif-
sent s'il est bon ou mauvais ; & pendant la saignée,
en tombant dans la palette, il s'en éleve une vapeur qui frappant les narines du Chirurgien, lui fait
juger de sa bonne ou mauvaise qualité ; mais laissant
le reste à ceux qui en doivent juger souverainement,
je demande seulement que rendant justice au Chirurgien, on ne l'accuse point quand on ne trouve
pas le sang qu'il a tiré aussi mauvais qu'on croyoit
qu'il dût l'être.

La saignée, qui est l'opération de la Chirurgie la *Accidens de la saignée.*
plus commune & celle qui paroît la plus simple,
est néanmoins celle qui est accompagnée de plus
d'accidens : il y en a qui peuvent arriver par la
faute du Chirurgien, comme la piqûre du nerf
& du tendon, ou de l'artere ; mais il en est une infinité qui en font des suites fâcheuses, quoiqu'on
l'ait bien faite, & dont on veut rendre le Chirurgien responsable. Celui qui saigne le plus, est
le plus exposé à ces malheurs, parce qu'étant en
réputation pour la saignée, les plus difficiles lui
tombent en partage. De l'aveu de tous les Chirurgiens, c'est l'opération la plus périlleuse, & celle
qui leur donne le plus de sujet de mortification ; ils
n'aspirent tous qu'à la quitter le plus tôt qu'ils le
peuvent ; & dès qu'ils sont venus à Paris dans la
haute pratique, ils abandonnent avec joie la saignée, & ils croient s'être tiré une grosse épine
du pied.

Le moindre de tous les accidens, c'est de man- *De la saignée blanche.*
quer une saignée ; il y a souvent plus de prudence
à retirer sa lancette sans avoir de sang, que de
vouloir, en labourant dans un bras avec la pointe de

V v iij

cet inſtrument, en avoir à quelque prix que ce ſoit ;
& il vaut mieux faire une ſaignée blanche, que de
ſe mettre dans le haſard de piquer une artere ou un
nerf dans des bras où la veine, entourée de graiſſe
qui n'eſt pas capable de l'appuyer, s'échappe à la
pointe de la lancette. Si celui qui tient la lumiere
la change de place dans l'inſtant de la piqûre, ou
ſi le malade craintif retire ſon bras dans ce moment,
ce ſont des raiſons pour faire manquer ; & quoique
ce ne ſoit pas la faute du Chirurgien, on ne laiſſe
pas de la lui imputer, par l'injuſte diſpoſition où
on eſt de le rendre reſponſable de tous les évé‑
nemens (a).

D'où vient l'ecchymoſe.

S'il ſurvient une ecchymoſe autour de la ſaignée,
ou ſi ce ſang qui eſt épanché forme un petit abcès
qui ſuppure par l'ouverture de la ſaignée, c'eſt tou‑
jours la faute du malade qui s'eſt ſervi de ſon bras
trop tôt, & qui, par l'action qu'il aura faite, aura
obligé le ſang de s'échapper de la veine, qui n'ayant
pu ſortir au dehors à cauſe du bandage, ſe ſera extra‑
vaſé entre la peau & la veine (b) ; comme il arriva
à une femme de chambre d'une Dame de la pre‑
miere qualité, que j'avois ſaignée le matin, &
qui une heure après alla peigner & habiller ſa Maî‑
treſſe, ne voulant pas qu'elle ſût qu'elle avoit été

(a) On manque encore une ſaignée, parce que le vaiſ‑
ſeau étant très‑enfoncé, on ne porte pas la lancette aſſez
avant ou aſſez perpendiculairement ; parce que le vaiſſeau
eſt roulant, & qu'il fuit pour ainſi dire la lancette ; parce
qu'on pique à côté du vaiſſeau, ou au milieu de beaucoup
de cicatrices, qui aſſez ſouvent en rétréciſſent le diametre.
Dans ce cas, il faut examiner laquelle de ces cauſes a fait
manquer la ſaignée, pour éviter un pareil inconvénient.

(b) L'ecchymoſe peut être encore une ſuite d'une petite
tumeur appelée thrombus, formée de ſang épanché ſous la
peau, ſoit parce qu'on a piqué la veine de part en part, ſoit
parce que l'ouverture de la peau ne ſe trouve pas vis‑à‑vis
de celle du vaiſſeau, ſoit enfin parce que l'ouverture de la
peau eſt plus petite que celle de la veine.

faignée. Elle m'envoya chercher, parce que fon bras
lui faifoit beaucoup de douleur ; & quoiqu'elle le
voulût cacher à fa Maîtreffe , je le lui allai dire auffi-
tôt, afin qu'elle fût informée de la vérité. Elle la
gronda fort de s'être fait faigner à fon infçu, & , s'il
étoit vrai qu'elle en eût befoin , de ne s'être pas
tenue en repos.

Il y a dans l'avant-bras une aponévrofe large qui
l'enveloppe , & qu'on a prife jufqu'à préfent pour
la membrane commune des mufcles. Quand on eft
obligé de faigner une médiane avancée , on ne peut
guere fe difpenfer de toucher cette aponévrofe ,
qui caufe quelquefois un frémiffement qu'on ref-
fent jufqu'au bout des doigts; c'eft pourquoi il
faut éviter ces fortes de faignées autant qu'on peut.
Mais fi on n'avoit pas pu faigner ailleurs , & que
cette membrane eût été touchée , il y furviendroit
fluxion, douleur , dureté , & quelquefois un abcès ; ce qui ne donne pas peu de mortification
au Chirurgien.

Mais quoique ces accidens ne foient pas caufés
par la faute du Chirurgien , il faut néanmoins qu'il
travaille à y remédier, de crainte qu'ils n'aient de
la fuite , & que ceux qui ne font pas inftruits comme
la chofe s'eft paffée ne l'aggravent & ne lui tombent à dos. Si c'eft une fimple ecchymofe , en la
baffinant avec de l'eau-de-vie ou de l'efprit-de-vin ,
on la guérit ; s'il y a du fang qui veuille venir à
fuppuration , on lui aide avec l'emplâtre divin & un
peu de bafilicon; & quand le pus eft forti par la
faignée, on deffeche avec l'emplâtre de cérufe brûlée. Si c'eft une fluxion fur l'avant-bras, caufée par
l'attouchement de l'aponévrofe, on faigne plufieurs
fois de l'autre bras pour détourner l'humeur qui
prend le chemin de cette partie; on fait de bonnes
embrocations avec les huiles rofat , de camomille ,

V v

de mélilot & de vers, & on se sert de cataplasmes anodins & résolutifs (*a*).

Il se fait quelquefois un dépôt sur le bras saigné, quoique l'opération n'y ait point de part ; ce qui arrive à des personnes cacochymes, accablées d'humeurs qui sont prêtes à se jeter sur quelque partie. Si on les saigne dans ce temps-là, ces humeurs se déterminent à couler sur la partie qu'on a vidée par la saignée : le lendemain on trouve le bras gonflé & douloureux, qui enfle à vue d'œil, & qui grossiroit extraordinairement, si on ne travailloit à détourner ce torrent par de grandes saignées faites à l'autre bras, par des cordiaux pris intérieurement, & par l'application des remedes capables d'arrêter le cours de ces humeurs, de les résoudre, & de défendre le bras contre celles dont il est abreuvé. La furie de ces humeurs est quelquefois si grande, que j'y ai vu la gangrene dès le deuxieme jour, & le malade mourir le troisieme. Un pareil malheur arriva à la femme d'un Officier de la Reine, qui, chagrine d'avoir perdu un fils unique, tomba malade ; je la devois saigner le lendemain, mais elle changea de sentiment, elle aima mieux aller à une maison de campagne qu'elle avoit proche de Versailles ; elle s'y fit saigner du pied, le dépôt se fit si grand sur la jambe & la cuisse, que la gangrene y survint, & elle mourut en trois jours. Il y a quelques mois que M. le Duc de Saint-Simon fut saigné à Paris par un Chirurgien des plus employés ; il se

Cure des dépôts.

(*a*) C'est un bonheur pour le malade & pour le Chirurgien quand les accidens, qui ne surviennent que trop souvent à la piqûre de l'aponévrose du muscle biceps, cedent aux remedes que l'Auteur propose ici. Mais lorsqu'ils y résistent, il faut examiner s'il n'y a point quelque épanchement de liqueur, ce qu'on peut reconnoître à la fluctuation. En ce cas il faut ouvrir la tumeur, pour donner issue aux matieres, qui pour l'ordinaire se trouvent épanchées sous l'aponévrose, & causent des accidens très-fâcheux.

fit fur fon bras une fluxion caufée par la difpofition
où il étoit, qui fe termina par un abcès qu'on ouvrit, & dont il fut guéri en trois femaines fans en
être eftropié. On n'accufoit pas moins le Chirurgien
que d'avoir piqué le tendon ou le nerf; tout le
monde lui faifoit fon procès; mais une guérifon
auffi prompte l'a juftifié, en faifant voir que ni l'une
ni l'autre de ces deux parties n'avoit été offenfée,
puifque, quand elles le font, il faut plufieurs mois
pour les guérir.

Il peut arriver que le Chirurgien piquera mal-
heureufement un tendon ou un nerf; mais ces
piqûres ne font pas mortelles (a): il faut qu'il y
apporte le remede que la bonne Chirurgie lui ordonne; & pour l'en inftruire, je crois ne pouvoir
pas mieux faire que de rapporter ici l'hiftoire du
Roi Charles IX, à qui ce malheur arriva; la voici
dans les termes qu'Ambroife Paré, fon premier
Chirurgien, & l'un de nos plus fameux Auteurs,
nous l'a laiffée par écrit: » Le Roi ayant la fievre,
» Monfieur Chapelain fon premier Médecin, &
» Monfieur Caftelian, auffi Médecin de Sa Majefté
» & premier Médecin de la Reine fa mere, lui
» ordonnerent la faignée. Pour la faire on appela
» un Chirurgien qui avoit bruit de bien faigner;
» lequel cuidant faire ouverture à la veine, piqua
» le nerf, qui fit promptement écrier le Roi,
» difant avoir fenti une très-grande douleur; par
» quoi affez hautement je dis qu'on defferrât la
» ligature, autrement que le bras enfleroit bien
» fort, ce qui advint fubit avec une contraction

De la piqûre
d'un tendon
ou d'un nerf.

(a) Ces piqûres ne font pas mortelles; quelquefois même
on n'en eft pas eftropié, lors même qu'on eft obligé de
couper le tendon. * On voit dans le Mercure de France,
Juillet 1732, qu'une perfonne à qui M. Granier fut obligé
de couper le tendon du mufcle biceps à la fin du corps charnu
de ce mufcle, & affez près de fon infertion au radius, a
confervé le mouvement & la force de fon bras.

* V. l'ext.
d'une Séance
publique de
l'Acadám. de
Chirurg.

» du bras, de maniere qu'il ne le pouvoit fléchir
» & étendre librement, & y étoit la douleur ex-
» trême tant à l'endroit de la piqûre que de tout
» le bras. Pour le premier & plus prompt remede,
» j'appliquai un petit emplâtre de bafilicon, de
» peur que la plaie ne s'agglutinât, & par-deffus
» tout le bras des compreffes imbues en oxycrat,
» avec une ligature expulfive, commençant au
» carpe & finiffant près l'épaule, pour faire renvoi
» du fang & efprits au centre du corps, de peur
» que les mufcles ne reçuffent trop grande fluxion,
» inflammations & autres accidens. Cela fait, nous
» nous retirâmes à part pour avifer & conclure
» quels médicamens on y devoit appliquer pour
» appaifer la douleur, & obvier aux accidens qui
» viennent ordinairement aux piqûres des nerfs «.

Confeil de
Paré en de
femblables
cas.

Je mis fur le bureau qu'on devoit mettre dans la
piqûre de l'huile de térébenthine affez chaude
avec un peu d'eau-de-vie rectifiée, & fur tout le
bras un emplâtre de diachalciteos diffout avec
vinaigre ou l'huile rofat, en continuant la fufdite
ligature expulfive. » Mes raifons étoient que la fuf-
» dite huile & eau-de-vie ont puiffance de péné-
» trer jufqu'au fond de la piqûre & de fécher
» l'humidité qui fortoit de la fubftance du nerf,
» & par leur chaleur, tant actuelle que potentielle,
» calmer la douleur ; & ledit emplâtre de dia-
» chalciteos a pareillement vertu de réfoudre l'hu-
» meur jà courue au bras, & empêche la defcente
» d'autres humeurs. Quant à la ligature, elle fert
» à roborer & reftreindre les mufcles, exprimer
» & renvoyer aux parties fupérieures l'humeur jà
» defcendue, & empêcher nouvelle fluxion, ce
» que lefdits Médecins accorderent & conclurent
» tels remedes y être utiles & néceffaires. Par ainfi
» la douleur céffa ; & pour davantage réfoudre,
» étant l'humeur contenue en la partie, on ufa puis
» après les remedes réfolutifs & defficatifs comme

» de celui-ci. ℞. farine d'orge & d'orobe deux on-
» ces de chaque, fl. de camom. & de mélilot deux
» pincées de chaque, beurre frais une once & demíe,
» leffive de barbier fuffifamment pour un cataplaf-
» me. Le Roi demeura trois mois & plus fans pou-
» voir bien fléchir & étendre le bras ; néanmoins,
» graces à Dieu, il fut parfaitement bien guéri,
» fans que l'action fût demeurée aucunement vi-
» tiée «.

Si au lieu d'une veine le Chirurgien a ouvert une artere, ou qu'il les ait ouvertes l'une & l'au-tre, ce qu'il connoîtra auffi-tôt par la fortie impé-tueufe du fang, il ne faut point qu'il perde le ju-gement, ni qu'il donne à connoître au malade qu'il eft embarraffé, parce qu'il n'eft pas impoffible d'y remédier fans même que le malade s'en apperçoive. Pour prouver ce que j'avance & en inftruire le jeune Chirurgien, je vais rapporter ce que j'ai vu faire à mon Maître d'apprentiffage en pareille oc-cafion. Il alloit pour faigner un Penfionnaire au College d'Harcourt, & il me mena avec lui pour te-nir la lumiere. Il ouvrit l'artere, dont le fang fe lança comme un trait d'arbalete de l'autre côté du lit ; il faifoit une très-grande arcade, il fortoit en fautillant, & il s'élevoit dans le plat une écume d'un vermeil orangé & en grande quantité. Ayant connu que c'étoit l'artere qui étoit ouverte, il ne s'étonna point ; il dit au malade que fon fang étant auffi échauf-fé, il falloit en tirer beaucoup afin que cette faignée calmât cette grande chaleur ; il demanda un fe-cond plat, & en tira jufqu'à ce qu'il vit que le malade commençoit à tomber en foibleffe. Il avoit mis, pendant que le fang fortoit, une piece de monnoie dans la compreffe, & avoit demandé une feconde bande. A mefure que le malade s'af-foibliffoit, l'arcade que faifoit le fang diminuoit & baiffoit. Ayant ôté la ligature, & le malade étant évanoui, le fang ceffa de fortir. Il prit ce

De l'ouver-ture à l'artere par mégarde.

Moyen de remédier à cet inconvé-nient.

moment pour appliquer la compresse & bander l[e]
bras qu'il serra plus qu'à l'ordinaire, & mit deu[x]
bandes ; & ayant plié le bras sur l'estomac du ma[-]
lade, il l'attacha à sa camisole de crainte qu'il n[e]
l'étendît ; il lui jeta de l'eau au visage, lui fit sen[-]
tir du vinaigre, & le fit revenir de son évanoui[s-]
sement. Il eut soin de faire jeter le sang avant qu[e]
de s'en aller, & il recommanda bien au malad[e]
de ne point remuer son bras, lui disant que s'[il]
se débandoit, son sang étoit si furieux qu'il s[e-]
roit mort avant qu'on pût le secourir. Le soir, fe[i-]
gnant d'avoir été appelé pour un malade dans so[n]
voisinage, il l'alla voir, & trouva que le malad[e]
avoit été assez obéissant pour avoir laissé son br[as]
dans le même état qu'il l'avoit mis. Le lendema[in]
il lui rendit encore visite ; & quoique le malade [se]
plaignît que son bras étoit trop serré, il lui pe[r-]
suada de n'y toucher que le troisieme jour, & e[n-]
core après l'avoir débandé il y remit une nouvel[le]
compresse & une autre bande pour plus grande s[û-]
reté. La cicatrice se fit comme celle d'une veine[,]
& le malade a cru qu'on ne lui avoit jamais fa[it]
une meilleure saignée (a).

(a) La tumeur lymphatique, la douleur, l'engourdiss[e-]
ment & la piqûre du périoste, sont encore des accidens q[ui]
peuvent être des suites de la saignée.

La tumeur lymphatique qui survient dans le lieu de [la]
piqûre après la saignée, est formée par une lymphe épa[n-]
chée d'un ou de plusieurs vaisseaux lymphatiques qu'on [a]
ouverts en même temps que la veine.

Cette tumeur ne change point la couleur de la pea[u,]
elle est sans douleur, & souvent reluisante ; elle ne se for[me]
pas toutes les fois qu'en piquant la veine on ouvre des va[is-]
seaux lymphatiques, parce que la cicatrice peut ne pas [se]
faire si parfaitement, qu'elle ne laisse une petite fistule i[m-]
perceptible par où la lymphe épanchée s'écoule. On reco[n-]
noît cet écoulement à la chemise qui en est mouillée.

Une compresse épaisse & trempée dans une eau spiritue[use]
qu'on applique sur la tumeur, & qu'on comprime un [peu]
avec la bande, guérit pour l'ordinaire cette petite tume[ur]

Je finis l'article de la saignée par l'Histoire d'un nommé Damascène, qui vint à la Cour en l'année 1669. Elle vous fera voir que de tout temps il s'est

Quand elle résiste à ce remede, on y fait une petite ouverture pour donner issue à la lymphe épanchée, & l'on fait ensuite sur l'endroit ouvert une légere compression. S'il n'y a point de tumeur, mais seulement une petite ouverture par où la lymphe s'écoule, une compression faite dessus arrête l'écoulement, & en procure quelquefois la réunion. Lorsque ce moyen ne réussit pas, on applique la pierre infernale, qui en cautérisant un peu le vaisseau lymphatique, & détruisant les callosités, procure la consolidation entiere du vaisseau, & de la petite ouverture devenue fistuleuse. Un emplâtre de céruse mis sur l'ouverture & la compression, après l'application de la pierre infernale, achevent la guérison.

On sait qu'il y a un petit cordon de nerfs appelé cutané intérieur, qui accompagne la veine basilique, un autre appelé musculotané, qui passe derriere la veine médiane, & un autre rameau de nerf crural qui accompagne la veine saphene.

Il arrive quelquefois qu'en ouvrant une veine on pique ou l'on coupe un de ces petits cordons de nerfs. Quand on le pique seulement, on excite une douleur vive qui s'étend tout le long de la partie où se distribue le nerf, & qui continue quelquefois à se faire sentir pendant quelque temps, mais avec moins de violence. Quand on le coupe totalement, on excite d'abord, comme en le piquant, une douleur vive, à laquelle succede un engourdissement le long de la partie où le nerf coupé se distribue.

Il est difficile de prévoir cet accident, & s'il y a un moyen de l'éviter, c'est d'ouvrir les veines suivant leur longueur; mais cela n'est pas toujours possible.

Pour appaiser la douleur, on frotte toute la partie douloureuse avec un mélange d'huile d'amandes douces, d'huile de vers & d'eau-de-vie.

On remédie à l'engourdissement avec le baume de Fioraventi & l'huile de vers qu'on méle ensemble, & dont on frotte la partie après avoir fait chauffer le mélange.

En ouvrant la veine cubitale ou la veine radiale vers le poignet, la veine saphene à la malléole interne ou sur le pied, & l'artere ou la veine temporale, on peut piquer le périoste, si l'on enfonce la lancette trop avant, ou si le malade fait quelque mouvement.

La douleur qui se fait sentir au dessus & au dessous de

élevé des gens qui ont attaqué ce grand remede
& que tous les efforts qu'on a faits pour le détruire
n'ont servi qu'à en faire connoître l'utilité & la ne
cessité. Ce Damascène étoit un homme bien fait
de belle physionomie , vêtu très-proprement e
Médecin ; avec ce grand extérieur il parloit bien
& étoit très-hardi. Il débuta par condamner la sa
gnée , disant que c'étoit assassiner une personne qu
de la saigner , parce que , selon lui , on ôtoit l
sang qui étoit le trésor de la vie. Il publioit qu
c'étoit la Lune qui gouvernoit nos corps, que c'éto
elle qu'il falloit consulter sur toutes nos maladies
& qu'avec des opiats , des antidotes & des élixi
qu'il donnoit dans de certains temps de la Lune ,
n'y avoit point de maladie qu'il ne guérît. Il fit im
primer un petit Livre pour établir sa doctrine ;

l'endroit piqué, & la résistance considérable qu'on a sent
à la pointe de la lancette qui s'en trouve émoussée , foi
connoître qu'on a touché le périoste.

Une douleur, une tension & une inflammation qui s'éter
dent le long de l'os où se trouve le périoste piqué, fo
quelquefois les suites & les signes de la lésion de cett
partie.

Quand ces accidens ne sont pas considérables, quelque
compresses trempées dans une cinquieme partie d'eau-de-vi
& dans quatre d'eau commune, suffisent pour y remédie
Lorsque l'inflammation est dissipée , il faut mettre un em
plâtre de l'onguent de la mere, ou de Nuremberg , sur l
petite plaie de la saignée , pour en faire suppurer les bord
Si ces accidens sont violens, on applique sur la partie u
cataplasme anodin, & sur la plaie un peu de suppuratif
qui en l'entretenant ouverte, excite toujours un petit suin
tement, & même une petite suppuration. Lorsque la dou
leur & l'inflammation sont dissipées, on met un emplâtre d
l'onguent de la mere sur la plaie, qu'on desseche ensui
avec l'onguent de céruse ou de pompholix, &c. Ces acci
dens ne se terminent pas toujours si heureusement ; ils obl
gent quelquefois à débrider le périoste enflammé, trop tend
& prêt à tomber en pourriture , ce qui feroit un grand dé
labrement. L'incision faite pour débrider le périoste découvr
l'os, qu'on doit panser, ainsi que la plaie faite aux partie
molles, suivant les regles de l'Art.

alloit au dîner du Roi, où il vantoit les merveilles qu'il avoit faites ; il suivoit la Reine à sa collation dans le jardin du Boulaingrain , où il se faisoit écouter comme s'il eût été un Oracle. Un Garçon Apothicaire de M. Stuart y étant un jour , prit la parole , & dit à la Reine qu'il ne pouvoit pas souffrir que ce Charlatan lui en imposât ; que c'étoit un bateleur & un ignorant , qu'il l'avoit vu monter sur le Théâtre à Rennes & à Nantes , & qu'il ne connoissoit aucune des plantes dont il parloit ; & pour le prouver il entra dans un petit bois qui étoit proche ; il en cueillit sept ou huit qu'il apporta devant la Reine , & que Damascène ne put nommer. Il ne laissa pas que d'avoir beaucoup de Sectateurs , parce qu'il y a bien des gens qui donnent dans la nouveauté , & plus à la Cour qu'ailleurs ; mais la suite n'ayant pas répondu à ses promesses sur plusieurs malades qui se mirent entre ses mains , & le Roi ayant connu qu'il n'y avoit que de l'arrogance & de l'effronterie dans tout son procédé , donna ordre qu'on le chassât de la Cour après quatre mois de séjour qu'il y avoit fait. Deux Gardes de la Prévôté le prirent un matin , & le conduisirent à une lieue de Saint-Germain ; & là , en le quittant , ils lui dirent que le Roi lui défendoit d'y revenir jamais , sur peine des Galeres.

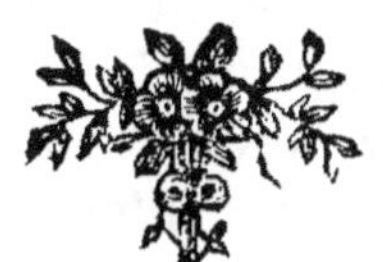

Fig. XLIV. POUR L'ANEVRISME.

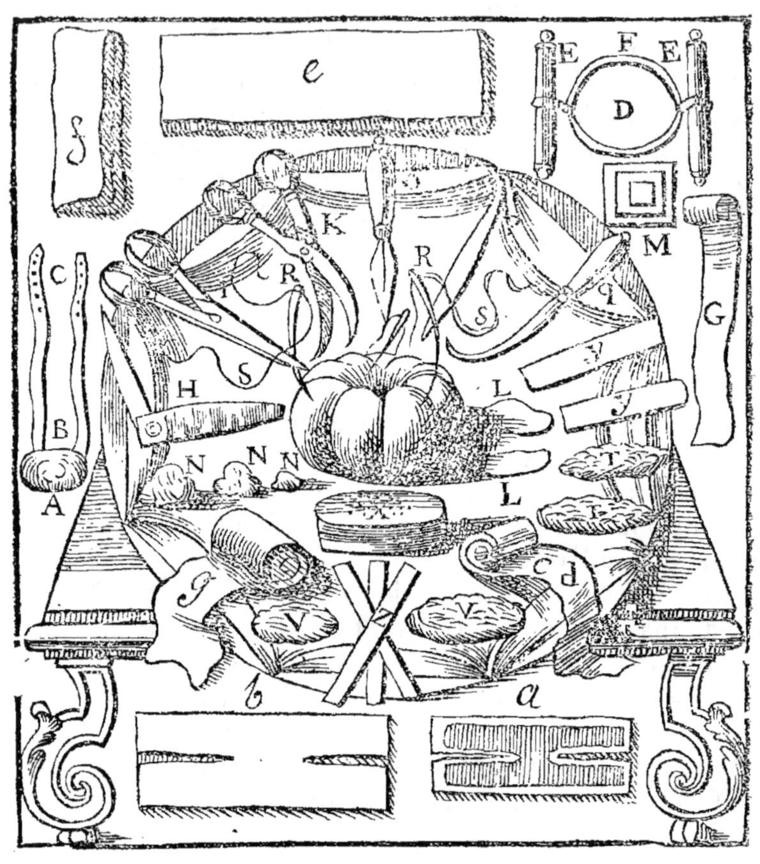

De l'Opé-
ration de
l'Anévris-
me.

CE mot d'anévrisme est dérivé du mot grec ἀνευρύνω , qui veut dire j'étends ou j'élargis , parce que c'est une tumeur pulsative , molle & obéissante au toucher , causée par l'élargissement de l'artere , ou par l'épanchement du sang artériel hors de son vaisseau.

Deux espe-
ces d'anévris-
mes.

    Cette définition nous apprend qu'il y a deux sortes d'anévrismes ; l'une qui est faite par dilatation de l'artere , qui s'étendant & s'élargissant peu à peu , fait une poche qui s'emplit d'un sang artériel ;

l'autre

l'autre par incifion ou rupture de l'artere, dans laquelle le même fang fortant de fon vaiffeau s'épanche dans les parties voifines.

Celles qui fe font par dilatation ont deux causes, ou interne ou externe. La premiere eft quand une humeur corrofive a rongé en partie les membranes externes de l'artere, en forte que les internes ne pouvant réfifter à l'impulfion du fang, elles font obligées de s'étendre & d'obéir aux pulfations continuelles du fang artériel; & la feconde eft quand la pointe de la lancette a effleuré extérieurement l'artere, ces mêmes pulfations n'en trouvant pas le canal fi fort en cet endroit, elles contraignent les membranes internes de prêter, & s'élargiffant, elles font une tumeur qui fort & excede le conduit de l'artere (*a*).

Caufe de la dilatation de l'artere.

(*a*) L'anévrifme qui fe fait par dilatation de l'artere vient de ce que les parois de ce vaiffeau font plus foibles dans l'endroit de la dilatation qu'ailleurs. Pour le comprendre il faut fe rappeler l'impulfion continuelle du fang contre les parois du vaiffeau, & le reffort du vaiffeau qui tend continuellement à rapprocher les parois vers leur centre. S'il fe trouve quelque portion du vaiffeau plus foible que le refte, cette impulfion & ce reffort concourent également à le dilater. Car le fang agiffant fur les parois doit obliger les endroits affoiblis de céder plus que les autres à fon impétuofité; & quand les parois de l'artere fe contractent pour pouffer le fang en le comprimant, les endroits affoiblis ayant moins de force pour comprimer la liqueur ne fuivent pas le mouvement du refte du vaiffeau, & par conféquent fe diftendent & fe dilatent. S'il fe trouvoit au delà des endroits foibles quelque obftruction ou quelque compreffion qui formât obftacle au cours du fang, elle augmenteroit la violence de fon action fur les parois de l'artere, & contribueroit par conféquent à la dilatation des endroits affoiblis.

L'affoibliffement de quelque endroit de l'artere peut avoir différentes caufes, comme par exemple un dépôt voifin, un grand effort, un coup reçu à cet endroit par un inftrument contondant, une piqûre ou une incifion faite à la gaîne ou capfule de l'artere, ou même à quelques-unes de fes tuniques. Feu M. Arnaud difoit que quand cet affoibliffement venoit d'une incifion faite à la gaîne, les tuniques pouvoient fortir

Celles qui se font par incision ou par ruptu
ont toujours une cause externe, comme une pla
faite par la pointe d'une épée ou d'une lancett
qui, faisant ouverture au corps de l'artere, procu
une sortie au sang qui se répand entre les chai
& la peau. La rupture peut être causée par (
grands efforts, ou par des cris pendant l'acco
chement, qui peuvent faire le même désordre q
l'incision de l'artere (a).

en partie par l'ouverture, & former une espece de herni
qu'il appeloit hernie de l'artere. L'expérience prouve q
quand l'incision a pénétré jusqu'aux tuniques extérieures
vaisseau, les tuniques intérieures peuvent passer au trave
& former une hernie à peu près semblable à celle dont
vient de parler. On saigna une personne, & l'on réité
quelques heures après la saignée par la même ouvertur
sans qu'on s'apperçût d'aucun accident. Il survint néanmoi
dans la suite à l'endroit de la saignée une petite tumeur (
rentroit presque entiérement lorsqu'on la comprimoit. Le m
lade la montra un mois après à M. Desprez, aujourd'h
premier Chirurgien du Roi d'Espagne. Il reconnut que c'ét
un anévrisme, & après avoir essayé inutilement de le gué
par le moyen du bandage, il fit l'opération. Il ne trou
dans la poche anévrismale qu'un sang fluide sans auc
caillot; on lâcha le tourniquet, & le sang sortit par u
petite ouverture. Les parois de la poche, qui ressembloie
entiérement aux tuniques de l'artere, étoient fort lisses in
rieuremient; la poche paroissoit sortir de l'ouvertui
l'artere, & par conséquent formoit une espece de hern
M. Boudou fit il y a quelque temps l'opération d'un an
vrisme survenu à la suite d'une saignée. Après avoir d
couvert la poche anévrismale, il reconnut & fit voir a
assistans que l'ouverture des membranes extérieures de l'a
tere par où cette poche sortoit, se trouvoit étranglée; lor
qu'il faisoit serrer le tourniquet, le sang renfermé dans
poche rentroit dans l'artere; mais lorsqu'il le faisoit lâche
le sang revenoit dans la poche.

(a) Quand toutes les tuniques de l'artere ont été ouvert
par quelque cause que ce soit, le sang s'épanche quelqu
fois dans une grande partie du bras, & même dans tout
bras; quelquefois son épanchement est borné aux enviro
de l'ouverture du vaisseau. Deux choses semblent pouve
arrêter le progrès de l'épanchement, savoir la gaîne de l'a

Il arrive des anévrifmes dans toutes les parties du corps, comme à la tête, au cou, à la poitri-

Endroits où ils arrivent.

tere, & un caillot qui fe trouve à l'ouverture du vaiffeau. Il paroît que ces deux caufes s'étoient réunies pour empêcher le progrès d'une tumeur anévrifmale de la groffeur d'une noix verte, qui avoit confervé pendant vingt ans la même groffeur, & qui après s'étoit augmentée fi confidérablement, que tout le bras en étoit extraordinairement tuméfié. M. Saviart * qui rapporte cette obfervation, dit qu'après avoir ouvert cette tumeur & ôté le fang coagulé, » il apperçut qu'il y avoit un corps étranger qui étoit collé » fur l'artere, & que le fang artériel s'échappoit par un » petit endroit qui s'étoit détaché depuis peu, & qui avoit » caufé tout le défordre. Au refte, ajoute-t-il, ce corps » étranger n'étoit autre chofe qu'un fang fibreux & coagulé, » revêtu d'une membrane du côté qui ne regardoit point » l'artere, & du côté qui la regardoit il s'y étoit formé » une petite enfonçure en forme de voûte «. Cette membrane qui couvroit l'extérieur étoit apparemment une portion de la gaîne; peut-être n'étoit-elle qu'une coagulation d'un fang fibreux dont le caillot étoit formé.

L'Art de faigner accommodé aux principes de la circulation du fang, par un Maître Chirurgien de Paris, feconde édition.
* Obf. 610.

Quand la gaîne borne l'épanchement, il faut qu'elle foit entiere, ou parce qu'elle n'a point été rompue, ou parce qu'après avoir été divifée, les bords de l'ouverture fe font réunis. Quant au premier cas, il paroît qu'il fe peut former un anévrifme par rupture fans que la gaîne foit endommagée. Un effort violent peut ouvrir le vaiffeau fans ouvrir la gaîne, qui eft plus foupie que les membranes de l'artere, & par conféquent plus difficile à rompre. Si le vaiffeau & la gaîne ont été divifés par quelque effort, ou par un inftrument piquant, il femble qu'en voulant procurer leur réunion, il fe peut faire qu'on réuffiffe par rapport à la gaîne fans que l'artere fe cicatrife. En ce cas, dès qu'on ceffera de faire la compreffion, le fang fortira par l'ouverture de l'artere, mais fon épanchement ne fera pas confidérable, à moins que fa violence ne rompe la gaîne qui s'oppofe à fon paffage. On ne doit pas s'étonner de ce qu'on avance ici au fujet de la cicatrice de la gaîne, qui fe forme plutôt que celle de l'artere; car il y a des Auteurs qui penfent que quelques-unes des tuniques de l'artere fe cicatrifent quelquefois fans les autres. Tulpius eft de ce fentiment, comme il paroît par une de fes obfervations que voici. Une perfonne fe bleffa à la main gauche avec un couteau fort pointu, & s'ouvrit l'artere qui eft entre le pouce & le doigt index. On arrêta le fang par le moyen d'un emplâtre aftringent, ce

Bibliotech. Chir. Mangeti.

ne, ou au ventre; ils viennent quelquefois en ce
parties d'une grosseur prodigieuse; mais comme j
ne me propose de parler ici que de ceux qui vien
nent ensuite de la saignée, je me renfermerai dan
l'opération qui leur convient.

Leurs signes.   On connoît, en saignant, qu'on a ouvert l'artere
par l'impétuosité avec laquelle le sang sort de so
vaisseau, & par les autres signes que je vous a
fait remarquer en parlant de la saignée : il fau
pour lors tàcher de ne point paroître embarrassé
& se conduire de la même maniere que je vous a
dit que fit mon Maître d'apprentissage dans une pa
reille occasion.

Mais si le malade ou les assistans s'en sont apper
çus, ou si le sang ne sort pas à plein tuyau de l'ar
tere, & que le Chirurgien voie par l'élévation qu
commence autour de la saignée, que le sang s
répand entre les chairs & la peau, il faut que d
bonne foi il avoue sa faute, & qu'il mette le pouc
dessus l'ouverture avant qu'il y ait beaucoup d
sang épanché; & sans trop alarmer le malade,
doit lui faire connoître le danger où il est, afin d
le rendre soumis & obéissant à faire ce qui est né
cessaire pour en éviter les suites.

Instrumens
pour serrer
l'artere.   Pendant que le Chirurgien tient l'artere sou
mise avec le pouce de sa main gauche, de l
droite il ôte sa ligature; il fait préparer de
bandes, des compresses & du papier mouillé pou
faire un tampon, s'il ne peut pas avoir une moiti

qui procura, dit l'Auteur, la réunion de la tunique extern
de l'artere sans procurer celle de la tunique interne. C'e
pourquoi le sang, en soulevant la tunique réunie, forme
une tumeur anévrismale qui s'évanouissoit quand on cesso
de la comprimer. Pour guérir cet anévrisme, il fit rentr
le sang, & se servit d'un emplâtre astringent & d'une lam
de plomb soutenue d'un bandage I, & procura ainsi par un
compression exacte sur l'artere la réunion des tuniques int
rieures.

de féve defféchée : il faut pofer une compreffe épaiffe fur le bras le long de l'artere, & par-deffus une autre compreffe circulaire fur laquelle il met une ligature qu'il fait ferrer avec le tourniquet. Quand il croit que la compreffion eft affez forte pour empêcher que le fang ne puiffe couler de l'artere, il leve fon pouce ; & dans le temps que le fang eft ainfi arrêté, il met un tampon de papier mouillé fur la faignée, ou une moitié de feve, ou une piece de monnoie dans la premiere compreffe ; il en met une feconde un peu plus grande, & encore une troifieme, afin que par graduation l'artere foit bien comprimée (a), puis une ou deux bandes qu'il ferre plus que dans les faignées ordinaires. Le bras bien bandé, il remet le pouce deffus toutes les compreffes avant que d'ôter le tourniquet, il met encore une compreffe étroite, épaiffe & longitudinale le long du bras fur l'artere, & par-deffus une bande de la largeur de trois doigts, qui, par plufieurs circulaires, monte du coude jufqu'à l'épaule ; & par ce moyen il arrêtera le fang fans qu'il furvienne d'anévrifme.

Il faut, cet appareil pofé, faigner le malade plufieurs fois de l'autre bras ; il faut mettre le bras faigné dans une bonne fituation, point trop plié ni trop étendu, & l'avant-bras & la main plus haute que le coude, placé fur des oreillers fans lui faire faire aucun mouvement. Il ne faut point re-

(a) Il ne faut faire de compreffion exacte que fur l'ouverture de l'artere. Ainfi le petit tampon de papier mouillé, qui en fe defféchant ne s'applique que fur cette ouverture, vaut mieux que la moitié d'une feve, ou qu'une piece de monnoie qui feroit une compreffion exacte trop étendue. C'eft pour cette même raifon qu'on fe fert de compreffes graduées, & en affez grand nombre pour que les dernieres fe trouvent élevées au deffus du niveau du bras. Car lorfqu'on les ferre avec les bandages, l'ouverture fe trouve exactement comprimée, & les parties voifines ne le font que très-légérement.

lever l'appareil que plufieurs jours après, à moins que le bras n'enflât trop, ou qu'on n'eût quelques fignes que malgré ce bandage le fang continue à s'échapper hors de l'artere ; car pour lors il faudroit fe déterminer à l'opération, qu'on ne peut pas différer fans mettre le malade en danger de perdre la vie (a).

(a) Quand le fang artériel s'épanche malgré la compreffion, c'eft parce qu'elle n'a pas été faite exactement ou affez long-temps fur toute l'ouverture de l'artere : fi l'ouverture de l'aponévrofe ne fe trouve pas vis-à-vis celle de l'artere, l'épanchement fe fait principalement fous l'aponévrofe ; mais fi la plaie de l'artere eft vis-à-vis celle de l'aponévrofe, la liqueur fe répand alors en plus grande partie dans les cellules graiffeufes de la peau.

Lorfqu'on ne voit pas d'épanchement dans le bras, il n'eft pas certain pour cela que la compreffion ait réuni les tuniques du vaiffeau ; car il fe peut faire que la gaîne & les tégumens fe foient réunis fans les tuniques de l'artere. En ce cas, la gaîne s'oppofe au progrès de l'épanchement. Il fe peut faire même que la gaîne n'étant pas cicatrifée, un caillot de fang ferme le paffage à cette liqueur. Si la gaîne borne l'épanchement, il fe forme une tumeur anévrifmale qui a tous les fignes d'un anévrifme par dilatation, quoiqu'elle vienne de la divifion de l'artere. Lorfqu'on la comprime elle s'évanouit plus ou moins promptement, à proportion de la grandeur de l'ouverture de ce vaiffeau ; on y fent une pulfation & un bruit ou fifflement continuel, à moins que l'ouverture ne foit fort grande. Cette tumeur peut augmenter confidérablement en peu de temps. Si c'eft le caillot qui s'oppofe à l'épanchement, & s'il n'a pas acquis une certaine épaiffeur, la même chofe arrive. Ce qui fait que cette tumeur reffemble à un anévrifme par dilatation en s'évanouiffant par la compreffion, c'eft que la gaîne en fe dilatant, ou le caillot de fang en s'alongeant peu à peu, forme une efpece de poche, qui renferme le fang à peu près de la même maniere que le renfermeroit une poche formée par la dilatation des tuniques de l'artere. Le caillot de fang devient quelquefois fi épais, qu'on a peine à fentir la pulfation & le fifflement, & qu'après avoir fait rentrer le fang fluide, il y refte toujours une tumeur plus ou moins confidérable qui n'eft autre chofe que lui-même.

Quand on veut effayer de guérir par la compreffion ces efpeces d'anévrifmes, il faut d'abord faire rentrer le fang

Ambroife Paré, liv. XXXIV, p. 184.

Il ne faut pas faire comme fit un Chirurgien qui, ayant ouvert l'artere à un Officier du Roi, crut, parce qu'il avoit bien bandé le bras, & qu'il s'étoit rendu le maître du sang, qu'il n'en arriveroit rien de fâchéux : il est vrai que le sang ne sortoit point dehòrs à cause du bandage; mais il s'échappoit de l'artere & couloit en haut dans le bras qu'il emplit tellement, qu'il devint d'une grosseur extraordinaire. C'étoit à quatre lieues de Versailles, où je fus appelé pour faire l'opération; & je fus obligé d'ouvrir la peau le long du bras, pour en tirer plus de quatre livres de sang qui s'étoit caillé entre les chairs & la peau depuis le coude jusqu'à l'épaule, dans toute la circonférence du bras.

fluide, & tâcher ensuite, par le moyen d'une compression exacte & constante, de procurer l'endurcissement du caillot qu'elle tient appliqué sur l'ouverture de l'artere. La partie rouge se sépare de la partie lymphatique, qui étant fibreuse acquiert la consistance de membrane, & s'unissant avec les bords de la division de l'artere, ferme parfaitement l'ouverture. Ce qu'on dit ici au sujet du caillot & de la maniere dont l'ouverture de l'artere se bouche, ne doit point surprendre : car M. Petit a démontré à l'Académie Royale des Sciences, que le sang s'arrêtoit pour toujours par le moyen d'un caillot. Ainsi le caillot qui s'étend pour former la poche anévrisinale, est le caillot qui bouchoit l'ouverture de l'artere, & qui l'auroit fermée pour toujours si la compression eût été faite exactement & continuée ; & c'est lui-même qu'on applique sur l'ouverture, pour la boucher exactement.

Mémoires de l'Académ. an. 1731.

Lorsqu'on ne peut pas guérir un anévrisme ou en empêcher le progrès par la compression, on tire néanmoins de ce moyen un grand avantage. En comprimant le vaisseau, on empêche que le sang n'y coule en aussi grande abondance qu'à l'ordinaire ; ce qui oblige une partie de la liqueur à dilater peu à peu les vaisseaux collatéraux, & les disposer à suppléer à l'artere principale dont on fera la ligature. L'expérience confirme ce qu'on avance ici. M. Petit m'a fait remarquer que l'opération de l'anévrisme réussit presque toujours, quand on ne la fait qu'après avoir comprimé l'artere pendant long-temps.

X x iv

Quand c'est un anévrisme fait par la dilatation de l'artere, la nécessité pour l'opération n'est pas si pressante que celle qui est faite par incision, & même la Chirurgie nous propose des moyens pour l'éviter, dont il faut se servir avant que de prendre ce parti.

Un Chirurgien peut s'être apperçu d'avoir touché le corps de l'artere, quand en saignant une basilique, il a senti à la pointe de la lancette une petite résistance qu'il ne trouve pas ordinairement. Quand cela est arrivé il doit craindre quelque suite ; & pour l'éviter il faut qu'il mette une compresse un peu plus épaisse, qu'il tienne le bras bandé plusieurs jours, qu'il recommande au malade de ne faire aucun effort avec son bras, & pour plus grande sûreté qu'il trempe la compresse dans de l'eau styptique.

Souvent les malades s'impatientent de porter une bande trop long-temps ; c'est alors que si l'artere est effleurée, le sang par des pulsations continuelles fait étendre l'endroit affoibli, & qu'il s'y fait une petite tumeur qui d'abord n'est que de la grosseur d'un très-petit pois, & qui grossissant tous les jours devient grosse comme une noisette ou une noix (a). Si le Chirurgien est averti d'a-

___

(a) L'espece d'anévrisme dont l'Auteur parle ici, est occasionnée par la division d'une ou plusieurs tuniques extérieures, & par la dilatation des intérieures, qui en passant par l'ouverture des externes, forment une espece de hernie dont on a parlé. Il est important de ne pas confondre cette sorte d'anévrisme avec ceux qui se font par la dilatation de toutes les tuniques, car on le guérit quelquefois par la compression ; & ce moyen ne convient pas ordinairement à ces derniers, parce que toute la circonférence de l'artere est dilatée, & qu'en comprimant la tumeur d'un côté, elle croîtroit du côté opposé. Ainsi on ne peut guérir les anévrismes formés par la dilatation de toutes les tuniques que par l'opération ; & lorsqu'ils se trouvent situés dans un endroit où on ne peut la faire sans exposer le malade à périr, il faut se

bord qu'elle commence , il y peut remédier plus facilement que quand elle eſt à ce degré de groſſeur. Il connoît que c'eſt une tumeur anévriſmale , par le toucher, car il y ſent une pulſation ſemblable à celle du pouls ; & ſi elle eſt encore petite , en la comprimant elle diſparoît , parce qu'on fait rentrer le ſang dans le corps de l'artere. Il y en a qui prétendent qu'en verſant de l'eau bien froide , ou en mettant quelque choſe de bien froid ſur la tumeur , c'eſt un moyen de la guérir : les remedes ſtyptiques & aſtringens y conviennent , parce qu'il faut reſſerrer les fibres trop étendues des tuniques de l'artere ; mais ils ſeroient de peu d'effet s'ils n'étoient aidés par le bandage , qu'il faut porter des années entieres.

M. l'Abbé Bourdelot , premier Médecin de M. le Prince , inventa un bandage pour ſe guérir d'un anévriſme qui lui ſurvint après une ſaignée : il appeloit ſon bandage le ponton ; il conſiſtoit en un petit écuſſon A d'acier , rond , fait exprès , garni de coton & de cuir comme les bandages pour les hernies. Ce petit écuſſon a des attaches B qui paſſent au deſſus & au deſſous du coude , qu'on vient arrêter au dedans du bras au milieu de la partie plate de l'écuſſon : il y a des petits trous G à ces attaches , pour ſerrer & relâcher l'écuſſon quand on veut ; & quoique cet écuſſon ſoit fait pour comprimer la tumeur , il y a une canelure pour laiſſer la liberté au ſang de l'artere de paſſer par-deſſus. C'eſt ce qui lui a fait donner le nom de ponton , étant ſemblable à un pont qui n'empêche pas l'eau d'une riviere de continuer ſon cours : il le porta l'eſpace d'une année , & la tumeur diminuant tous les jours il ſe trouva guéri entiérement.

contenter de diminuer le volume du ſang par de fréquentes ſaignées, par un régime de vie très-ſobre , & d'interdire au malade tout exercice violent.

Cet exemple apprend au Chirurgien qu'il doit être inventif, qu'il faut qu'il travaille à trouver des bandages & des machines capables de guérir les maladies sans opération, & que s'il veut se servir de ceux qui ont été trouvés par nos prédécesseurs, il y doit augmenter ou diminuer, selon que les dispositions des malades le demandent. Mais quand il a épuisé toute son industrie, & que la tumeur n'a point cédé à tous ces remedes, il faut qu'il en vienne à l'opération qu'il doit faire avec toutes les précautions nécessaires pour se rendre maître du sang, afin que le malade ne meure pas dans le temps de l'opération, comme il est arrivé quelquefois.

Quelque éclairé que soit un Chirurgien, & quoiqu'il ait déjà fait cette opération plusieurs fois, il doit se méfier de ses lumieres & de son adresse, parce que dans le temps que la tumeur est ouverte il peut s'étonner par la sortie du sang qui se lance avec impétuosité; il peut dans ce moment perdre cette présence d'esprit dont il a besoin dans un temps où il faut arrêter promptement la furie de ce sang; c'est pourquoi je lui conseille de ne la point entreprendre sans appeler un de ses Confreres capable de l'assister de ses conseils, & de l'aider en cas de besoin dans une opération aussi délicate & aussi hasardeuse.

Avant l'opération il faut préparer tout ce qui est nécessaire, tant les instrumens que ce qu'il faut pour le pansement, afin d'avoir tout prêt, pour n'être point obligé de le demander ni de l'attendre; savoir, un tourniquet, composé d'une ligature qui fasse deux tours, & d'un ou de deux petits bâtons de la grosseur & de la longueur du doigt; une lancette à abcès, des ciseaux droits & courbes, un bistouri, une érigne, des aiguilles courbes, enfilées d'un petit fil ciré, des boutons de vitriol en cas de besoin, plusieurs petites compresses de dif-

férentes longueurs ; quantité de charpie, des poudres aftringentes, un emplâtre, de grandes compreffes, deux bandes, & enfin un appareil tel
qu'il eft gravé fur la planche XLIV qui eft à la
tête de ce chapitre.

Avant l'opération, le malade étant placé dans un
fauteuil de commodité, & dans la fituation la plus
commode pour l'Opérateur, vis-à-vis le jour, un
peu penché en arriere, & le bras étendu comme
pour une faignée, on placera les ferviteurs, qui doivent être au moins quatre. Si c'eft au bras droit que
foit l'anévrifme, l'Opérateur fera mettre le premier, qui eft celui en qui il fe confie le plus, à
fa gauche, qui embraffera le bras du malade pour
comprimer l'artere quand il fera néceffaire : il fera
tenir l'avant-bras du malade par le fecond, qui
tiendra d'une main celle du malade, & de l'autre
empoignera l'avant-bras pour empêcher qu'il ne
le retire ou ne le remue dans le temps de l'o-
pération : ce ferviteur fera à la droite de l'Opérateur. Le troifieme fera devant lui, & tiendra
un baffin fur lequel fera tout l'appareil, pour en
prendre à fa volonté les chofes dont il aura befoin, ou les remettre de même après s'en être
fervi : & le quatrieme fera pour obéir aux ordres
de l'Opérateur. Il faut qu'il y ait fur une table
une chandelle ou une bougie allumée, toute prête
à l'apporter en cas que l'Opérateur demande de la
lumiere.

Ces chofes ainfi difpofées, il faut, avant que
d'ouvrir la tumeur, fonger à fe rendre maître du
fang, & empêcher qu'il n'en forte qu'autant que
l'on voudra : il y a trois moyens pour y parvenir ;
le premier par la ligature avec le cordonnet, le fecond par les mains d'un ferviteur, & le troifieme
par le tourniquet.

Les Anciens prenoient une groffe aiguille courbe,
enfilée d'un fort cordonnet ; ils la paffoient au tra-

vers du bras ; ils commençoient par l'enfoncer au deſſous de l'artere juſque proche l'os, ils la faiſoient ſortir par le milieu du muſcle biceps, & par ce moyen ayant embraſſé l'artere dans l'anſe du cordonnet, ils le lioient ſur une compreſſe aſſez fortement pour arrêter le cours du ſang dans l'artere. Cette méthode a paru ſi cruelle aux Chirurgiens qui ſont venus après, qu'ils l'ont abandonnée & ſe ſont contentés des mains d'un ſerviteur, qu'ils ont ſubſtituées à la place d'une ligature ſi pénible & ſi douloureuſe.

Comment on peut retenir le ſang avec les mains d'un ſerviteur. Ceux qui ſe ſont ſervis des mains d'un ſerviteur, en choiſiſſoient un dont les mains fuſſent fortes & robuſtes ; ils lui faiſoient empoigner le bras, les deux pouces en deſſus & les huit doigts par deſſous, dont les extrémités comprimoient le corps de l'artere dans toute ſa longueur, & ſe fiant à ce ſerviteur ils ouvroient la tumeur. Ils prétendoient ce moyen très-commode, parce que, l'artere découverte, ils lui diſoient de ſoulever un peu ſes doigts, afin de voir par le ſang qui jailliſſoit l'endroit de l'ouverture, pour y mettre le bouton ou en faire la ligature ; & refaiſant appuyer les doigts, ils achevoient leur opération. Cette maniere eſt la plus ſimple, mais elle n'eſt pas la plus ſûre, car les mains ſe peuvent laſſer par une longue compreſſion & par la durée de l'opération ; & avant qu'on en eût ſubſtitué une autre en ſa place, le malade pourroit perdre beaucoup de ſang, & l'opération en feroit troublée : c'eſt ce qui fait que les Modernes ont inventé le tourniquet dont ils ſe ſervent aujourd'hui, tant dans les anévriſmes que dans les amputations.

Du Tourniquet. On a donné le nom de tourniquet à cette eſpece de ligature D, parce qu'en tournant deux petits bâtons EE, paſſés entre le bras & une liſiere F faite d'un tiſſu de fil, on le ſerre autant qu'on veut ; c'eſt de cette maniere que les Voituriers ſerrent avec un bâton les cordes qui tiennent les ballots fur leurs charrettes. On le pofe fur cette bande circulaire G, afin de faire moins de douleur & de meurtriffure à la peau ; quand on l'a tourné fuffifamment, on le fait tenir par un ferviteur, qui le peut ferrer ou lâcher felon la volonté de l'Opérateur. Il fut inventé il y a long-temps pendant le fiege de Befançon en Franche-Comté, par un des Chirurgiens de l'Armée ; & on s'en eft toujours fervi depuis ce temps-là (a).

Le tourniquet placé deux ou trois travers de doigts au deffus du pli du coude, le Chirurgien avec une grande lancette H (b) ouvre la tumeur de toute fa longueur, en commençant par la partie inférieure (c) ; & fi avec fa lancette il ne la trouve

Ouverture de la tumeur.

(a) On applique le tourniquet pour arrêter le cours du fang dans le tronc de l'artere ; mais il faut comprimer le moins qu'il eft poffible les parties voifines. C'eft pourquoi l'on met fur le cordon des vaiffeaux, avant que d'appliquer la compreffe circulaire, une autre compreffe épaiffe de deux pouces. On fait fur ces compreffes deux tours avec un cordon de foie ou de fil qu'on noue, & qu'on laiffe affez lâche pour qu'on puiffe mettre deffous, & dans l'endroit oppofé à celui où la compreffion fe doit faire, une petite lame d'écaille ou de corne un peu convexe. On fait paffer entre le cordon & cette lame, un petit bâton qu'on tourne pour ferrer le cordon. La compreffe épaiffe qui eft appliquée fur les vaiffeaux les comprime alors, & empêche que le cordon ne faffe des contufions aux parties latérales, en les ferrant trop. Le tourniquet de M. Petit, dont on parlera ailleurs, a des avantages qui le rendent préférable à celui-ci.

(b) Quand on veut ouvrir une tumeur, & qu'on craint d'offenfer quelque partie qui fe trouve deffous, on préfere aujourd'hui à la lancette le tranchant du biftouri. C'eft l'ufage des Praticiens de nos jours.

(c) On croit devoir faire ici quelques remarques fur les différentes manieres de faire l'opération de l'anévrifme, felon les différentes efpeces de cette maladie dont on a parlé dans les remarques précédentes. Quand l'anévrifme eft produit par la divifion de toutes les tuniques de l'artere, & que

pas suffisamment ouverte, il donne quelques coups avec ses ciseaux droits I, ou ses courbes K, en haut ou en bas, selon qu'il le juge à propos; puis, ayant porté un doigt ou deux dans la tumeur, il en vide tout le sang coagulé qu'il y trouve, il coupe les brides qui y sont, & en ayant ôté tout ce qui embarrassoit, il dit à celui qui tient le tourniquet de le lâcher un demi-tour pour reconnoître l'endroit de l'ouverture de l'artere, qui se manifeste assez par le sang qu'on en voit sortir avec vîtesse. La plaie de l'artere bien connue, c'est au Chirurgien à déterminer de quelle maniere il croit pouvoir en arrêter le sang, & ce sont les dispositions qu'il y trouve qui doivent lui faire

le sang s'est épanché dans le bras, il faut faire avec un bistouri une incision aux tégumens, afin de faire sortir le sang répandu dans les cellules graisseuses. Il faut ensuite faire fléchir le bras, introduire une sonde crénelée dans l'ouverture de l'aponévrose, glisser sur cet instrument un bistouri avec lequel on fait une incision longitudinale qui suit le cours de l'artere, & qui s'étend au dessus & au dessous de l'ouverture. Ainsi, quand on a fait l'incision d'un côté de l'ouverture, on retire la sonde pour la tourner de l'autre côté, afin de faire une incision pareille. On vide le sang épanché sous l'aponévrose, & l'on découvre l'artere. Le sang qu'on trouve sous l'aponévrose est caillé & disposé par couches, dont celles qui sont plus éloignées de l'ouverture de l'artere ont moins de consistance que les autres, parce que le sang qui sort du vaisseau passe toujours derriere les couches déjà formées.

Lorsque l'anévrisme est formé par la rupture de toutes les tuniques de l'artere, & que l'épanchement de sang est borné par la capsule ou par un caillot, ou lorsqu'il est formé par la rupture des tuniques extérieures, & par la dilatation des intérieures, il faut faire aux tégumens & à l'aponévrose une incision proportionnée à l'étendue de la tumeur, pour découvrir la poche anévrismale. On ouvre ensuite cette poche, qu'on trouve quelquefois dure & fort épaisse; on en ôte les caillots de sang, s'il s'en trouve, & l'on en coupe le plus qu'il est possible. Toute la portion du vaisseau qui est dilatée, & dont les tuniques sont affoiblies, doit être comprise entre les deux ligatures.

prendre parti fur l'un des trois moyens qu'il y a pour l'arrêter.

Le premier, c'eft de prendre du papier mâché, en faire deux petits tampons LL, & les pofer fur l'ouverture de l'artere ; ou bien une petite compreffe M trempée dans de l'eau ftyptique, & la mettre directement fur le corps de l'artere, & par-deffus plufieurs autres compreffes un peu plus grandes les unes que les autres, & ainfi arrêter le fang.

Moyens d'arrêter le fang.

1 Par le papier mâché.

Le fecond eft de mettre fur l'artere ouverte un cauftique ou un de ces boutons de vitriol NNN, qui par l'efcarre qu'il y fait en arrête le fang, comme on fait après les amputations dans de certains Hôpitaux, où, pour avoir plus tôt fait, on ne s'embarraffe point des défordres que ces remedes peuvent faire.

2 Par les boutons de vitriol.

Le troifieme, c'eft avec un fcalpel O, ou un déchauffoir P, de diffequer le canal de l'artere, & l'ayant foulevée avec une érigne Q (*a*), paffer par-deffous une de ces aiguilles RR, enfilée d'un gros fil ciré S qu'on noue au deffus de l'ouverture de l'artere, & qu'on ferre de maniere que le fang ne puiffe plus couler par ce canal (*b*) :

3 Par la ligature.

(*a*) On introduit l'érigne dans l'ouverture de l'artere, afin de la foulever. L'érigne faite en équerre & mouffe par fon extrémité, eft préférable à l'érigne courbe & pointue que l'Auteur propofe ici.

(*b*) Il y a plufieurs autres manieres de faire la ligature. M. Thibaut ne diffequoit point l'artere, & comprenoit dans la ligature l'artere, la veine, le nerf, & un peu de chair. Quelques autres Praticiens, comme M. Petit, féparent le nerf de l'artere, pour ne le pas comprendre dans la ligature.

Quand on veut nouer l'artere feule, comme l'Auteur le propofe ici, il faut prendre garde de la piquer avec la pointe de l'aiguille, ou de la couper avec fon tranchant, ce qu'il eft aifé d'éviter, en paffant fous l'artere la moitié d'une aiguille courbe, la tête la premiere, & en coupant enfuite le

on laiſſe les bouts du fil aſſez longs pour ſortir de la longueur de quatre travers de doigt hors de la plaie. Il eſt inutile de mettre une petite compreſſe ſous les nœuds du fil , ni de faire une ſeconde ligature au deſſous de la plaie de l'artere : quand nos Anciens en uſoient ainſi , ils ignoroient le mouvement circulaire du ſang : mais à préſent que nous en ſommes certains , cette connoiſſance perfectionne nos opérations , en nous faiſant retrancher pluſieurs circonſtances inutiles & ſuperflues (a).

fil pour retirer l'aiguille du même côté d'où on l'a porté ſous le vaiſſeau.

Ceux qui ſuivent l'une des deux méthodes dont on vient de parler au commencement de la remarque, ſe ſervent de l'une des deux aiguilles imaginées par M. Petit. La premiere eſt courbe ; ſon corps eſt rond , ſa tête eſt une petite palette par où on la tient, ſon œil eſt proche de la pointe , & ſa pointe n'eſt aiguë qu'autant qu'il faut pour qu'elle puiſſe percer les chairs.

La ſeconde w eſt plate, large, & un peu courbée ; elle a vers ſa pointe deux ouvertures qui tiennent les deux côtés du fil écartés ; ſa pointe eſt mouſſe. Cette aiguille eſt ordinairement d'argent ou d'acier.

On met dans l'œil ou l'ouverture de ces aiguilles, une eſpece de ruban compoſé de trois ou quatre brins de fil ciré. On porte l'aiguille ſous l'artere ; & lorſqu'on ne l'a pas diſſéquée, l'on peut quelquefois éviter de comprendre le nerf dans la ligature. J'ai obſervé qu'il étoit ſouvent éloigné de l'artere d'un travers de doigt. Quand l'ouverture a paſſé d'un côté à l'autre, on coupe ce ruban, on le dégage, & l'on retire l'aiguille du même côté d'où on l'a porté. Il ſe trouve par ce moyen ſous l'artere deux bouts de ruban avec leſquels on fait deux ligatures, l'une au deſſus de ſon ouverture, & l'autre au deſſous. La ſeconde aiguille a cet avantage, que par ſon moyen les deux bouts de ruban ſe trouvent placés aux endroits où l'on doit faire la ligature.

(a) L'Auteur croit qu'une ſeule ligature faite au deſſus de l'ouverture empêche l'hémorragie. Mais il ne fait pas attention à la communication qui ſe trouve entre l'artere principale & les arteres collatérales. Car après qu'on a fait la ligature, le ſang peut, par le moyen de ces petits vaiſ-

De

De ces trois manieres d'arrêter le fang, c'eſt
la premiere qui eſt préferable aux deux autres,
parce qu'elle conſerve l'artere, & qu'elle n'a pour
but que de procurer une cicatrice à la plaie qui a

Choix de
ces manieres.

ſeaux, ſe porter de la partie de l'artere qui eſt au deſſus
de l'ouverture dans celle qui eſt au deſſous, & par conſéquent ſortir par l'ouverture, ſi une ligature faite au deſſous ne l'arrête de ce côté-là. L'expérience confirme ce qu'on
avance. C'eſt même par cette communication que les vaiſſeaux collatéraux, naturellement fort petits, peuvent, en ſe
dilatant peu à peu, ſuppléer à l'artere principale qu'on a
liée. Lorſqu'ils ne ſe dilatent pas, la gangrene ſe met à la
partie du bras qui eſt au deſſous de la ligature, & oblige
par conſéquent à le couper. On ne doit point craindre cet
accident lorſque l'ouverture ſe trouve à l'une des deux branches principales de l'artere brachiale, c'eſt-à-dire, à la radiale ou à la cubitale; car l'autre fournit aſſez de ſang pour
nourrir l'avant-bras, & c'eſt ordinairement en ce cas qu'on
ſent le pouls immédiatement après l'opération. Mais comme
l'on ſaigne ordinairement au pli du bras, & que la diviſion
de l'artere ſe trouve preſque toujours au deſſous de ce pli,
& rarement au deſſus, ſi l'on a le malheur de piquer l'artere, c'eſt preſque toujours le tronc, & non pas l'une des
branches, qui ſe trouve piqué. Il faut ſe reſſouvenir alors de
ce qu'on a dit plus haut, que la compreſſion facilite le ſuccès
de l'opération, en obligeant le ſang dont elle reſſerre le paſſage à dilater peu à peu les vaiſſeaux collatéraux, de ſorte
qu'il y coule déjà avec facilité lorſqu'on fait la ligature. Il
eſt aiſé de concevoir qu'on peut encore en ce cas ſentir le
pouls immédiatement après qu'on a fait la ligature au tronc
de l'artere.

Comme les vaiſſeaux collatéraux ſuppléent à l'artere principale lorſqu'on en fait la ligature, on ne doit pas diſſéquer
l'artere dans une grande étendue, de peur d'en détruire quelques-uns. C'eſt pour cela que la plupart des Praticiens modernes ne la diſſéquent point. Le nerf, qui eſt la partie qu'on
recommande de ſéparer de l'artere afin de ne le pas lier avec
elle, en eſt ſouvent éloigné d'un travers de doigt. On peut
faire paſſer la pointe de l'aiguille entre l'une & l'autre partie,
& par conſéquent ne pas comprendre le nerf dans la ligature. C'eſt auſſi pour cette même raiſon qu'il faut, avant
de faire cette ligature, ouvrir la poche anévriſmale, ſur-tout
ſi elle eſt conſidérable; car ſi on lioit l'artere au deſſus &
au deſſous de la poche, les ligatures comprendroient une
trop grande portion d'artere, d'où pourroient partir quelques-
uns de ces vaiſſeaux, qui en ce cas deviendroient inutiles.

Yy

été faite : & s'il n'y avoit pas lieu de s'en pouvoi
servir , c'eſt la ligature qu'il faut préférer au
cauſtiques , & c'eſt auſſi celle dont ſe ſervent le
meilleurs Praticiens d'aujourd'hui (*a*).

Après l'opération faite de l'une ou de l'autre d
ces trois façons, il faut panſer le malade. Si o
s'eſt ſervi de la premiere ou de la ſeconde, il fau
bien tamponner la plaie avec ces bourdonnets T
& avec ces plumaceaux VV, & ne point épargne
Panſement qu'on fait au malade. les poudres aſtringentes qui ſont dans cette boîte X
afin d'empêcher la ſortie du ſang : mais ſi l'on
mis en uſage la ligature, il ne faut panſer qu
ſimplement, parce qu'on eſt ſûr que le ſang n
peut plus ſortir. On ne laiſſe pas les premiers jou
que de mettre des plumaceaux couverts d'un on
guent où entrent les poudres aſtringentes ; o
met de petites compreſſes longitudinales YY , &
d'autres Z qui ſe croiſent en forme d'X pou
mieux appuyer , puis un emplâtre long *a* dor

(*a*) La compreſſion applatit le tuyau artériel , la ligatu
le reſſerre en rapprochant ſes parois vers leur centie , le
ſtyptiques le criſpent un peu , & coagulent un peu le ſan
par leur vertu. La compreſſion eſt préférable lorſqu'on peu
trouver un point d'appui ; elle n'a pas beſoin alors du ſe
cours des ſtyptiques ni de celui de la ligature ; au lieu qu'o
n'emploie pas ſans elle l'un de ces deux derniers moyens
parce qu'elle en facilite le ſuccès. Le ſang arrêté ſe coagule
& le caillot qui ſe forme dans l'artere à ſon ouverture eſt u
obſtacle continuel à l'hémorragie, qui ſans lui recommen
ceroit dès qu'on auroit ceſſé d'employer les moyens dont o
vient de parler. C'eſt ce qui arrivoit autrefois, parce qu'c
ſe ſervoit de cauſtiques ou de cauteres actuels, qui, en brû
lant une portion de l'artere , ne la rétréciſſoient & ne
fermoient que pour un temps, & qui d'ailleurs, en cuiſai
pour ainſi dire le ſang, empêchoient les adhérences que
caillot auroit contractées avec les parois de l'artere. La part
cautériſée ſe ſéparoit du reſte quelques jours après, & laiſ
ſoit une ouverture par où le ſang ſortoit, parce que l'arter
n'étoit plus rétrécie ; & le caillot de ſang étant alors tre
petit, & n'ayant point contracté d'adhérence avec les paroi
étoit obligé de céder à l'impétuoſité de cette liqueur.

les deux extrémités foient fendues , enfuite une compreffe *b* de même figure , & par-deffus le tout un bandage *c d* , qui faffe des circulaires au deffus & au deffous du coude , & qui fe croife fur la plaie : ce bandage eft quafi femblable à celui de la faignée , excepté que la bande eft plus large & plus longue , & qu'il ne fe termine pas par un nœud. On met encore deux compreffes circulaires trempées dans l'oxycrat (*a*) , l'une *e* fur l'avant-bras , l'autre *f* fur le bras , & par-deffus une bande *g* , qu'on pofe circulairement au deffus du carpe , qu'on continue jufqu'à l'épaule , & qu'on finit par un circulaire autour du corps , obfervant de mettre encore au bras une compreffe longitudinale & épaiffe le long de l'artere , afin que la compreffion fe faifant plus

(*a*) En trempant les compreffes dans quelques liqueurs , on doit avoir en vue d'empêcher l'avant-bras de tomber en mortification , & d'accélérer la dilatation des petits vaiffeaux collatéraux qui doivent fuppléer à l'artere principale. Ainfi il faut fe fervir de liqueurs chaudes & fpiritueufes , qui donnent au bras une efpece de vie , jufqu'à ce que le fang vienne l'animer en dilatant les vaiffeaux collatéraux. L'oxycrat eft aftringent & non pas fpiritueux ; au contraire , l'eau-de-vie camphrée eft fpiritueufe & non pas aftringente. Ainfi l'eau-de-vie camphrée eft préférable à l'oxycrat. Il faut faire chauffer l'eau-de-vie camphrée , & ne fe pas contenter d'y tremper les compreffes , mais les arrofer de temps en temps , de forte que l'avant-bras foit continuellement dans une efpece de bain chaud & fpiritueux. Comme la liqueur fe refroidiroit toujours un peu , on lui confervera fa chaleur par le moyen d'une brique chaude qu'on met à la main. Il faut avoir le foin d'examiner le bras. Lorfqu'il fe conferve chaud , qu'on n'y voit point de phlyctenes , & qu'on commence à fentir un petit frémiffement au pouls , on a lieu de croire que cette partie reçoit affez de nourriture & que l'opération réuffit. Au contraire , fi le bras eft froid , fi l'on y apperçoit de petites phlyctenes , fi l'on ne fent aucun frémiffement au pouls , on doit craindre que la gangrene ne furvienne , & qu'on ne foit obligé d'en faire l'amputation. Il faut néanmoins n'en venir à cette extrémité que lorfqu'il n'y a plus de reffource , & que l'avant-bras eft prêt à tomber en pourriture.

Y y ij

forte en cet endroit, elle empêche que le fang artériel ne foit pouffé avec trop de vîteffe contre la ligature de l'artere.

Sa fituation dans le lit.

On conduit le malade au lit, on le couche dans une fituation un peu élevée, & on pofe fon bras à demi-plié fur un oreiller ; & quoiqu'il ait été faigné avant l'opération, on le faigne plufieurs fois après, pour éviter l'impétuofité du fang vers la partie affligée ; on met auprès du malade un ferviteur, qui avec la main appuie jour & nuit l'endroit de l'opération, pour empêcher l'irruption du fang ; & comme un feul ferviteur ne pourroit pas y réfifter, il y en a deux ou trois à qui l'on donne alternativement cet emploi.

Régime de vie du malade, & le foin qu'on en doit avoir dans la fuite.

Les premiers jours on fait obferver au malade un régime de vivre très-fobre, afin de ne point faire trop de fang : on eft attentif fur tout ce qui peut arriver, & on ne releve l'appareil que trois jours après ; & quand on le fait, on laiffe les dernieres compreffes ou tampons, c'eft-à-dire ce qui touche l'artere, & on attend que ces compreffes ou tampons tombent d'eux-mêmes, obfervant, toutes les fois qu'on panfe le malade, de lui faire empoigner le bras par un ferviteur qui comprime l'artere, comme nous avons dit.

Il ne faut point fe relâcher fur l'exactitude qu'on doit apporter pour la tenir fujette ; car, lorfque l'on fe croit en fûreté de ce côté-là, une fortie imprévue du fang, comme il eft arrivé fouvent, oblige de recommencer l'opération, & peut mettre le malade, avant qu'il foit fecouru, dans le danger de perdre la vie : c'eft pourquoi il ne faut rien négliger, & ne rien promettre affirmativement avant la parfaite guérifon. Il faut, à mefure qu'elle approche & que la plaie fe remplit de chair, faire tous les jours étendre un peu davantage le bras au malade, parce que fi on laiffoit cicatrifer la plaie le bras plié, il ne pourroit plus l'étendre par la fuite, & il fe trouveroit eftropié, quoique guéri de fon anévrifme.

C'eft une chofe furprenante de voir la prévention du Public, qui croit que les Chirurgiens font obligés de donner une penfion à tous ceux à qui ils font une mauvaife faignée. Un célebre Chirurgien mort il y a long-temps, dont le nom eft refpecté chez nous, & qui avoit acquis une réputation fur la faignée plus grande que qui que ce foit avant lui, avoua qu'en une année il avoit ouvert onze arteres. On ne pouvoit l'accufer d'être mal-adroit, puifque perfonne ne faignoit auffi bien que lui; mais il faifoit tant de faignées, & de fi difficiles, étant appelé par tout Paris pour des bras où tous les autres avoient renoncé, qu'il ne pouvoit éviter ces malheurs qui auroient été plus fréquens à tout autre qu'à lui: s'il avoit été obligé de donner des penfions, tout le bien qu'il avoit gagné pendant quarante années de travail auroit à peine fuffi.

En allant en Allemagne avec Monfeigneur le Duc de Bourgogne, en l'année 1703., nous paffâmes par Reims: on nous fit voir, à M. Duchefne & à moi, une fille de trente ans ou environ, qui avoit des mouvemens convulfifs par tout le corps, qu'on difoit être furvenus enfuite d'une faignée, & dont on vouloit rendre refponfable le Chirurgien qui l'avoit faite. Quelques-uns de fes confreres, foutenus par des Médecins, autorifoient cette fille à lui demander une penfion; & pour cet effet il y avoit un procès intenté contre lui, avec des rapports qui portoient qu'il avoit piqué le tendon. J'examinai le bras, & trouvant la peau vacillante fur le tendon, je les affurai qu'il n'avoit point été touché, parce qu'un tendon s'exfolie comme un os découvert dont il vient une chair qui, s'uniffant avec la peau, les attache l'un à l'autre, de même que du crâne exfolié il en fort une chair qui, fe cicatrifant avec le cuir chevelu, les rené

Ouverture d'artere dif- ficile à éviter.

Hiftoire fur la piqûre d'un tendon.

Y y iij

adhérens l'un à l'autre. Nonobſtant le rapport qu'en donna M. Ducheſne, le procès ſe continua, & fut interjeté au Parlement de Paris; j'en donnai mon rapport, qui, ayant été trouvé conforme à celui que les Medecins & les Chirurgiens nommés par la Cour avoient donné, le Chirurgien gagna ſon procès, & ſe trouva par cet Arrêt délivré de la pourſuite d'une clique de dévotes qui, ayant pris le fait & cauſe de la fille, s'étoient ameutées pour le ruiner par charité.

Les Chirurgiens ſont ſouvent excuſables.

Je ne prétends pas ſoutenir que les Chirurgiens ne puiſſent faire quelque faute. Quel eſt l'homme qui ne ſe trompe pas? quelle eſt la profeſſion où l'on n'en fait point? Et pourquoi n'y a-t-il que les Chirurgiens à qui on veuille en faire payer les dommages & intérêts? Il eſt d'autres profeſſions dont la terre couvre les fautes, & dont on ne dit mot: les Juges mêmes qui décident ſouverainement du ſort des humains, ne ſe trompent-ils pas quelquefois en faiſant perdre un procès à l'un injuſtement, ou en condamnant l'autre innocemment? Puiſqu'il n'y a perſonne qui ne ſoit capable de faire des fautes, pourquoi ne pas compatir au malheur du Chirurgien? N'eſt-il pas aſſez puni, quand il en a fait quelqu'une, de perdre ſa réputation & ſes pratiques? Faut-il encore qu'il ſoit perſécuté par des gens qui, malgré lui, veulent devenir ſes penſionnaires?

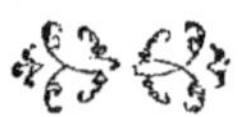

FIG. XLV. POUR LA SUTURE DU TENDON.

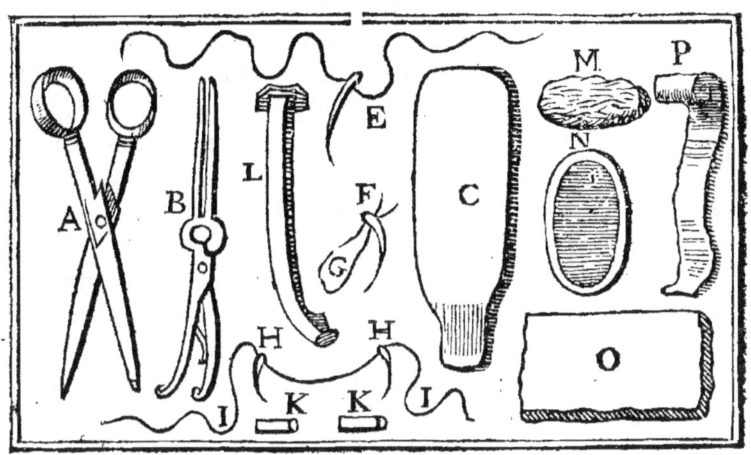

C'EST sur la main que se pratiquent le plus souvent les sutures des tendons, parce qu'elle en est toute remplie, tant pour ses mouvemens, que pour faire ceux des doigts; c'est aussi cette partie que l'homme présente comme un bouclier contre tout ce qui le vient attaquer, & c'est la raison pourquoi la main reçoit plus de plaies que les autres parties, qui n'ont pas si souvent besoin qu'elle de l'opération que je vais vous faire voir.

De la suture du tendon.

Quand monsieur Bienaise, Maître Chirurgien de Paris, & l'un des plus célebres, commença à faire cette opération il y a cinquante ans, on la croyoit de son invention; il en eut toute la gloire, & elle eut tout l'agrément de la nouveauté : mais, ayant reconnu que plus de deux mille ans avant lui on en avoit parlé, on a trouvé qu'elle n'étoit seulement que renouvelée des Grecs ; Guidon & plusieurs autres l'ont pratiquée : il est vrai qu'elle n'étoit plus à la mode, c'est lui qui l'y a fait revenir ; & nous lui avons obligation de

Renouvellement de cette opération.

l'avoir effayée fur des chiens, puis de l'avoir faite fur des hommes, & ainfi de nous avoir encouragés à faire une opération qui empêche que beaucoup de bleffés ne demeurent eftropiés.

Il faifoit la futute du tendon dans les vieilles plaies auffi-bien que dans les récentes, c'eft-à-dire, dans les plaies de quinze à vingt jours, mais non pas à celles qui étoient abfolument cicatrifées, comme quelques-uns nous l'ont voulu faire croire ; car il feroit alors impoffible de ramener les bouts des tendons l'un proche de l'autre, étant collés & unis avec leurs parties voifines.

Les tendons ne fe croifent pas auffi aifément que les autres plaies, où il ne faut qu'en approcher les levres, & les unir enfemble par le moyen d'une aiguille enfilée ; mais aux plaies des tendons, il faut avant que de les coudre préluder par une incifion, pour aller chercher une des extrémités du tendon qui eft toujours attachée au corps des mufcles ; car pour celle qui tient à l'os, elle ne s'éloigne guere. Par exemple, à une plaie tranfverfale fur le dos de la main, qui aura coupé le tendon extenfeur du doigt du milieu, foit à une plaie récente, ou à une vieille, il faut commencer par faire une petite incifion longitudinale, avec la pointe des cifeaux A, à la partie fupérieure de la plaie, pour aller chercher le bout du tendon que le corps du mufcle extenfeur a retiré en haut, & avec des pincettes B le retirer & l'approcher de l'autre extrémité pour pouvoir en faire la future ; & pour faciliter cette approche, il faut faire tenir la main étendue avec une petite palette C qu'on attache du côté de la paume de la main, pour la tenir toujours ouverte.

On nous propofe deux moyens pour faire la future ; le premier, de prendre une aiguille D enfilée d'un fimple fil ciré E, de la paffer de dehors en dedans à l'un des bouts du tendon, & à l'autre

de dedans en dehors, & ne faifant qu'un feul
point comme à l'enfilée, lier les deux bouts du fil
fur une petite compreffe ronde. Cette future eft
la plus tôt faite, mais il y en a qui ne l'approuvent
pas, difant que la petite compreffe fur laquelle
on a fait le nœud, empêche de voir fi les deux
extrémités du tendon font bien jointes enfemble ;
& ils préferent l'autre maniere, qui eft de fe fervir d'une aiguille F enfilée d'un double fil G
dont le bout fait une anfe, de la paffer comme
la précédente dans les deux extrémités du tendon,
de mettre une petite compreffe dans l'anfe, comme
on faifoit à la future emplumée, & une autre
entre les deux fils, fur laquelle on les noue : on
voit entre les deux compreffes fi les deux bouts
du tendon font bien unis enfemble, & on eft
fûr que ces deux bouts fe cicatrifant ainfi, le malade ne fera point eftropié.

Il y a une troifieme maniere que j'ai vu pratiquer à M. Bienaife, qui me paroît plus fûre que
les deux précédentes : c'eft d'avoir deux aiguilles
HH enfilées d'un même fil II, & les paffer toutes
deux à côté l'une de l'autre de dehors en dedans,
puis les repaffer de dedans en dehors dans l'autre
bout du tendon, & les lier fur une de ces petites
compreffes KK, quand on voit que les extrémités
font fuffifamment approchées l'une de l'autre. Ce
qui doit faire donner la préférence à celle-ci, c'eft
que deux fils uniffent & joignent bien mieux le
tendon qu'un feul, & par conféquent la réunion
eft plus facile à s'en faire.

Pour faire cette future, il faut fe fervir de petites aiguilles rondes, afin de faire au tendon de
très-petites plaies ; les plates en feroient de trop
grandes. Il faut en perçant les bouts des tendons les
appuyer avec le bout d'une canule courbe L, &
que le fil foit ciré & pas plus gros que le paffage
des aiguilles, afin de ne point faire de violence

pour le faire entrer : il faut encore en nouant le fil faire un peu avancer les bouts du tendon l'un sur l'autre, afin qu'ils ne se trouvent pas éloignés, quand même la suture se lâcheroit un peu par les petits mouvemens involontaires que peut faire le muscle.

La suture achevée, on met dessus un petit plumaceau M couvert de baume d'Arcæus, ou de celui du Pérou, si on en peut avoir ; avec l'emplâtre N, la compresse O, & la bande P dont on fait des circulaires autour de la main : on se sert à ces plaies de remedes balsamiques, pour empêcher la trop grande suppuration ; & sur-tout on porte toujours cette palette Q sous la main, jusqu'à ce que la plaie soit entiérement cicatrisée.

Après la cicatrice faite, il reste quelquefois un petit durillon sur la suture : il faut le frotter avec un peu d'huile d'amandes douces, ou de l'huile de vers de terre ; il faut faire fléchir la main peu à peu, & la conduire insensiblement jusqu'à l'action qu'elle doit faire sans la violenter, & faire porter pendant un temps une mitaine pour défendre la main contre le froid (a).

(a) On pratique rarement cette espece de suture abandonnée par les Anciens, & renouvelée par feu M. Bienaise. Presque tous les Modernes la regardent comme dangereuse & inutile. En effet, la piqûre du tendon ou sa section en partie, est suivie très-souvent d'accidens très-funestes, & qu'on ne fait ordinairement cesser qu'en le divisant totalement. Outre cela, les tendons servent à tirer une partie mobile qu'on peut mettre & maintenir dans une extension qui rapproche les parties divisées & en procure la réunion. C'est de cette maniere qu'on a souvent remédié à la division des tendons extenseurs des doigts des mains, & même à la rupture du tendon * d'Achille, qui est le plus gros & le plus fort des tendons.

Pour faciliter le succès de cette pratique à l'égard des extenseurs des doigts des mains, on se sert d'une machine de fer blanc Æ, composée d'une espece de gouttiere dans

FIG. XLVI. POUR LES OPÉRATIONS DES DOIGTS.

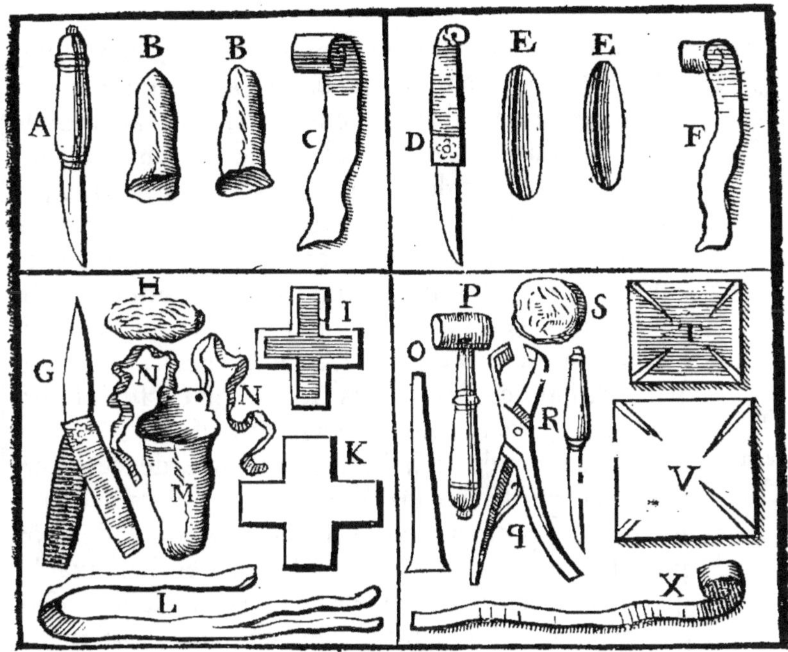

IL y a quatre opérations différentes qu'on fait aux doigts : la premiere, pour séparer des doigts qui sont unis ensemble ; la seconde, pour redresser ceux qui sont courbes & crochus ; la

laquelle on pose l'avant-bras, & d'une plaque qu'on ajuste à la gouttiere par le moyen d'une charniere & d'une goupille. Cette derniere piece, qui est mobile, peut former avec la gouttiere un angle plus ou moins mousse, selon qu'il est nécessaire pour mettre la main, dont on applique le plat sur elle, en une extension plus ou moins grande. On soutient cette piece par le moyen de deux crochets qui y sont attachés, & de deux cremailleres soudées à la gouttiere. Quand le seul tendon extenseur du pouce est divisé, on peut substituer à la plaque une autre plus petite, & convenable à la largeur de ce doigt.

troifieme , pour ouvrir un panaris ; & la quatrieme , pour extirper des doigts écrafés ou
gangrénés.

De l'union
& de l'agglu-
tination des
doigts.

LES doigts tiennent enfemble par deux manieres, ou par union, ou par agglutination : on
appelle union , quand l'enfant venant au monde
on lui trouve les doigts adhérens les uns aux autres ; cela fe fait dès la premiere conformation par
la difpofition de la matiere, ou par la force de
l'imagination de la mere , comme plufieurs autres
chofes que les enfans apportent au monde. Si
après des ulceres , ou quelque grande brûlure où
la main aura été dépouillée de fa peau, on laiffe
par négligence les doigts fe coller & fe joindre
enfemble , cela fe nomme agglutination.

Comment
on doit opé-
rer ici.

Il faut remédier à l'un & à l'autre de ces accidens, ce qui fe fait en féparant les doigts avec un
fcalpel A , prenant garde de ne rien ôter de l'un
pour le donner à l'autre. Si l'union étoit fi exacte
qu'il y eût peu d'efpace entre deux , le Chirurgien
doit faire voir fon adreffe, en coupant feulement
avec patience ce qui les joignoit enfemble : mais
s'ils étoient unis par une membrane comme une
patte d'oie , il faudroit dans l'entre-deux de chaque
doigt couper & emporter la membrane qui les
uniffoit , afin qu'après que les cicatrices feront
faites, il ne refte rien qui puiffe leur nuire dans
leurs actions.

Panfement
& bandage.

Quand la féparation eft faite, il faut empêcher
qu'ils ne fe recollent, & pour l'éviter on met de
petits linges entre les doigts. On peut fe fervir
d'un bandage , qu'on nomme le gantelet ; mais
comme il eft très-long à faire , à caufe qu'il faut
qu'avec une bande de cinq aunes de longueur il entoure chaque doigt l'un après l'autre par plufieurs
circulaires, on doit fe fervir de petits doigtiers de

linge BB, trempés dans de l'eau vulnéraire, ou dans quelqu'autre liqueur defficative, & de cette bande C dont on fera des circulaires autour de chaque doigt.

UNE main eft très - défigurée par des doigts courbes & crochus, outre que cela eft fort incommode pour celui qui les porte, parce que, ne pouvant pas les étendre ni trop bien les plier, il fe trouve dans l'impuiffance de s'en fervir dans beaucoup de fortes d'actions; quand il en pourroit faire quelques-unes, il ne peut s'en acquitter que de mauvaife grace.

Des doigts courbes.

Si on a recours au Chirurgien pour corriger cette difformité, & tâcher de rendre à un doigt courbe ou à plufieurs leur action ordinaire, c'eft à lui à examiner la difpofition où fe trouvent ces doigts avant que de rien promettre & avant que d'y travailler, car ils pourroient être difpofés de maniere qu'il y auroit impoffibilité de les redreffer. Si c'eft une ankylofe dans les jointures, il faut l'amollir en la trempant dans du bouillon de tripes, ou en la frottant avec l'onguent de guimauve ou les autres drogues émollientes. Si c'eft une cicatrice mal faite qui empêche le doigt de fe redreffer, il faut le débrider par plufieurs petits coups de biftouri D, & enfuite mettre deux petites écliffes droites, faites de bois EE, l'une deffus & l'autre deffous le doigt, le bander avec cette bande F, & le ferrer tous les jours de plus en plus, jufqu'à ce qu'il ait repris la figure naturelle.

Moyen de les redreffer.

LE panaris, que les Grecs appellent *Parony-chia*, qui eft dérivé de παρά, qui veut dire *contre*, & d'ὄνυξ qui fignifie *ongle*, eft une tumeur qui vient à l'extrémité des doigts, & que le Public appelle mal d'aventure ou abcès; elle eft

Du Panaris.

Sa caufe.

caufée par une humeur brûlante, âcre & corrofive qui rongeant le périofte, les extrémités de
filamens nerveux & la chair, y fait une efcarre (a)
On le connoît par une grande tenfion, une pulfation profonde, une douleur aiguë, une chaleu
brûlante, & la fievre ardente qui accompagn
toujours ces fortes de tumeurs.

Nos Anciens font de deux efpeces de panaris
l'une, dont la matiere eft contenue entre la pea
& le périofte; & l'autre, dont l'humeur eft pla
cée entre le périofte & l'os. Mais cette dernier
efpece eft imaginaire, puifqu'il eft tout à fait im
poffible que la quantité de matiere qu'on en vo;
fortir puiffe être contenue dans un efpace qui n'
pas deux lignes de largeur. Elle eft toujours entr
la peau & le périofte, & toute l'extrémité d
doigt en eft abreuvée; & fi l'on trouve fouver
l'os découvert, c'eft que non feulement le périof
a été rongé par l'âcreté de la matiere, mais encor
les ligamens qui attachent l'os de la troifieme pha
lange à la feconde, ce qui fait que ce dernier c
tombe par la fuppuration (b).

Effet du Pa-
naris.

(a) Une piqûre, un petit éclat de bois qui fera entr
dans un doigt, principalement à l'endroit de quelques art
culations, une excoriation, une contufion, une brûlure, l'i
ritation de quelques fibres qu'on aura tiraillées en arrachar
quelques-unes des excroiffances appelées vulgairement ci
vies, font les caufes externes du panaris. Le virus vénérien
le fcrophuleux & le chancreux en font quelquefois les caufe
internes.

(b) Quoique l'Auteur, en rejetant les fentimens des An
ciens, femble n'admettre qu'une feule efpece de panaris,
faut néanmoins convenir qu'il fe rencontre dans cette ma
ladie beaucoup de différences qui donnent lieu de la partage
en plufieurs claffes. Il eft même très-important de ne pa
confondre l'une de ces claffes avec les autres, parce que cha
cune d'elles demande un traitement particulier. On a divi
dans la remarque précédente les caufes du panaris, en ir

ternes & en externes. Cette diſtinction donne lieu de par-
tager auſſi la maladie en deux eſpeces, dont la premiere
demande, outre le traitement ordinaire de la ſeconde, des
remedes particuliers qui détruiſent le vice des liqueurs qui ont
occaſionné le déſordre.

De plus, l'expérience qui a fait connoître aux Praticiens que cette maladie n'avoit pas toujours ſon ſiége entre
la peau & le périoſte, comme le penſe l'Auteur, les a portés
à la diviſer en quatre eſpeces par rapport aux endroits qu'elle
occupe.

La premiere eſpece a ſon ſiége ſous l'épiderme. El'e commence par former au coin de l'ongle une petite tumeur qui
en fait le tour, & qui pour cela eſt appelée vulgairement
tourniolle. Un petit emplâtre d'onguent de la Mere ſuffit
pour guérir ce mal. S'il ſe forme du pus, on lui donne iſſue
en coupant l'épiderme. Il arrive quelquefois que l'inflammation détruit les adhérences naturelles de la racine de l'ongle,
qui ne recevant plus alors de nourriture, eſt chaſſé au dehors
par un autre ongle que la nature produit.

Quand la matiere ſe trouve préciſément ſous l'ongle, la
douleur eſt très-vive, & ſe fait ſentir quelquefois juſqu'au
condyle externe, à cauſe de la conduite des tendons ex-
tenſeurs des doigts. Mais elle ceſſe dès qu'on a donné une
iſſue au pus, ce que l'on fait en ratiſſant l'ongle, ou en le
coupant très-près, en cas que la matiere ſe trouve à ſon extrémité.

La ſeconde eſpece de panaris a ſon ſiége dans le corps
graiſſeux qui entoure le doigt. Ainſi c'eſt un véritable phlegmon, dont les ſymptômes ſont plus conſidérables que ceux de
la premiere.

La troiſieme eſpece a ſon ſiége dans la gaîne des tendons
fléchiſſeurs des doigts. Elle eſt beaucoup plus fâcheuſe que
les deux premieres eſpeces. Pour comprendre les douleurs
qu'elle fait ſentir & les dangers auxquels elle expoſe, il
faut ſe rappeler l'arrangement des principales parties qui ſervent à fléchir les doigts. C'eſt par le moyen du muſcle profond & ſublime qu'ils font ce mouvement. Ces muſcles ont
leur attache au condyle interne de l'humerus; ils ſe parta-
gent chacun vers le milieu de l'avant-bras en quatre tendons nommés fléchiſſeurs, qui paſſent ſous le ligament annulaire interne commun ſitué au poignet, & vont s'attacher
vers les extrémités de tous les doigts, excepté le pouce.
Ainſi il y a dans chaque doigt deux de ces tendons fléchiſſeurs, dont l'un vient du muſcle profond, & l'autre du muſcle
ſublime. Le premier eſt attaché à la troiſieme phalange, &
le ſecond à la deuxieme. Depuis le ligament annulaire in-

terne commun jufqu'à leurs extrémités, ils font revêtus d'une gaîne, & cette gaîne eft fortifiée par des bandes ligamenteufes dans l'étendue des deux premieres phalanges des doigts. Ainfi l'efpece de panaris dont on parle ayant fon fiége dans cette gaîne, qui dans les doigts eft environnée de ligamens forts & incapables de fe diftendre, la matiere ne peut qu'avec peine fe manifefter au dehors, & caufe l'inflammation & la tenfion, qui bientôt, fi l'on n'y remédie, & quelquefois même malgré les remedes, fe communiquent aux autres doigts, à la main, à l'avant-bras, & même au bras. La douleur eft d'autant plus grande, que les parties tendineufes, membraneufes & ligamenteufes en font plus fufceptibles que les autres. Le pus fe forme dans la gaîne, & fe manifefte quelquefois aux articulations des doigts, & même dans la main, par une fluctuation qu'on ne fent pas dans la longueur des phalanges, parce que la gaîne y eft revêtue de bandes ligamenteufes. Quand l'inflammation eft parvenue au poignet, elle paffe bientôt jufqu'au ligament annulaire commun, & dans le grand nombre de cellules graiffeufes qui fe trouvent fur le mufcle carré & fous les tendons des mufcles profond & fublime. Il fe forme dans ces cellules un abcès que le ligament annulaire commun empêche de fe manifefter, & qu'on ne reconnoît qu'à la violence & à la continuité de la douleur & des accidens. Enfin, lorfque l'inflammation a été plus loin, il fe forme auffi quelquefois des abcès à l'avant-bras, au coude, & même au bras.

La quatrieme efpece de panaris a fon fiége entre le périofte & l'os, fouvent dans l'os même. On la reconnoît à une douleur profonde & vive que le malade fent au doigt. La tenfion, le gonflement & l'inflammation ne font pas confidérables dans les commencemens, & fe bornent prefque toujours au doigt; la fievre, les infomnies, les agitations & le délire furviennent comme à la troifieme efpece. On voit quelquefois de petites phlyctenes; le doigt paroît livide, & tombe même en mortification, fi l'on n'y remédie. Le malade ne fent point de douleur au condyle interne de l'humerus, comme dans la troifieme efpece.

Quoique ces trois efpeces de panaris different entre elles quant à leurs fiéges & à leurs fymptômes, elles demandent néanmoins les mêmes remedes dans les commencemens. La faignée réitérée à proportion de la violence des accidens, la diete, les cataplafmes anodins, émolliens & réfolutifs, & tout ce qui eft propre à calmer le fang, peuvent arrêter le mal, lorfqu'il n'a pas encore fait de progrès confidérables. Quelques perfonnes ont été guéries en

mettant

mettant plufieurs fois le doigt dans de l'eau chaude ou dans une leffive de farment, & l'y tenant auffi long-temps qu'il eft poffible. La chaleur de l'eau ouvre les pores, relâche les parties, & peut par conféquent diffiper l'humeur qui s'y eft arrêtée.

Après avoir employé inutilement ces remedes, on fe fert d'un cataplafme ou d'un emplâtre maturatif. Quand le panaris eft de la feconde efpece, le pus fe manifefte bientôt par la fluctuation. Il faut alors ouvrir la tumeur, de peur que la matiere en féjournant n'occafionne un plus grand défordre dans la partie.

Quand le panaris eft de la troifieme efpece, le pus ne fe manifefte pas fi-tôt, parce qu'il eft renfermé dans la gaîne des tendons, qui eft environnée par des bandes ligamenteufes très-fortes. C'eft ordinairement aux endroits des articulations, où il ne fe trouve point de ces bandes ligamenteufes, qu'on commence à le reconnoître par une petite tumeur avec fluctuation, & qu'il fe fait jour quelquefois, quand on tarde à l'ouvrir. Il ne faut pas néanmoins attendre qu'il fe manifefte ; les accidens ne permettent pas toujours qu'on differe jufqu'à ce temps. On fait avec un biftouri, à l'extrémité du doigt, une incifion longitudinale, qui pénetre jufqu'à la gaîne ; on introduit par l'ouverture, jufques dans la gaîne, une fonde crenelée moins groffe que les fondes ordinaires, fur laquelle on gliffe une branche des cifeaux ou un biftouri pour étendre l'incifion jufqu'à la feconde phalange : on coupe un peu des levres de la plaie, de peur qu'en fe gonflant elles n'empêchent d'y introduire avec facilité un petit bourdonnet. Si l'on reconnoît que le mal eft plus étendu que cette incifion, on la prolonge jufqu'à la main. En ouvrant ainfi la gaîne, & en coupant les bandes ligamenteufes, on fait fouvent ceffer les accidens, & l'on arrête le progrès du mal.

Mais fi ces incifions ne fuffifent pas, & qu'il paroiffe un abcès dans la main, on prolonge encore l'incifion. Quand les accidens ne ceffent pas, alors on a lieu de croire qu'il s'eft formé un abcès fur le mufcle carré. Pour y donner iffue, on fait fléchir le poignet, on fait entrer par l'ouverture faite à la main, & l'on fait paffer fous le ligament annulaire interne commun une fonde crenelée, fur laquelle on fait au poignet une incifion qui pénetre entre les tendons jufqu'à l'abcès. On paffe enfuite un féton de la main au poignet, comme le pratiquoit feu M. Thibault. Après toutes ces incifions, les accidens ne diminuent quelquefois pas. Ils peuvent venir du ligament annulaire com-

Z z

mun, dont l'inflammation & le gonflement occafionne
une compreffion trop forte fur les parties qui font
deffous, & du tendon fléchiffeur que la tenfion & l'i
flammation de la capfule & des bandes ligamenteufes o
léfé en le comprimant. S'ils viennent du ligament ann
laire commun, il faut le couper. Mais il eft de la pr
dence du Chirurgien d'avertir que le malade en fera eftr
pié, & qu'il ne fait cette opération que pour conferver
partie, ou même la vie du malade. Si les accidens vienne
du tendon, on l'ôte entiérement, comme M. Petit l'a pr
tiqué. On coupe d'abord fon attache à la phalange, on
tire de deffous le ligament annulaire, & on le coupe da
le corps charnu.

En remédiant à la caufe principale du panaris par ur
ou par plufieurs des incifions dont on vient de parler, o
n'en arrête pas toujours toutes les fuites; il fe forme er
core quelquefois deffus la main, à l'avant-bras, au bras
& même jufque fous l'aiffelle, des abcès qui s'annoncer
par une douleur vive, par des inquiétudes, par le redou
blement de la fievre, & enfin par la fluctuation. Il faut l
ouvrir. On panfe en premier appareil avec de la charpie
toutes les incifions qu'on a faites : on applique fur toute
les parties gonflées ou enflammées un cataplafme réfolutif
qu'on humecte de temps en temps avec une décoctio
d'herbes émollientes. Dans les panfemens fuivans, on m
fur les tendons découverts de petits bourdonnets plats
trempés dans une teinture de fleurs d'hypericum tirée avc
l'efprit-de-vin, ou dans l'efprit de térébenthine; on appli
que fur le refte de la plaie des plumaceaux couverts d
baume d'Arcæus ou d'un digeftif, & l'on continue les cata
plafmes émolliens jufqu'à ce que les accidens foient paffés
après quoi on fe fert de cataplafmes confortatifs, ou d
vin aromatique, ou d'une diffolution de boule vulnérair
dans un mélange d'eau-de-vie & d'eau commune en égal
quantité.

Si l'on a coupé le ligament annulaire, il faut faire flé
chir le poignet pendant le traitement, pour empêcher le
tendons fléchiffeurs de faire une faillie. Quand le tendor
fléchiffeur eft coupé, ou qu'il s'eft exfolié dans la fuite de
panfemens, comme il arrive fouvent, le mouvement du
doigt eft perdu. En ce cas, il faut tenir le doigt à demi-
courbé pendant le traitement, afin qu'après la guérifon il
refte toujours dans la même fituation, qui choquera moins
la vue que s'il reftoit toujours tout droit. Au contraire, f
ce tendon ne s'eft point exfolié, ou s'il n'a point été coupé,
il faut maintenir le doigt étendu pour en conferver l'ufage,

De tous les apoſtêmes, c'eſt le panaris qui eſt
le plus douloureux, parce que l'extrémité des
doigts ne pouvant pas s'étendre autant qu'il ſau-
droit pour contenir la matiere qui s'y porte, il s'y
fait une tenſion exceſſive, qui cauſe une douleur
inſupportable, laquelle étant augmentée par la corroſion de la matiere, & agiſſant ſur les extrémités
des nerfs qui y aboutiſſent, ſe fait ſentir avec
tant de violence, que les malades n'ont pas un
moment de repos, & qu'on ne peut pas s'empêcher de les plaindre par la grande douleur qu'on
leur voit ſouffrir.

Ces tumeurs doivent être au plus tôt amenées à   La ſuppura-
ſuppuration par les remedes maturatifs les plus   tion en doit
forts, comme l'oſeille, l'oignon de lis, le levain,   être procurée.
la ſiente de pigeon & le baſilicon, dont on fait de
petits cataplaſmes qu'on renouvelle ſouvent, parce
que la grande chaleur qui y eſt les a bientôt deſſé-
chés. La gangrene y ſurvient quelquefois, parce
que le ſang ne peut pas revenir de cette partie par
la trop grande tenſion où elle eſt. C'eſt pourquoi
il en faut faire l'ouverture au plus tôt, ſans attendre
qu'on y ſente de la fluctuation, tant pour éviter la
mortification, que pour procurer au malade le ſoulagement qu'il attend avec impatience.

On prend une lancette G plus grande que celles   Comment
dont on ſe ſert pour la ſaignée, avec laquelle on   on en fait
fait une inciſion longitudinale à la partie laté-   l'ouverture.
rale du doigt, afin de ne pas riſquer de piquer le
tendon; ce qui pourroit arriver, ſi on la faiſoit à

parce que, ſi on le laiſſoit courbé pendant le traitement, la
cicatrice ſe formeroit de maniere qu'on ne pourroit point
étendre le doigt ſans le couper.

Quant à la quatrieme eſpece de panaris, l'Auteur en parle
au long. Il faut remarquer néanmoins que pour ouvrir cette
derniere eſpece, il faut préférer le biſtouri à la lancette,
dont la pointe pourroit ſe caſſer en rencontrant l'os juſqu'où
l'inciſion doit pénétrer.

Z z ij

la partie moyenne. Quoiqu'après l'ouverture il n'en forte quelquefois que de la férofité & du fang, cela ne laiffe pas que de foulager le malade en dégorgeant la partie, en diminuant l'extrême tenfion qui y étoit , & en donnant moyen à la matiere de ne pas féjourner quand la coction en eft faite , & aux bourbillons de fortir à méfure qu'ils fe détachent.

Traitement qui la doit fuivre.

Après que le panaris eft ouvert, on ne ceffe point de fe fervir de maturatifs ; & fi on juge que l'ufage des cataplafmes ne foit plus néceffaire , on met deffus l'incifion un plumaceau H couvert de bafilicon , & par-deffus un emplâtre I de diachylon gommé, fait en croix de Malthe, pour achever de mûrir ; on met une compreffe K de même figure , & on fait tenir le tout par le moyen d'une petite bande L pofée circulairement , & arrêtée au haut du doigt , qu'on met enfuite dans un doigtier de cuir M fait exprès , qui a deux petits cordons NN pour l'attacher au deffus du poignet : il faut mettre enfuite la main dans un gant fourré , ou dans un manchon , afin que la chaleur puiffe avancer la maturité de l'humeur ; & on foutient le bras avec une écharpe, la main un peu plus haute que le coude , crainte que fi elle pendoit en bas, il ne fe jetât une fluxion fur la partie affligée.

Pourquoi la chair fe bourfouffle.

Il ne faut pas s'étonner fi le lendemain on trouve de la chair qui a bourfoufflé par l'incifion. Cet accident arrive toujours , parce que cette chair imbibée d'humeurs , fe trouvant trop preffée par le petit volume du doigt, cherche à fortir en dehors , ce qu'elle ne manque pas de faire par l'ouverture qu'on a pratiquée à la peau ; elle eft de couleur livide , & fe fond quelquefois par la fuppuration. Mais fi elle ne cédoit point aux remedes, & qu'elle continuât de boucher la plaie, il faudroit avec les

ciseaux la couper , ce qui se fait tout d'un coup ,
& beaucoup plus promptement que de vouloir la
consumer avec le caustique.

Quand la matiere a rongé le perioste , il faut
que l'os de la derniere phalange s'exfolie, & comme
il est petit , souvent il sort tout entier , ce qui ne
se peut pas faire que le bout du tendon qui s'y attache n'en soit séparé , & qu'il n'ait été altéré &
corrompu par la même humeur. C'est la nature
qui fait la séparation de la partie du tendon altérée
d'avec la saine, aidée par les remedes balsamiques
& spiritueux qu'on verse dans la plaie ; il ne faut
plus alors se servir du diachylon , l'onguent divin y
est excellent , avec lequel on conduit cette cruelle
maladie jusqu'à parfaite guérison.

Comment on conduit ce mal à une entiere guérison.

L'EXTIRPATION d'un doigt se fait en trois occasions ; la premiere , quand par quelque accident il est brisé & écrasé ; la seconde , quand il est
gangréné ; la troisieme , quand un enfant en naif-
sant apporte un ou plusieurs doigts surnuméraires.

Extirpation des doigts.

Les ouvriers qui travaillent aux bàtimens , sont
tous les jours dans le danger d'avoir les mains &
les doigts écrasés par des pierres de taille qui tombent dessus , & de les avoir prises entre deux pieces
de bois : les Chasseurs courent risque de les avoir
brisés par un fusil qui crevera en tirant , comme
je l'ai vu arriver plusieurs fois. La premiere intention du Chirurgien qui est appelé , doit être de
conserver la main & les doigts , & de ne les couper que quand il n'y a aucune espérance de pouvoir les garantir de la mortification ; car s'il restoit encore quelque artere pour y porter la vie , &
quelque veine pour entretenir la circulation du sang,
il ne faudroit point se presser ; on y viendra toujours assez tôt quand on s'appercevra que la chaleur naturelle ne se communiquera plus à la par-

Cas où il peut s'en dispenser.

(a). Mais fuppofé qu'un doigt ne tînt plu
un petit lambeau de la peau ou à un des ten
, il faut le féparer de la main, parce que l
rent qui fe feroit au tendon, pourroit caufe
de ens fâcheux. Cette féparation fe fait alor
par un feul coup de cifeaux, & on panfe auffi
tôt le malade avec les remedes qui conviennent
la nature de la plaie.

Caufe & cure de leur gangrene.

La gangrene peut furvenir à un doigt par l'abor
dance des humeurs qui auront fuffoqué la chaleu
naturelle, comme dans un panaris, ou par un gran
froid qui l'aura étouffée, comme dans une fort
gelée ; le Chirurgien doit tâcher de l'y rappele
en y faifant des fcarifications aux parties latérales
de crainte de toucher les tendons, & en y met
tant de l'efprit de-vin camphré, & des remede
vifs & capables de fe faire fentir ; mais s'il trouv
le fentiment tout-à-fait perdu par une gangren
ou fphacele confirmé, il faut qu'il en faffe l'extir
pation. Il y a quelques Anciens qui nous difen
qu'il faut mettre le doigt fur un billot de bois, &
avec un cifeau O, & d'un coup de ce maillet l

Extr. d'une Séance publ. de l'Acad. de Chirurg.

(a) On peut voir dans le Mercure de France, Juille
1739, une obfervation fur un écrafement des doigts du mi
lieu & annulaire de la main, dont les deux dernieres pha
langes étoient fracturées avec déplacement, les articulation
découvertes, dix lignes des tendons extenfeurs déchirées &
entiérement emportées, enfin la peau détruite depuis le mi
lieu de la feconde phalange jufqu'à la racine de l'ongle. L
fuccès avec lequel M. Caumont traita ces bleffures, confirm
ce que l'Auteur dit ici fur le même fujet. Il panfa fi artif
tement cette plaie, que les chairs revinrent, les os fracturé
fe confoliderent, les articulations fe raffermirent fans anky
lofe, la peau fe cicatrifa, &, ce qui eft fort remarquable
l'union de toutes ces parties entre elles fournit un point d'at
tache à chaque tendon, de forte que les doigts recouvreren
leur mouvement. Ainfi M. Caumont, qui d'abord n'efpéroi
qu'avec peine de pouvoir conferver feulement l'extrémité
des doigts, eut la fatisfaction de leur rendre même leu
mobilité.

qu'on donne deſſus, le ſéparer de la main. D'autres
propoſent les tenailles inciſives Q pour le couper
tout d'un coup. Mais ces deux manieres ſont dé-
ſapprouvées aujourd'hui, parce qu'elles tiennent
plus du Boucher que du Chirurgien ; & on veut,
avec plus de raiſon, qu'avec un biſtouri droit R
on en faſſe l'extirpation en le coupant dans l'une
de ſes trois articulations : l'appareil n'en eſt pas ſi
effrayant, & cela eſt auſſi-tôt fait. On met ſur le
petit moignon du doigt, après l'avoir ſuffiſamment laiſſé ſaigner, un plumaceau S couvert d'un
aſtringent, & par-deſſus un emplâtre T & une
compreſſe V coupée en croix, & le tout aſſujetti
& retenu par une bande X, convenable au doigt
qu'on vient de couper.

Maniere de les extirper.

Panſement de la plaie.

On voit ſouvent des enfans naître avec plus de
cinq doigts : ceux qui ſont ſurnuméraires ne ſont
jamais ſi bien formés que les autres ; ils ſont placés en dehors de la main proche le petit doigt ;
ils n'ont pour l'ordinaire point d'os, & quelquefois point d'ongles ; ils ſont comme des appen-
dices charnues qui pendent à la main. Il y a ſix
mois qu'on me fit voir un enfant qui en avoit un
pareil à chaque main : avec mes ciſeaux je lui en
coupai un à l'inſtant, & je remis à couper l'autre
dans un autre jour, ce que je fis quand il fut guéri
du premier, afin de ne lui pas faire trop de douleur dans un même temps. S'il y avoit quelque
phalange oſſeuſe ou cartilagineuſe qui attachât ces
doigts fortement à la main, on pourroit alors
ſe ſervir d'une petite tenaille inciſive, qui couperoit le tout en même temps & le plus proche
de la main que faire ſe pourroit : on les panſe enſuite comme des plaies ſimples, obſervant ſur-tout
de n'y laiſſer aucune difformité.

Des doigts ſurnuméraires, & ce qu'on pratique à leur égard.

Z z iv

De la tranf-
fufion.

IL y a encore une opération qu'on appelle la transfufion, qui a fait beaucoup de bruit à Paris il y a quarante ans ; & quoique cette opération foit de nouvelle invention, & qu'elle ait été condamnée dès fa naiffance, il faut néanmoins que le Chirurgien fache ce que c'eft ; c'eft pourquoi, avant que de finir la Démonftration des Opérations du bras, qui eft la partie où elle fe faifoit, j'ai trouvé à propos de vous en inftruire, non pas afin de vous apprendre à la mettre en pratique, mais afin de vous en donner une jufte horreur.

De fon origine, & fes avantages prétendus.

La transfufion confifte à trouver les moyens de faire paffer du fang ou quelque autre liqueur dans les vaiffeaux d'un animal. Sur ce qu'Ettmuler rapporte une infinité d'expériences de différentes liqueurs qu'il faifoit entrer dans les veines d'un chien, M. Denis, Médecin, qui faifoit chez lui des Conférences de Phyfique & de Médecine, s'imagina que fi on pouvoit introduire du fang dans ces mêmes veines, & en même temps retirer celui qui y eft, on renouvelleroit la maffe du fang, & qu'en y mettant un jeune fang à la place du vieux, on rajeuniroit l'animal. Ayant communiqué fa penfée à quelques amateurs de ces fortes de Conférences, elle eut une approbation univerfelle : on en fit des épreuves fur plufieurs animaux, foit de différente, foit de même efpece ; & on n'entendoit alors dans toutes les converfations, que parler & publier les merveilleux effets de cette invention. Ils promettoient par avance à l'homme de le garantir par ce moyen de toutes fortes de maladies, de le faire vivre autant de temps qu'il voudroit, & de le conferver toujours dans le même état où il étoit quand on auroit commencé à lui faire la transfufion.

Moyen de la faire.

Il s'agiffoit, pour prouver ce qu'ils avançoient, d'en faire des expériences fur des hommes : ils en trouverent d'affez miférables pour les fouffrir pour quelque argent. Ils ouvroient l'artere d'un veau , & par le fecours d'un tuyau dont un bout étoit dans l'ouverture de l'artere , & l'autre dans une des veines du bras , ils faifoient paffer le fang de cet animal dans les veines de l'homme ; ils tiroient en même temps par l'autre bras autant de fang qu'ils croyoient en faire entrer. Ils firent plufieurs de ces opérations qui devoient , felon eux , avoir un fuccès furprenant : mais la fin funefte de ces mal-heureufes victimes de la nouveauté détruifit en un jour les hautes idées qu'ils avoient conçues ; ils devinrent fous , furieux , & moururent enfuite. Le Parlement , informé de ce qui s'étoit paffé , interpofa fon autorité , & rendit un Arrêt par lequel il étoit défendu fous de rigoureufes peines de faire cette opération.

Succès des épreuves que l'on en fit.

Ces demi-favans ne fe rendirent pas aifément ; mais , obligés de fe foumettre aux ordres fupérieurs fur la transfufion du fang , ils fe retrancherent fur l'infufion des liqueurs dans les veines. Ils en firent des épreuves de plufieurs fortes , & nous donnerent une lifte des maladies qu'ils difoient devoir guérir par ce moyen ; & même ils prétendoient qu'en feringuant du bouillon dans les vaiffeaux après une grande hémorragie , on réparoit en moins de temps le fang perdu , que s'il paffoit par les voies ordinaires : ils foutenoient toujours que fi l'homme vouloit fe foumettre à cette infufion des liqueurs , les maladies , de quelque nature qu'elles fuffent , feroient plus tôt & plus fûrement guéries que par les regles de la Médecine.

De l'infufion qui lui fut fubftituée.

Jamais Arrêt ne fut donné plus juftement pour détruire l'entêtement de ces Novateurs , & prévenir le cours de cette opération, qui feroit devenue d'une pernicieufe conféquence contre la charité du prochain & contre la Religion , fi on la leur eût laiffé faire d'homme à homme , qui étoit la fin qu'ils fe propofoient. Mais ceux qui avoient enfanté cet horrible projet font morts, & il eft prefque enfeveli dans l'oubli. Si je vous en parle aujourd'hui, ce n'eft que pour le mettre au rang des opérations qui ne fe doivent jamais pratiquer.

Il eft vrai qu'on voit dans l'antiquité quelques traces de la transfufion & de l'infufion dont je viens de parler ; mais on les regardoit plutôt comme des entreprifes chimériques, que comme des deffeins raifonnables dont on dût attendre un grand fuccès, fur-tout en ces premiers temps où les Arts étoient encore éloignés de la perfection : ainfi Ovide rapporte que des enfans voulant rajeunir leur pere déja fort vieux, firent couler dans fes veines, à la place du fang, une compofition de médicamens qu'on leur avoit apprife pour venir à bout de leur deffein ; & qui, loin de réuffir, tua leur cher Efon dans la premiere épreuve qu'il en fubit. Et certainement fi l'on confidere que le fang des animaux s'altere facilement par des émotions extraordinaires qui lui font communiquées au travers de fes vaiffeaux, par des impreffions extérieures d'un air un peu plus chaud ou plus froid que de coutume, ou par de nouveaux alimens qui ne fe méleront avec lui qu'après qu'ils auront reçu plufieurs préparations qui approchent de fa nature ; on conviendra que des drogues étrangeres, ou du fang qui n'aura point été filtré par les organes de l'animal dans le fang duquel on en fait une infufion immédiate, ne peut manquer de troubler l'ordre des principes de cette derniere humeur, & d'y augmenter ou d'y diminuer la fermentation qui lui eft néceffaire pour y entretenir cette vertu vivifiante & nourriciere dont le corps eft animé. Il faudroit donc, avant que de réitérer de femblables tentatives, effayer mille & mille fois de rétablir par divers ingrédiens le fang fraîchement tiré d'un malade, les efficaces humecnet

& en petite quantité dans les veines , & prendre
plufieurs autres précautions ; mais de la maniere
groffiere dont on s'y eft comporté d'abord, on n'en
pouvoit rien efpérer d'heureux : auffi nos voifins,
chez qui la Chirurgie Françoife s'eft acquis depuis
long-temps une grande réputation , ont-ils fuivi
le Jugement du Parlement de Paris , appuyé fur
les fideles rapports des Médecins & des Chirurgiens
les plus célebres de cette Ville.

Fin de la huitieme Démonftration.

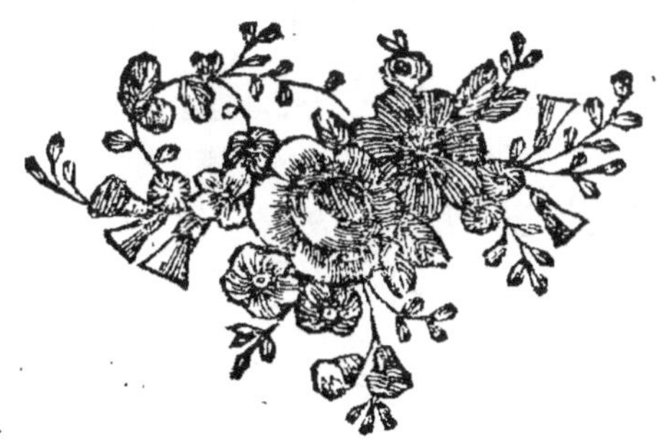

OPÉRATIONS

DE

CHIRURGIE.

NEUVIEME DÉMONSTRATION.

De celles qui se pratiquent sur les extrémités inférieures.

DE L'AMPUTATION.

IL ne me reste plus, Messieurs, qu'à vous faire voir les opérations qui se pratiquent sur l'extrémité inférieure. La cuisse, la jambe & le pied sont les trois parties qui la composent. Les opérations que demandent ces parties ne sont pas moins nécessaires & ne méritent pas moins votre application, que toutes celles que vous avez vues jusqu'à présent.

De toutes nos opérations celle qui fait le plus d'horreur, c'est l'amputation d'une cuisse, d'une jambe ou d'un bras. Quand on est près de séparer une partie de son tout, & qu'on fait réflexion sur les moyens cruels dont on va se servir, il n'y a point de Chirurgien qui ne tremble, & qui ne

FIG.XLVII. POUR L'AMPUTATION
A B C D E F G H H
L M N O P P Q R S S T
V u a a a a b q q q q r

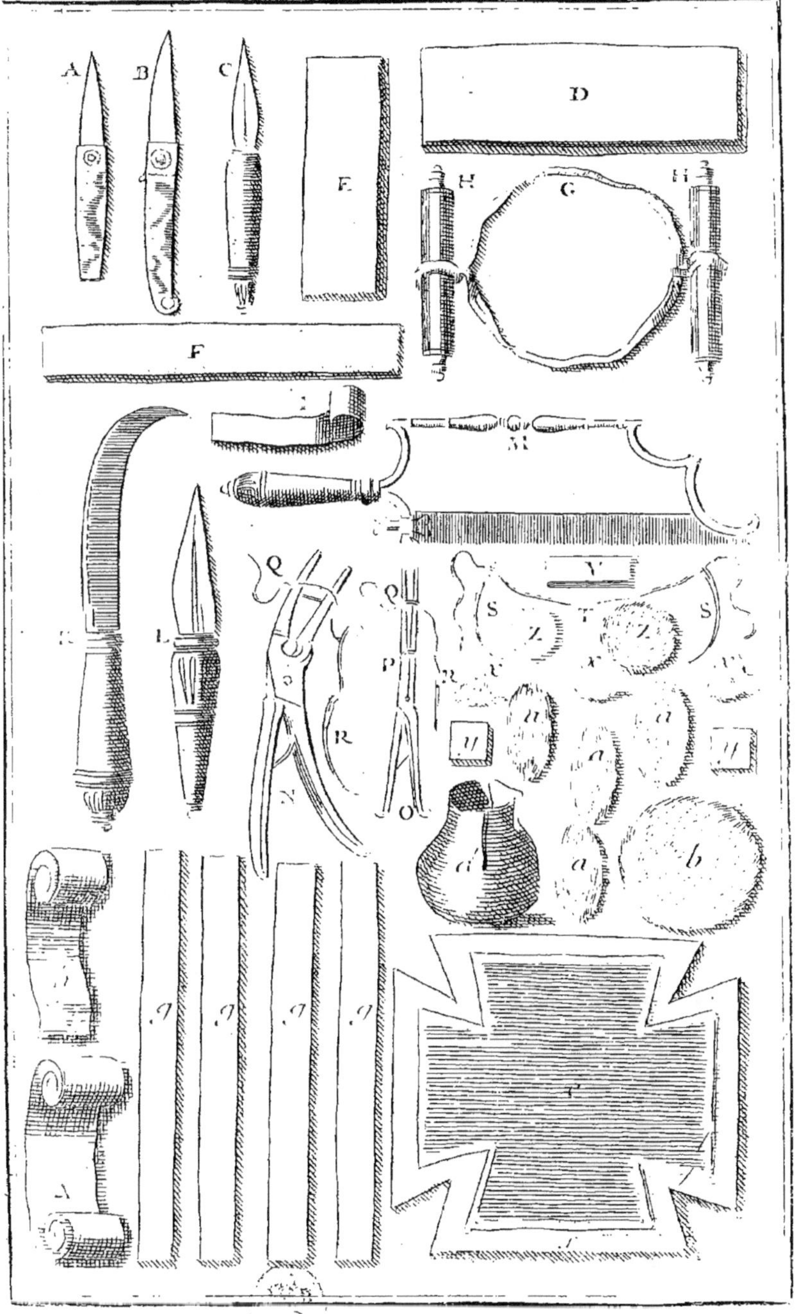

compatisse au malheur du pauvre patient qui se trouve dans la fatale nécessité d'être privé d'une des parties de son corps pour toute sa vie.

On appelle en grec cette opération ἀκρωτηριασμὸς, qui est dérivé du verbe grec ἀκρωτηριάζειν, qui signifie couper les extrémités du corps, parce qu'elle consiste à faire l'extirpation entiere des bras & des jambes, qui sont les extrémités de notre corps ; ce qui ne peut s'exécuter sans faire sentir au malade des douleurs si violentes, qu'on ne peut pas les exprimer. C'est pourquoi le Chirurgien se défend de la faire tout autant qu'il peut, & il ne la propose qu'après avoir employé pour l'éviter tous les moyens que la bonne Chirurgie lui a inspirés & lui a fait mettre en pratique.

Etymologie grecque.

L'opinion commune est que les Chirurgiens ne demandent qu'à couper, & qu'ils sont au comble de leur joie quand les ciseaux à la main ils peuvent tailler en plein drap. Cette erreur s'est glissée jusque chez les Grands, & j'ai entendu dire au Roi, parlant des Chirurgiens Aides-Majors des Armées, qu'ils étoient fort empressés de faire ces opérations, & qu'ils comptoient leurs exploits d'une campagne par le nombre des bras & des jambes qu'ils avoient coupés. J'assurai le Roi que c'étoit l'opération qui faisoit le plus de peine au Chirurgien, & que s'il témoignoit de l'empressement de faire voir son adresse, c'étoit sur les opérations qui demandent de la délicatesse, & non pas sur celle-là qui exige de la cruauté, & qui devroit plutôt être faite par un Boucher que par un Chirurgien.

Mauvaise opinion que l'on a des Chirurgiens.

Lorsqu'on fait quelque autre opération, c'est pour conserver la partie sur laquelle on la fait. Si on travaille, par exemple, sur un œil, c'est pour en corriger les défauts & le rétablir dans sa fonction ordinaire ; mais dans celle-ci, c'est pour détruire la partie, en la retranchant de son tout, non seulement comme inutile, mais comme pernicieuse, pouvant communiquer sa pourriture & ses mauvaises qualités au tout. Ainsi, ce qu'on se propose dans cette opération n'est pas la conservation de la partie sur laquelle on opere, mais celle de toute la machine qui périroit sans ce secours. C'est pourquoi le Chirurgien se trouve souvent contraint d'extirper malgré lui une jambe pour sauver la vie du malade; car il vaut encore mieux vivre avec trois membres, que de mourir avec quatre.

Quand la mortification s'est emparée d'un bras ou d'une jambe, & que la chaleur naturelle en est absolument éteinte, on ne peut pas se dispenser de le couper, puisqu'il n'y a plus de moyen d'y rappeler la vie, & qu'en différant, le mal ne peut aller qu'en augmentant. Mais il faut considérer deux degrés dans la mortification; le premier que nous appelons gangrene, quand la partie commence à se pourrir; & le second sphacele, quand elle est entiérement corrompue. Il y a de l'espérance à la gangrene, par les remedes que je vous ferai voir dans un moment; mais au sphacele il n'y a point d'autre remede que l'extirpation.

La gangrene & le sphacele, qui sont deux maladies qui ne different que du plus ou du moins, ont une même cause, qui est l'interception du mouvement circulaire du sang: tant que ce mouvement subsiste, & que par son moyen les sucs nourriciers & spiritueux sont portés à une partie, elle conserve sa chaleur, ses forces & sa vie; mais aussi-tôt que la distribution de ces sucs vient à cesser ou à être interrompue par quelque cause que ce soit, on n'y remarque plus ni chaleur, ni mouvement, ni vie; en sorte que c'est la présence du sang & des esprits vitaux qui entretient la vie dans une partie, & que c'est leur absence qui la détruit & la fait tomber en mortification.

Cette diſtribution du ſang qui fait uniquement ſubſiſter la machine , & qui eſt abſolument néceſſaire pour en vivifier toutes les parties , peut être interrompue par une infinité de maladies. Les groſſes tumeurs , les éryſipeles , les grandes inflammations , le grand froid , les fortes compreſſions , les dépôts ſubits de ſéroſités malignes , & les morſures d'animaux venimeux , peuvent empêcher le ſang de couler dans une partie , & celui qui y eſt , de retourner vers ſa ſource pour y recevoir une nouvelle chaleur en paſſant par les fournaiſes du cœur ; de ſorte que cette partie n'ayant plus de communication avec le principe de la vie , elle tombe en gangrene , & peu de jours après devient entiérement ſphacelée.

Je ne m'arrêterai pas à vous expliquer comment toutes ces maladies cauſent la gangrene. De très-habiles Médecins ſe ſont donné la peine de nous en inſtruire par des ſyſtêmes nouveaux qu'ils diſent très-faciles à comprendre : il ſeroit ſeulement à ſouhaiter qu'il fût auſſi aiſé au Chirurgien d'arrêter & de guérir la gangrene , qu'il eſt facile au Médecin d'en diſcourir ; je me contenterai de vous parler de deux autres cauſes , qui ſont les groſſes contuſions & les grandes plaies , parce qu'elles obligent plus ſouvent le Chirurgien d'en venir à l'amputation.

Deux autres cauſes de ces maux.

La contuſion eſt une ſolution de continuité des parties charnues , ſans léſion de la peau ; elle arrive par une grande chute , ou par quelque coup violemment donné , ce qui cauſe une dilacération des fibres charnues & des vaiſſeaux capillaires qui verſent du ſang dans les eſpaces des chairs : s'il y a quelque veine un peu conſidérable déchirée & découverte ſous la peau , il s'y fait un épanchement de ſang qui inonde la partie , & qui y cauſe une groſſe tumeur avec une grande tenſion ; ce qui la gonflant avec excès , empêche les eſprits vitaux

Effets de la contuſion.

d'y reluire, dont il peut s'enfuivre la gangrene.

Pour éviter les fuites d'une contufion, il faut faigner le malade plufieurs fois, lui faire prendre un petit verre d'eau vulnéraire, dans lequel on aura mis une demi-cuillerée de baume de Fioraventi, ou bien faire diffoudre deux drachmes de confection d'hyacinthe ou d'alkermès dans une once d'eau-de-vie, & la faire avaler auffi-tôt ; il faut faire bouillir dans le vin les herbes aromatiques, comme la fauge, le romarin, l'hyffope, le fenouil & la marjolaine, & en tremper des compreffes qu'on mettra chaudes fur la partie, & qu'on renouvellera très-fouvent.

Si le fang extravafé ne commence pas à tranfpirer & à fe réfoudre par ces remedes, que la partie foit tendue, lourde & pefante, & qu'il y paroiffe de l'altération dans la couleur, il y faut faire de légeres fcarifications avec cette lancette A, & en laiffer couler le fang pour la dégorger ; & même pour l'exciter à fortir, il faut les laver avec l'eau marine tiéde, & mettre deffus un cataplafme fait avec les farines réfolutives cuites dans l'hydromel, auquel on ajoute la térébenthine, les poudres de rofes, l'eau-de-vie, & un peu de thériaque.

Le lendemain, fi on trouve la partie toujours gonflée, & qu'elle ne fe vivifie pas fuffifamment, il y faut faire des incifions avec le biftouri B, & plus grandes & plus profondes que les fcarifications du jour précédent : fi le malade a fenti de la douleur quand on les lui a faites, & s'il en fort du fang, c'eft figne qu'il y a encore un refte de vie dans la partie, & il la faut réveiller par une ablution d'eau-de-vie camphrée, dans laquelle on diffoudra l'Ægyptiac, & par-deffus les cataplafmes fufdits.

Si le foir, au lieu de trouver la partie défenflée, on y voit une tumeur œdémateufe accompagnée de phlyctenes

phlyctenes avec un peu de douleur, il faut avec ce
scalpel C faire des taillades profondes qui faſſent
crier le malade, les laver avec de l'eſprit-de-vin, ou
d'eau jaune faite avec de l'eau de chaux & le ſu-
blimé, & redoubler les cordiaux & les ſudorifiques
qu'on peut lui faire boire dans le vin, comme le
meilleur cordial de tous. Enfin, ſi en entrant dans
la chambre on ſent une odeur douceâtre, qu'en
panſant le malade il s'éleve une vapeur cadavé-
reuſe, & que la partie ſoit livide & inſenſible,
c'eſt ſigne que la mortification eſt confirmée; &
n'y ayant plus d'eſpérance de ſauver ce bras ou
cette jambe, il faut avertir les parens du danger
où eſt le malade, & ſe déterminer à en faire l'extirpation, n'y ayant plus de moyen de l'éviter.

*Dernier de-
gré du mal.*

C'eſt dans les Hôpitaux des Armées, durant un
ſiége ou après une bataille, qu'il y a bien des occaſions de faire cette amputation : les coups de canon ou de fuſil, les éclats de bombes & de grenades briſent tellement les bras & les jambes de ceux
qui en ſont bleſſés, qu'il eſt très-difficile de les leur
ſauver; & ſi on voit tant de ſoldats revenir avec
un bras ou une jambe de moins, ce n'eſt pas qu'on
les leur ait coupés de gaie té de cœur, mais c'eſt la
grandeur de leurs bleſſures qui l'a demandé. J'en
puis rendre un témoignage certain, puiſque dans
les dernieres campagnes où M. Beſſieres, M. Hauſ-
tome & moi étions en qualité de Chirurgiens con-
ſultans des Armées du Roi, commandées par Monſeigneur le Duc de Bourgogne, il ne ſe faiſoit point
d'amputation que de l'avis de ces Meſſieurs & du
mien.

*Occaſions les
plus fréquen-
tes pour l'am-
putation.*

Un boulet de canon emporte ſouvent un bras ou
une jambe; il n'y a point pour lors de délibération
à faire ſur l'opération, puiſqu'elle eſt toute faite;
mais le Chirurgien ne laiſſe pas d'avoir deux choſes
à faire; la premiere, de ſcier le bout de l'os, qui n'eſt
jamais caſſé ſi exactement qu'il n'y ait quelques

*Pratique pour
les membres
emportés par
des armes à
feu.*

pointes qu'il faille couper, afin qu'il ne déborde
pas les chairs ; & la feconde, c'eft de prévenir
l'hémorragie, ou de l'arrêter en liant les vaiffeaux, ou bien en y appliquant les boutons de vitriol, ou d'autres ftyptiques dont on parlera ci-
après ; car quoique le fang foit ordinairement arrêté par le feu du boulet, l'efcarre venant à tomber quelques jours après, le fang fortiroit en abondance, & le bleffé pourroit mourir, fi le Chirurgien ne fe tenoit fur fes gardes. Quand la partie
n'eft pas tout-à-fait détachée, & qu'elle tient par
quelques lambeaux de chairs, il faut avec un biftouri, ou des cifeaux, les couper, & panfer le
bleffé comme fi on devoit craindre quelque hémorragie (a).

(a) Un corps contondant, comme un boulet de canon,
peut couper en travers la peau, les chairs & les os d'une des
extrémités du corps, fans cependant la féparer tout à fait.
La portion de peau ou de chairs par laquelle elle tient encore au tout, étant altérée par ces efpeces de corps, dont
l'effet ne fe borne pas aux endroits qu'ils touchent, il faut
fur le champ achever de couper & de féparer la partie,
comme l'Auteur le prefcrit. Mais fi cela eft fait par un
inftrument tranchant, comme une hache ou un fabre, &c.
la portion de peau ou de chairs par laquelle l'extrémité tient
encore au tout, ne doit point être coupée, fur-tout fi elle
renferme les principaux troncs des vaiffeaux ; car le commerce de circulation qui refte entretient la vie de cette
partie. Il feroit par conféquent imprudent d'achever de la
couper, fans avoir tenté la réunion. L'expérience, à laquelle il faut tout rapporter, autorife ce précepte, comme
on le va voir par deux obfervations de M. de la Peyronie,
à qui la Chirurgie eft redevable de nombre de faits fin-
guliers.

» Un homme reçut au bras un coup de hache, qui
» avoit coupé obliquement l'os du même bras & tous les
» mufcles qui l'environnent, ne laiffant d'entier que le
» cordon des vaiffeaux, revêtu d'une bande de peau de la
» largeur du pouce. Le bleffé ayant le bras pendant, de
» forte que fa main defcendoit près du genou, eut la force
» de le prendre avec fa main droite & de le rapprocher
» lui-même du haut de l'épaule, par un pur mouvement de

Si par une balle de mousquet, les os du bras ou de la jambe sont brisés, & qu'il y ait plu—

Et pour ceux qui en sont fracassés.

» la nature. On enveloppa la partie de beaucoup de linge,
» & on mena le blessé à M. de la Peyronie, qui trouva
» la plaie remplie de linge & de caillots de sang, une
» distance de huit pouces entre les deux parties coupées,
» & la portion inférieure du bras froide, livide & sans
» sentiment, aussi bien que l'avant-bras & la main.
» Dans cet état, il étoit si facile d'achever l'amputation,
» & si peu vraisemblable de conserver le membre, que
» plusieurs Chirurgiens qui accompagnoient M. de la Pey-
» ronie proposerent de le couper tout-à-fait; mais M. de la
» Peyronie, fondé sur quelques exemples de réunion qu'on
» n'auroit osé espérer, voulut tenter celle-ci; pour cela il
» ôta quelques petites portions d'os détachées, affronta les
» parties autant qu'il lui fut possible, & les soutint avec un
» appareil convenable, en observant de le faire fenestré,
» pour pouvoir panser la plaie sans toucher à ce qui tenoit
» les os en sujétion : il employa pour topique, l'eau-de-vie
» animée d'un peu de sel ammoniac, & mit en usage tout
» ce qu'il falloit, soit pour rappeler la chaleur naturelle,
» soit pour prévenir les accidens.

» Le deuxieme jour, le bras parut un peu gonflé au
» dessus de la plaie, il n'y avoit point de pouls à la main.
» Le troisieme, un peu de gonflement à la main & à l'avant-
» bras ; & le quatrieme, le gonflement augmenté & un peu
» de chaleur à la main. Du cinquieme au huitieme, la
» chaleur augmenta par degrés : le huitieme, la fenêtre du
» bandage fut ouverte, & la plaie parut s'animer. Le
» pansement fut fait avec des plumaceaux trempés dans une
» dissolution de colcotar, & des compresses imbibées d'un
» vin aromatique animé, ce qui fut continué jusqu'au qua-
» torze, que l'appareil fut levé pour la seconde fois, &
» la plaie parut disposée à la réunion. Le dix-huit, la
» cicatrice se trouva avancée, la partie presque dans son
» état naturel, & le battement du pouls sensible. Alors
» M. de la Peyronie substitua un bandage roulé au fe-
» nestré ; on eut soin de lever l'appareil de dix en dix
» jours : après cinquante jours on l'ôta entiérement ; & au
» bout de deux mois de la blessure le malade fut entiére-
» ment guéri, à un peu d'engourdissement près dans la
» partie «.

M. de la Peyronie étoit encouragé dans cette entreprise,
par l'exemple qu'il avoit eu en 1706 d'un soldat Suisse qui
eut le doigt index d'une main coupé, de façon qu'il ne

A a a ij

fieurs efquilles, comme fi on avoit caffé une noix, on ne peut guere éviter l'amputation ; ou fi la balle eft entrée dans une main ou dans un pied, ou qu'elle y ait fait beaucoup de fracas, il eft encore bien difficile de pouvoir conferver ces parties. On voulut ménager le pied à un Officier de la Gendarmerie, qui à la bataille de Spire y avoit reçu un coup de moufquet ; mais on fut obligé de lui couper la jambe quelques jours après, & enfuite la cuiffe, à caufe de la gangrene qui furvint en très-peu de temps, & dont il mourut.

Je trouve encore une maladie qui nous oblige quelquefois d'en venir à l'amputation ; c'eft la carie des os, qui, malgré les remedes, les creufe comme s'ils étoient rongés par les vers. Nous fûmes contraints, il y a dix ans, de couper la jambe à un des garçons du Château de Verfailles, à caufe d'une vieille carie qu'on ne put point arrêter, & qui lui rendit les os tous vermoulus, dont il a bien guéri, & il fe porte encore bien aujourd'hui. Quand il fe jette une férofité âcre & corrofive comme de l'eau-forte entre les os du carpe ou du tarfe, elle ne les quitte point qu'elle ne les ait fait tomber par morceaux. Il fe mêle encore avec cette férofité une humeur fcrophuleufe ou virulente, qui travaillant conjointement fur ces os, les met tellement en défordre, qu'après les avoir panfés des années entieres, on fe voit obligé d'en venir à l'extrême remede, qui eft l'extirpation.

Enfin, fi par une de ces caufes que je viens de vous dire, on eft obligé de recourir au dernier fecours, un Chirurgien ne doit point l'entrepren-

tenoit plus qu'à une petite portion de la peau qui le joint au doigt du milieu ; & de ces deux obfervations, M. de la Peyronie conclut qu'on doit en toute occafion tenter la réunion des parties, qu'il n'y a point d'inconvéniens à l'effayer, & que fouvent la Nature ne demande qu'à être aidée pour faire des prodiges.

dre qu'il ne soit fortifié de l'avis de quelques-uns de ses Confreres, afin de ne pas se rendre seul responsable de la suite, & de n'être pas un jour exposé aux reproches du malade, qui, se voyant pour le reste de sa vie privé d'un bras ou d'une jambe, pourroit s'imaginer & dire que son Chirurgien les lui auroit coupés sans une nécessité absolue ; c'est pourquoi il faut faire une consultation & appeler tels Chirurgiens que le malade souhaite.

L'opération résolue, avant que le Chirurgien se mette en devoir de la faire, il faut qu'il convienne de l'endroit où il la doit faire. Jusqu'à présent on a établi une regle générale, que si c'est une cuisse, il faut la couper le plus proche du genou que faire se peut ; que si c'est une jambe, il faut toujours couper à l'endroit de la jarretiere (*a*), quand même il n'y auroit que le pied de brisé, afin de ne pas laisser un long moignon qui embarrasseroit & incommoderoit le malade le reste de sa vie ; & que si c'est un bras, il faut l'amputer le plus bas qu'il se peut, afin que laissant un grand moignon, le malade puisse s'en servir, & que la difformité n'en soit pas si grande : ce sont des faits de pratique que l'on n'avoit pas encore contestés jusqu'aujourd'hui.

On convient de la maniere de couper la cuisse & le bras, mais on n'est pas d'accord sur celle de la jambe. Entre ceux qui s'écrient contre la méthode des François, qui coupent une jambe proche le genou, quand il n'y a que le pied de perdu, Selingen, fameux Praticien de Hollande, dit qu'il faut conserver toute la jambe, couper seulement le pied au dessus des malléoles, & ajouter ensuite un pied de son invention, qu'il fait tenir avec deux petites at-

Endroit où l'on doit couper.

Choix de deux métho-des.

____

(*a*) Au dessous de l'attache des muscles couturiers, grêle interne, & demi-nerveux, pour ne pas couper l'extrémité des tendons de ces muscles.

A a a iij

telles d'acier minces & polies, qu'il fait fermer fur les côtés de la jambe avec des écrous : il dit que cette machine bien mife a tant de fermeté, qu'on peut marcher avec autant de facilité que fi l'on avoit fon pied naturel. Pour moi je fuis du fentiment de ces derniers, & je confeille de couper une jambe tout le plus bas qu'il eft poffible, pourvu qu'on puiffe conferver le mouvement du genou ; car, s'il devoit être toujours plié, il faudroit la couper à la jarretiere, pour ne laiffer du moignon qu'autant qu'il en faut pour appuyer la jambe de bois ; mais en confervant le mouvement dans le genou, & ajoutant feulement un pied artificiel, on évite la grande difformité de la jambe de bois, & le malade peut marcher avec plus de fûreté & plus commodément.

L'amputation au genou condamnée.

Il y a quelques Auteurs qui propofent de couper la jambe dans l'article du genou ; ils difent pour leurs raifons, que l'opération en eft plus tôt faite, parce qu'on n'a point befoin d'employer autant de temps qu'il en faut pour fcier les os. Mais cette maniere n'eft point approuvée par les Praticiens d'aujourd'hui, qui en font voir les inconvéniens ; ils difent que fi la partie eft tuméfiée, on a de la peine à en trouver l'articulation ; qu'on eft obligé de laiffer la rotule qui embarraffe par la fuite ; que les deux têtes du fémur étant découvertes, il faut qu'elles s'exfolient ; qu'elles ne fe recouvrent pas facilement par le défaut de chairs dans le genou ; & qu'enfin on n'y peut appliquer une jambe de bois qu'avec beaucoup de difficulté & d'incommodité pour le malade.

Fabricius ne veut pas qu'on coupe une jambe dans le fain, deux doigts au deffus de ce qui eft gangrené ; il veut qu'on la coupe deux travers de doigts au deffous de l'endroit où finit la gangrene, c'eft-à-dire dans ce qui eft mortifié ; qu'en y appliquant plufieurs cauteres actuels tout rouges, on corrige le reste de la mortification , qui par la suite tombe par escarre , & que par ce moyen on évite la douleur & l'hémorragie. Mais toutes ces chairs mortes & brûlées s'étant séparées , elles laissent le bout des os dénudés , qu'il faut scier une seconde fois ; & comme on ne peut pas garantir que la gangrene ne fasse du progrès , parce qu'on en laisse une partie qui peut ambuler à vue d'œil , il n'y a point de Chirurgiens assez hardis pour conseiller de mettre cette méthode en pratique.

Inconveniens de la pratique de Fabricius.

Il ne suffit pas , avant que de travailler , de s'être déterminé sur l'endroit où on doit couper une jambe ; il faut encore avoir pris sa résolution sur la maniere dont on doit arrêter le sang ; car le plus difficile n'est pas d'abattre une jambe , un Boucher en feroit bien autant ; mais c'est de se rendre maître du sang , en l'arrêtant avec promptitude & avec sûreté : c'est alors que le Chirurgien doit donner des marques de sa capacité , tant par le choix qu'il fait de la meilleure maniere , que par l'adresse avec laquelle il la met en exécution. La Chirurgie nous fournit trois moyens pour arrêter le sang : 1. le feu, 2. le bouton de vitriol , 3. la ligature.

Trois manieres d'arrêter le sang.

Le feu étoit tellement en usage chez les Anciens, qu'ils s'en servoient presque dans toutes les opérations , comme vous voyez que font les Maréchaux dans toutes celles qu'ils font aux chevaux. Ils faisoient rougir des cauteres actuels , dont les uns étoient à bouton , d'autres en figure d'olive , & d'autres à platine ; ils les appliquoient tout ardens sur les orifices des vaisseaux , aussi-tôt que le membre étoit séparé , & en brulant ainsi les vaisseaux & les chairs voisines , il se faisoit une escarre qui empêchoit le sang de sortir ; mais cette maniere cruelle n'étoit pas sûre , parce que l'escarre venant à tomber, le sang donnoit avec la même violence que le

Pratique des Anciens.

A a a iv

jour de l'opération; c'eſt ce qui a fait qu'on a cherché des moyens plus doux que le feu.

Application du bouton de vitriol.

On a trouvé le bouton de vitriol, qui ſe fait avec un peu de vitriol concaſſé, qu'on enveloppe dans un peu de coton. On en prépare trois ou quatre qu'on met ſur les orifices des vaiſſeaux coupés, les uns auprès des autres : ce vitriol venant à ſe fondre par l'humidité du ſang, brûle & cautériſe ce qu'il touche, & par le moyen de l'eſcarre qu'il fait, il arrête le ſang : c'eſt la pratique de l'Hôtel-Dieu de Paris, où on s'en ſert dans toutes les amputations (a). Mais cette eſcarre a le même ſort que celle qui eſt produite par le feu, car, venant à tomber, le ſang peut s'échapper; c'eſt pourquoi on en retarde la chute le plus qu'on peut, & les Chirurgiens qui ſe ſont ſervi de ce moyen en doivent avoir de prêts toutes les fois qu'ils panſent le malade, afin d'en mettre en cas que le ſang vienne à donner.

De la ligature des vaiſſeaux, aujourd'hui uſitée.

N'y ayant pas de ſûreté abſolue dans ces deux premieres manieres, les Chirurgiens modernes ont inventé la ligature des vaiſſeaux, & ils en ont fait des expériences qui leur ont réuſſi, de maniere qu'avec une aiguille enfilée, on arrête le ſang beaucoup plus ſûrement qu'on ne faiſoit avec le feu & le vitriol, qui ne pouvoit pas faire des eſcarres ſans cauſer une extrême douleur, qu'on épargne aujourd'hui aux pauvres malades, qui d'ailleurs ſouffrent

Manieres de la faire.

aſſez. Cette ligature ſe fait en deux manieres ; la premiere, en pinçant le bout de l'artere avec un bec de corbin, ou une pincette qui a un anneau pour ſerrer, qu'on appelle *valet à patin* ; puis coulant ſur l'inſtrument juſque ſur l'artere un fil préparé & noué, on le ſerre d'un double nœud ; &

(a) Les Chirurgiens de l'Hôtel-Dieu ont depuis long-temps abandonné cette pratique, & ſe ſervent de la ligature, qui eſt en effet le moyen le plus ſûr.

afin qu'il ne foit pas pouffé hors de deffus le bout du vaiffeau par les pulfations continuelles du fang artériel, il doit y avoir à un des bouts du fil une aiguille enfilée, qu'on paffe à travers le corps du vaiffeau, après quoi on affure la ligature par quelques nœuds. La feconde efpece de ligature eft d'avoir deux aiguilles droites enfilées d'un même fil bien ciré, de les paffer l'une au deffus & à côté de l'artere, & l'autre auffi à côté & au deffous, puis de les faire fortir par le jarret à deux travers de doigts au deffus de l'incifion qu'on a faite, & à un demi-travers de doigt éloignées l'une de l'autre: on noue les deux bouts du fil l'un proche de l'autre fur une petite compreffe, de maniere que les vaiffeaux font ferrés par l'anfe que le fil a faite, & le fang eft arrêté fûrement, prenant garde de ne pas embarraffer dans l'anfe du fil les nerfs coupés, qui par le ferrement qu'on leur feroit, cauferoient des mouvemens convulfifs & des treffaillemens qui feroient très-fenfibles au malade.

Par la defcription que je viens de vous faire de ces trois manieres d'arrêter le fang, je ne doute point que vous ne décidiez en faveur de la troifieme, comme la moins douloureufe & la plus fûre : c'eft auffi celle dont je me fervirai dans l'amputation que je vais vous faire voir, en examinant, comme dans toutes les autres, ce qu'il faut faire avant, durant & après l'opération.

Avant l'opération, il faut préparer l'appareil, qui confifte en tout ce qui eft néceffaire pour la faire, & qu'on doit avoir tout prêt fur un baffin, afin de ne rien demander, & de pouvoir prendre les chofes à mefure qu'on en a befoin. Les préparatifs en font grands, parce qu'il faut doubler les plumaceaux, les aftringens & les compreffes, afin de ne manquer de rien ; & comme il faut du temps pour tout cela, on doit les faire hors de la préfence du malade, qui pourroit s'épouvanter par l'afpect de

L'apppareil.

tant d'inftrumens, & de tant de charpie, de compreſſes & de bandes.

En quoi il
conſiſte.

Cet appareil comprend trois choſes ; 1°. les inſtrumens pour couper la jambe ; 2°. ce qui eſt néceſſaire pour arrêter le ſang ; 3°. tout ce qu'il faut pour panſer le malade. Pour la première, il faut deux compreſſes pour mettre ſous les ligatures, ſavoir, une longitudinale & une circulaire ; un tourniquet double, afin de mieux ſerrer ; une ligature de tiſſu fort, pour la poſer un travers de doigt au deſſus de l'endroit où on doit faire l'inciſion ; un grand couteau courbe qui ne doit point avoir de tranchant du côté du dos, afin que le Chirurgien puiſſe appuyer deſſus avec ſa main gauche pour faire l'inciſion plus promptement ; un grand ſcalpel pour couper les chairs qui ſont entre les deux os, & auſſi le périoſte, en cas que le couteau courbe ne l'ait pas fait ; & une bonne ſcie bien affilée & un peu graiſſée, afin de ſcier les os en peu de temps. 2°. Pour arrêter le ſang, il faut une pince faite en bec de corbin, ſur laquelle il y a un fil noué en *laqs de loup*, une autre pincette avec un anneau pour le ſerrer quand on tient le bout de l'artere, des aiguilles, du fil ciré, de petites compreſſes, des aſtringens faits de bol d'Arménie, de terre ſigillée, de ſang-dragon, &c. mis en poudre & incorporés avec les blancs d'œuf dont on couvre les plumaceaux, & trois ou quatre boutons de vitriol en cas de néceſſité. 3°. Pour panſer le malade, on a trois petites compreſſes carrées pour appuyer ſur les bouts des vaiſſeaux, deux plumaceaux imbibés d'eſprit-de-vin pour mettre ſur les os coupés, quantité de plumaceaux chargés d'aſtringens, dont on couvre toute la plaie, une étoupade couverte d'aſtringens, faite d'étoupes, de la grandeur du cul d'une aſſiette, pour embraſſer tout le moignon ; une veſſie dans le fond de laquelle il y a des poudres aſtringentes, & qui eſt fendue pour y mettre le moignon ;

Compoſition
des aſtrin-
gens.

un grand emplâtre & une compresse fendue en croix de Malthe, quatre compresses longitudinales de demi-aune de long & de deux travers de doigts de largeur, une bande roulée à un chef, une autre de quatre ou cinq aunes de long, large de quatre doigts, & roulée à deux chefs, pour faire le bandage qu'on appelle la capeline, & plusieurs serviettes pour les besoins.

On fait situer le malade assis sur un des bords ou sur le bout du lit, un serviteur à genou sur le lit le soutient par derriere, en l'appuyant sur son estomac; on fait asseoir un autre serviteur à côté du malade, qui est du même côté qu'on doit faire l'opération, lequel empoignant de ses deux mains le bas de la cuisse, en tire la peau en haut le plus qu'il peut, pendant que l'Opérateur pose les ligatures; on enveloppe la jambe d'une serviette D, quasi jusqu'à l'endroit où on va faire l'incision, & on la fait tenir par un troisieme serviteur placé vis-à-vis le malade, ayant un genou en terre, qui la soutient à une hauteur convenable : un quatrieme est chargé des instrumens auprès de l'Opérateur, & on fait tenir l'appareil tout prêt pour le pansement par un autre serviteur : on ne peut pas se passer d'un sixieme pour obéir aux ordres de celui qui opere; c'est pourquoi le grand nombre de serviteurs est nécessaire dans ces occasions.

L'Opérateur doit encourager son malade, & lui ayant fait donner un demi-verre de vin pour mieux soutenir la douleur, il faut qu'il se place entre ses jambes, parce qu'ayant les deux os à scier en même temps, cette situation est la plus commode, soit qu'il ait à faire l'amputation de la jambe droite ou de la gauche : s'il étoit placé en dehors, il faudroit scier le tibia le premier, & ensuite le péroné qui étant très-foible, pourroit se casser ou s'éclater avant que d'être scié; & de plus, en sciant les deux os l'un après l'autre, l'opération en feroit plus longue, & le Patient en souffriroit plus long-temps. Le tout ainsi disposé, voyons comment il faut se conduire dans l'opération.

Conduite de l'opération.

On commence par une compresse E, longue d'un demi-pied, étroite & épaisse, qu'on pose sous le jarret, & qu'on laisse descendre jusqu'à l'endroit où on doit faire la seconde ligature : on met une autre compresse circulaire F, trois travers de doigts au dessous du genou, laquelle passe par-dessus la partie supérieure de la longitudinale, afin de faire la compression des vaisseaux. Sur cette derniere compresse, on met la ligature G qui doit faire le tourniquet ; on passe sous cette ligature deux petits bâtons HH, l'un en dedans de la cuisse, l'autre en dehors, on les tourne jusqu'à ce que l'on trouve que la cuisse soit suffisamment serrée, & on donne ces deux bâtons à tenir au même serviteur qui, en empoignant la cuisse, en tiroit la peau en haut (a). On

(a) Les Modernes ne se servent plus pour tourniquet que d'un petit bâton ou garot ; ils le mettent dessous une plaque de corne ou d'écaille un peu courbe, pour empêcher qu'il ne pince la peau, & le placent, autant qu'il est possible, sur la partie opposée à celle où l'on doit faire la compression. Le tourniquet de M. Petit a de grands avantages ; il comprime moins les parties latérales que le tourniquet ordinaire ; on n'a pas besoin d'aide pour le tenir ni pour le serrer ou pour le lâcher : l'Opérateur peut lui-même, par le moyen de la vis, arrêter plus ou moins le cours du sang dans l'artere. Quand on craint l'hémorragie après l'opération faite, on le laisse sur la partie, & si elle survient, on le serre autant qu'il est nécessaire, ce que toute personne, & le malade lui-même peut faire ; on le laisse de même après l'opération de l'anévrisme, pour ralentir le mouvement du sang dans le tronc de l'artere.

Ce tourniquet N est composé de trois pieces de bois, savoir, de deux plaques presque semblables, & d'une vis qui passe au travers de la plaque qui est mobile, & s'appuie sur la plaque qui est immobile. Cette vis, dont les pas sont écartés, sert à éloigner ou à rapprocher de la plaque immobile, la plaque qui est mobile. On entoure

prend une seconde ligature I, qu'on met à trois doigts au deſſus du genou, pour contenir la peau & les muſcles dans le temps de l'inciſion ; on releve les bouts de cette ligature, après en avoir fait deux ou trois tours & l'avoir nouée, en embraſſant au deſſous le bout inférieur de la compreſſe longitudinale, parce que, ſi on les laiſſoit pencher, ils pourroient nuire dans le temps de l'inciſion. On prend auſſi-tôt avec la main droite le couteau courbe K qu'on paſſe par-deſſous la jambe, & le poſant ſur la crête du tibia, on appuie ſur le dos avec la main gauche (a) ; puis deſcendant ſous la jambe, & remontant par le dedans juſqu'à l'endroit où on a commencé, ce qui fait une inciſion circulaire, on coupe toutes les chairs juſqu'aux os : on quitte alors le couteau, & on prend le ſcalpel L avec lequel on coupe les chairs qui ſont entre les deux os; & on repaſſe le ſcalpel autour du tibia, pour en couper le périoſte, s'il ne l'étoit pas, parce que ſi les dents de la ſcie étoient obligées de déchirer le périoſte & les chairs qui occupent l'eſpace qui eſt entre les

la partie avec une bande de chamois 5, large de quatre travers de doigts, à laquelle tient une pelotte mobile qu'on applique ſur les vaiſſeaux, & une eſpece de petit couſſin fixe, ſur lequel on met le tourniquet. On entoure auſſi la partie avec un laq qu'on fait paſſer ſur la piece mobile, & qu'on arrête par des nœuds. En tournant la vis du tourniquet, appliquée autant qu'il eſt poſſible ſur la partie oppoſée à celle où eſt la pelotte, on éloigne la plaque mobile & le laq, en appliquant la pelotte ſur le cordon des vaiſſeaux, qui les comprime autant qu'on le juge à propos.

L'étendue des deux plaques du tourniquet & l'épaiſſeur de la pelotte concourent enſemble à diminuer la compreſſion du laq ſur les parties latérales du membre.

Quelques perſonnes, ſe défiant de la ſolidité d'un écrou & d'une vis de bois, ont fait fabriquer en fer de ſemblables tourniquets. On en fait auſſi de petits pour le bras.

(a) Il faut prendre garde que le couteau ne touche à l'os, qui pourroit en émouſſer le tranchant, ce qui l'empêcheroit de couper nettement les chairs.

deux os, ce seroit une augmentation de douleur pour le malade.

Trait singulier de pratique.

Quelques Praticiens veulent qu'on prenne un morceau de linge, qu'on le fende par un de ses chefs de maniere qu'il y en ait trois, que, les deux bouts fendus, on les passe entre les levres de la plaie, pendant que celui qui ne l'est pas demeure en dessous, & que pendant qu'on scie les os, on fasse par un serviteur tirer ces trois bouts de bande en enhaut : ils prétendent que par ce trait de pratique on en reçoit deux avantages ; l'un, qu'en reculant les chairs on en scie les os plus haut, ce qui empêche que les bouts des os n'excedent les chairs après l'opération ; & l'autre, que ce linge empêchant la scie de toucher aux chairs, on évite beaucoup de douleur au malade, & d'autant plus, disent-ils, que l'opération n'est pas retardée d'une minute.

Maniere de scier.

Avec cette scie M on se met en devoir de scier les os au plus tôt : l'ayant posée dessus, & la main gauche étant appuyée sur la jambe, on va doucement, jusqu'à ce qu'elle ait un peu anticipé ; on va plus vîte quand on sent qu'elle a mordu dans l'os, & on va très-vîte quand elle est dans le corps de l'os. Si celui qui tient la jambe la levoit dans ce temps, il serreroit la scie, ce qui l'empêcheroit de marcher ; c'est pourquoi il lui faut dire de la baisser, afin de faciliter la voie de la scie, & qu'elle puisse aller & venir sans aucun empêchement.

Ce qu'il y a à faire après l'amputation de la jambe.

La jambe étant séparée, on défait aussi-tôt la ligature qui est au dessous du genou ; on prend une pince à bec de corbin N, ou cette pincette O qui a un anneau pour la serrer quand on tient le vaisseau. Sur chacune des pinces, il y a un fil noué QQ prêt à lier le vaisseau, & aux bouts de ce fil, à chacun une aiguille RR. On dit au serviteur qui tient le tourniquet de le lâcher un peu, pour voir par le dardement du sang l'endroit où est le vaisseau, ob-

fervant de ne pas fe mettre vis-à-vis le moignon, fi
on ne veut pas avoir du fang dans le nez, mais un
peu à côté : ayant pincé le vaiffeau, on donne l'inftrument à tenir à un ferviteur, pendant qu'on fait
la ligature de la maniere que j'ai dit ci-deffus. Si on
ne pouvoit pas attraper le vaiffeau, alors avec ces
deux aiguilles SS enfilées d'un même fil T, & paf-
fées à fes côtés, puis forties par-deffous le jarret,
on s'en affureroit en y liant les deux bouts du fil fur
une compreffe V, comme j'ai déja dit ; ou bien on
pourroit, par un troifieme moyen, fe rendre maître
du vaiffeau, qui eft de prendre une grande aiguille
courbe enfilée, la fourrer d'un côté du vaiffeau &
la retirer de l'autre, en prenant un peu des chairs,
& liant les deux bouts du fil fur une compreffe :
on arrête ainfi le fang en peu de temps, comme je
l'ai fait & vu faire plufieurs fois dans les Hôpitaux
des Armées (a). La ligature bien faite, derechef

(a) La ligature des vaiffeaux, qu'Ambroife Paré a pratiquée le premier, eft une des circonftances les plus importantes de l'opération. Des trois manieres propofées par
l'Auteur, la derniere eft la meilleure, & la feule qui foit
à préfent en ufage. L'Opérateur prend une aiguille courbe,
& enfilée d'une efpece de ruban compofé de quatre ou cinq
brins de fil ciré ; il l'enfonce affez avant dans les chairs, à
un des côtés du vaiffeau, & la retire ; il la paffe une feconde fois dans les chairs à l'autre côté du vaiffeau, & la
retire de même : il noue le fil à deux nœuds, fans y mettre
de compreffe ; & par ce moyen le vaiffeau qui en eft en-
touré fe trouve lié avec les chairs qui l'environnent, & comprimé exactement & mollement.

Il y a deux, & quelquefois trois arteres confidérables qui
donnent du fang, ce que l'on voit lorfqu'on a lâché le
tourniquet. On fait la ligature de chacune féparément, de la
maniere qu'on vient de dire. Si le conduit qui eft à la partie
poftérieure & prefque fupérieure du tibia, dans lequel
paffe un rameau de l'artere tibiale, fe trouve à l'endroit
où l'on coupe le tibia, on applique fur ce conduit un
bourdonnet trempé dans un ftyptique. L'on peut arrêter
ainfi le fang que fournit ce vaiffeau, dont on ne peut faire
la ligature.

on ordonne de lâcher le tourniquet, & si le sang ne s'élance plus, on est alors content de son opération; mais si par malheur la ligature manquoit, on auroit recours à ces trois boutons de vitriol XXX.

Le sang doit être arrêté au plus tôt.

Il est inutile d'ordonner de laisser couler une certaine quantité de sang pour laisser dégorger la partie, il n'en sort toujours que trop, quelque soin qu'on prenne pour l'arrêter ; tout celui qui étoit dans la jambe est perdu, & celui des veines de la cuisse se vide presque tout, tant durant l'opération qu'après qu'elle est achevée, sans qu'on le puisse empêcher ; c'est pourquoi cette quantité est suffisante, sans en laisser encore échapper volontairement, qui ne pourroit être que du sang artériel qui affoibliroit le malade plutôt que de le soulager ; il faut donc l'arrêter le plus tôt qu'on peut par la ligature, & ainsi conserver les forces du malade.

Du pansement du malade.

Après l'opération, il faut panser le malade, ce qu'on doit faire avec beaucoup de diligence, tout étant prêt pour cet effet ; on ordonne au serviteur qui tient le tourniquet de le tenir toujours serré pendant le pansement, afin que l'impulsion du sang ne pousse point dehors la ligature, qui n'est en état de lui résister que quand elle est appuyée de tout l'appareil ; & c'est par où on commence, en appliquant dessus deux petites compresses carrées YY, pour la soutenir contre les pulsations du sang artériel. On met sur les deux bouts des os deux petits plumaceaux plats, imbibés d'esprit-de-vin; on couvre toutes les chairs avec des plumaceaux *aaaa*, épais & chargés d'astringens, & par-dessus l'étoupade *b* qui couvre tout le moignon qu'on fait entrer dans une vessie *d* fendue exprès, & dans laquelle il y a des poudres astringentes. On pose l'emplâtre *e* fendu en quatre, le milieu sur le moignon, & dont les quatre chefs embrassent tout le genou, ensuite la grande compresse *f* qui est de

même

même figure, & puis les quatre compresses longitudinales *gggg*, dont le milieu des trois premieres
est posé sur le moignon où elles représentent une
étoile, & la quatrieme fait quelques circulaires autour du moignon, en embrassant les six chefs des
trois premieres (*a*).

Avant que de poser les bandages, on fait un peu
plier le genou, pour mettre le moignon dans une
figure convenable à s'appuyer sur une jambe de
bois; on prend la bande roulée *h* à un chef, avec
laquelle on fait quatre ou cinq circulaires autour du
moignon, puis l'ayant passée sur le genou, on la
descend sur le moignon, & la remontant ainsi &
la descendant alternativement, on continue jusqu'à
ce qu'elle soit finie; puis on arrête le bout avec
une épingle. On prend ensuite la bande roulée à
deux chefs *d*, on tient un chef dans chaque main,
on en pose le milieu sur le moignon, & montant
les deux chefs en enhaut, on y en laisse un pour y
faire des circulaires; on le fait tenir par un serviteur pendant qu'on ramene l'autre sur le moignon,
& que l'on retourne sur le genou, pour être engagé par un nouveau circulaire, & revenir, puis
après sur le moignon, & continuer ainsi jusqu'à ce
qu'on soit parvenu au bout de la bande; & parce
que ce bandage est un de ceux qu'on fait à la tête,
on lui a donné le nom de capeline, dérivé de

Position des bandages.

(*a*) On a bien simplifié l'appareil de l'amputation. On
pose sur les ligatures des vaisseaux de petites compresses fort
épaisses, ou de petits bourdonnets en assez grande quantité
pour faire une saillie au dessus des os; on met sur le reste
des chairs des plumaceaux épais, ou de la charpie brute:
on applique ensuite sur le moignon une compresse carrée
en plusieurs doubles, une compresse cruciale simple, dont
les chefs embrassent le genou, une autre compresse carrée
un peu plus grande que la premiere, & enfin une seconde
cruciale double, dont les chefs embrassent le genou comme
la premiere cruciale. On pose ensuite les longuettes & la
bande.

Bbb

caput, tête. On ôte pour lors le tourniquet ; mai
comme le chef de la bande qui a fait les circulaire
fur le genou n'eft pas auffi-tôt fini que celui qui ;
fait les circonvolutions du moignon, on en fait de
circulaires au bas de la cuiffe, après avoir mis def
fous une compreffe fort épaiffe, qui appuyant fu
les vaiffeaux, diminue l'impétuofité du fang ver
la ligature.

Les bandes bien arrêtées avec plufieurs épingles
on recouche le malade dans fon lit. On met deffou
fon jarret un ou deux oreillers pour tenir le moi
gnon élevé. On fait appuyer le moignon d'une mai
par un ferviteur, & le genou de l'autre pendàn
quelques jours, pour empêcher par cette compreffior
la fortie du fang & le relâchement des bandes, &
afin d'avertir fi le fang s'échappoit & venoit à per
cer les bandages. On fait donner un bouillon ai
malade, on le faigne deux ou trois heures après, &
on fait obferver un bon régime de vivre.

On ne releve point cet appareil de deux ou troi
jours, on attendroit même davantage fi on crai
gnoit l'hémorragie en le renouvelant ; on lev
doucement lès plumaceaux, parce que le fil de li
ligature des vaiffeaux peut s'y être attaché : on peu
alors fe paffer de la veffie ; il n'eft pas non plus né
ceffaire de couvrir les plumaceaux d'aftringens, i
faut leur en fubftituer d'autres couverts d'un digef
tif pour procurer la fuppuration ; mais s'il y avoi
eu difpofition à gangrene, il faut animer le digef
tif & fe fervir de remedes fpiritueux pour vivifie
la plaie, & en bannir tous les pourriffans ; on con
tinue le panfement par les mondificatifs, les incar-
natifs & les defficatifs ; on ne met point d'onguen
fur les bouts des os, mais des plumaceaux trempés dans l'efprit-de-vin en attendant l'exfoliation
Quand elle eft faite, on travaille à cicatrifer la
plaie, ce qui ne fe fait pas aifément, parce qu'étan

rondé, il faut que la cicatrice s'approche depuis la circonférence jusqu'au point du milieu.

Presque tous ceux à qui on a coupé un bras ou une jambe, se plaignent de sentir de la douleur à la partie qu'ils n'ont plus; tantôt ils disent que c'est le gros orteil, tantôt que c'est le petit doigt du pied qui les a empêchés de dormir. J'en ai vu qui disoient que ces sortes de douleurs leur étoient plus insupportables que celles de leurs plaies. Cela vient de ce que le cerveau sépare sans cesse une certaine quantité d'esprits animaux qui s'écoule par les nerfs pour servir aux fonctions du corps, & que ceux qui sont destinés pour les mouvemens & les sensations de la partie qui n'existe plus & qui est séparée des autres, ne trouvant point d'emploi, doivent nécessairement refluer vers le cerveau. C'est ce malheureux reflux qui excite ces sentimens de douleur, ces secousses irrégulieres & ces contractions involontaires, qui fatiguent plus les malades que la douleur causée par la plaie.

Des douleurs que le malade ressent dans un membre qu'il n'a plus.

Il y en a qui blâment l'usage de la vessie de porc, disant qu'elle empêche qu'on ne s'apperçoive quand le sang s'échappe des vaisseaux, parce qu'elle retient tout : d'autres prétendent que c'est la fin pour laquelle il faut s'en servir, parce que ce sang échappé & retenu se mêlant avec les poudres astringentes, fait un mastic qui bouche les vaisseaux & empêche l'hémorragie.

Controverse sur l'usage de la vessie de porc, & d'une aiguille après l'amputation.

Quelques Auteurs veulent qu'après l'amputation on passe une aiguille enfilée à travers la peau de la partie supérieure du moignon, que la même aiguille en fasse autant à la partie inférieure pour nouer ces deux bouts de fil ensemble; qu'on fasse la même chose du côté droit au gauche, de sorte que ces fils passant en croix sur la plaie, tirent & approchent la peau pour empêcher que les chairs ne soient trop découvertes. Cette pratique n'est pas du goût de tous les Chirurgiens, disant que quand l'opéra-

Bbb ij

tion eſt bien faite, la peau, les chairs & les os fon
coupés également, que c'eſt une nouvelle douleu
qu'on fait ſouffrir par ces quatre points d'aiguille
& que ſi la peau découvroit trop les chairs, u
bandage convenable pourroit remédier à cet incon
vénient (a).

Amputation
avec un cou-
teau brûlant.

Un de nos Anciens a cru rencontrer à merveill
en nous propoſant de faire l'amputation avec u
grand couteau qu'on auroit fait rougir. Il a dit qu
par ce moyen on feroit d'une pierre deux coups
c'eſt-à-dire, qu'on feroit l'inciſion & qu'on cauté
riſeroit les vaiſſeaux; mais cette méthode n'a ét
approuvée ni ſuivie de perſonne.

Maniere
d'amputer
avec des cou-
perets.

Botal décrit une autre maniere de couper un
jambe; il veut qu'on mette la jambe entre deu
couperets ſemblables à ceux des Bouchers, enchâſ
ſés dans deux billots de bois, la jambe étant poſé
ſur le tranchant de celui de deſſous; il veut qu'o
laiſſe tomber l'autre ſur la jambe par le moyer
d'une couliſſe; & il prétend que ces deux couperet
ſépareront les chairs & les os plus promptemen
que la ſcie: il ajoute qu'on a coupé pluſieurs jambe
par cette méthode, & que les bleſſés ont été bier
guéris, ſans ſentir dans l'opération qu'une très-
légere douleur (b).

(a) Pour empêcher que la peau ne découvre trop le
chairs, on fait préſentement l'inciſion circulaire en deu
temps, comme le conſeille M. Petit. On coupe d'abord l
peau circulairement avec le couteau courbe, un bon pouc
au-deſſous de l'endroit où l'on doit faire l'inciſion circulaire
Un aide retire enſuite les tégumens vers la partie ſupérieure
& l'Opérateur fait l'inciſion circulaire près de la peau qu'o
a retirée.

(b) M. Verduin, Chirurgien Hollandois, & M. Sabourin
Chirurgien Genevois, ont auſſi tous les deux dans le mêm
temps, vers la fin du ſiecle paſſé, propoſé une autre mé
thode d'amputer la jambe. On l'appelle amputation à lam
beau, parce qu'en la faiſant on conſerve une portion de
muſcles jumeaux & ſolaires, & la peau qui les couvre.

Après avoir placé le malade, & s'être rendu maître du

Je ne vous rapporte pas ces divers fentimens pour vous exciter à les mettre en pratique , mais feulement afin que vous foyez informés des différentes Sectes qui s'élevent dans la Chirurgie de temps en temps comme dans toutes les autres profeffions ; & je vais finir cet article par le récit de ce qui fe paffa aux Invalides il y a vingt ans , au fujet d'une cuiffe coupée (a).

fang par le moyen du tourniquet de M. Petit , on fait à la peau & à la graiffe fur le tibia & le péroné, deux travers de doigts au deffous de la tubérofité du tibia, une incifion demi-circulaire. On fait entrer au côté intérieur de la jambe, à l'une des extrémités de l'incifion, un couteau plat à deux tranchans, & on le fait fortir de l'autre côté à l'autre extrémité de l'incifion. On coupe enfuite, en portant ce couteau vers le pied, les mufcles jufqu'au tendon d'Achille, de maniere qu'on forme du gras de la jambe un lambeau dont on couvre le moignon lorfqu'on a fcié l'os. Cette méthode a de grands avantages. Le lambeau s'applique fur l'embouchure des arteres, arrête l'hémorragie, & difpenfe par conféquent de la ligature des vaiffeaux ; les os ne s'exfolient point ; la plaie eft beaucoup plus petite qu'elle ne l'eft lorfqu'on fait l'amputation à l'ordinaire ; la fuppuration eft par conféquent moins abondante, & la cure beaucoup plus prompte. On met fur la plaie plufieurs plumaceaux, & fur le lambeau une compreffe épaiffe, un emplâtre crucial, & une petite plaque concave. On foutient tout l'appareil par une bande ferrée autant qu'il le faut pour appliquer exactement le lambeau fur le moignon & fur l'embouchure des vaiffeaux. On laiffe le tourniquet fur la cuiffe, & on le lâche affez pour qu'une petite quantité de fang aille conferver la vie du moignon. On concevra aifément que cette méthode ne convient pas, lorfque la portion des chairs qui formeroit le lambeau n'eft pas faine.

(a) Comme l'amputation de la jambe, celle de la cuiffe, celle de l'avant-bras & celle du bras ne different pas de beaucoup entre elles, quant à la maniere de les faire, l'Auteur s'eft contenté de parler de la premiere. Il eft cependant une efpece d'amputation du bras, dont la pratique eft bien différente de celle des autres amputations, & qui, par fon importance & par fa difficulté, mérite qu'on en donne, quoiqu'en peu de mots, une idée exacte. Feu M. Morand le pere l'a pratiquée le premier, & depuis lui feu M. le Dran le pere.

Bbb iij

Le nommé Rabel, dont je vous ai déja parlé
vint propofer au Roi & à M. de Louvois une ea

On fait cette opération à l'articulation de l'humerus av
l'omoplate, ce qui lui a fait donner le nom d'amputatic
dans l'article. Elle eft néceffaire lorfque la partie fupérieu
de l'humerus eft fracaffée, lorfque la tête ou le col de c
os eft gonflé ou carié, &c.

Pour la faire, il faut, comme dans toutes les autres an
putations, fe rendre d'abord maître du fang. C'eft pou
quoi l'on commence par faire la ligature des principau
vaiffeaux, parce qu'on ne peut fe fervir de tourniquet. O
fait affeoir le malade fur une chaife, on lui cache le vifag
avec une ferviette, on éleve le bras qu'on doit amputé
Après avoir reconnu exactement la route des vaiffeaux br
chiaux, on prend l'aiguille enfilée d'un fil compofé de f
ou huit brins, on la fait entrer environ à la diftance c
trois travers de doigt du creux de l'aiffelle, on la fait paff
par deffous les vaiffeaux, & fortir du côté oppofé à cel
où elle eft entrée. On noue le fil à un nœud pour arrêt
le fang, on touche l'artere au deffous, & fi l'on n'y fe
point de battement, on fait un fecond nœud pour aff
jettir le premier. L'aiguille dont on fe fert eft fort groff
tranchante fur les côtés & fort courbe, afin que la lig
ture ne renferme pas avec les vaiffeaux une trop grand
portion des parties voifines. Il faut porter l'aiguille
plus près de l'os qu'il eft poffible, de peur d'offenfer l
vaiffeaux.

Après avoir arrêté le fang, on baiffe le bras, & l'o
fait avec un biftouri, à la diftance de trois ou quat
travers de doigt de l'achromion, une incifion tranfverfale
qui divife le mufcle deltoïde & pénetre jufqu'à l'os ; o
en fait deux autres de deux ou trois travers de doigt, l'ur
à la partie antérieure & l'autre à la partie poftérieure : ce
deux dernieres doivent tomber perpendiculairement fur l
premiere, & former avec elle une efpece de lambeau, fou
lequel on porte un biftouri pour couper les deux têtes d
mufcle biceps vers leur attache fupérieure & la capfule d
l'articulation. On porte deux doigts de la main gauche ver
la partie fupérieure de la tête de l'humerus, on la tire
foi, & l'on coupe la capfule & les autres parties qui n
l'ont pas encore été : il faut prendre garde cependant d
toucher aux vaiffeaux qui font liés. On dégage entiéremen
la tête de l'os ; on examine fi la ligature eft bien faite ; o
acheve de féparer entiérement le bras, en coupant ce qu
refte de chairs & de peau au deffous de la ligature, pou

ftyptique qu'il difoit merveilleufe & infaillible
pour arrêter toutes fortes d'hémorragies. Aucun
bleffé dans les armées ne devoit plus mourir par
des pertes de fang avec cette eau; il demandoit la
permiffion d'en faire des expériences pour convaincre tout le monde de la bonté de fon remede; &
il perfécuta tant M. de Louvois, qu'il obtint fon
confentement pour en faire l'épreuve fur un foldat
des Invalides, à qui l'on devoit couper la cuiffe.
M. Duchefne, premier Médecin des Princes, fut
préfent avec plufieurs autres Médecins & Chirurgiens, à l'amputation que fit le Chirurgien de la
maifon. On livra le malade à Rabel qui avoit préparé l'appareil à fa mode ; il appliqua fon remede
de la maniere qu'il s'étoit propofé, & fit tels bandages qu'il jugea néceffaires pour arrêter le fang ;
mais à peine eut-il fini, qu'on vit le fang percer
toutes les bandes. Il fut obligé de défaire cet appa-

en former un autre lambeau. On fait près du corps une
feconde ligature, dans laquelle on ne comprend que les
vaiffeaux ; on abaiffe le lambeau fupérieur pour couvrir &
remplir la capacité de l'articulation ; on releve le lambeau
inférieur pour le joindre au fupérieur, & comme il peut
être trop grand, on coupe avec des cifeaux ce qui l'empêcheroit de s'ajufter exactement. L'on coupe par conféquent
la premiere ligature, que la feconde rend inutile. Si quelque vaiffeau donne du fang pendant l'opération, on y fait
appliquer le bout du doigt de quelqu'un des Affiftans. On
laiffe pendre en dehors les bouts du fil de la feconde ligature, afin de la tirer lorfqu'elle fe féparera. On met fur les
lambeaux ajuftés beaucoup de charpie brute, afin de les
appliquer exactement l'un à l'autre, & au fond de la cavité
de l'article ; on en remplit le creux de l'aiffelle, pour faire
fur les vaiffeaux une compreffion exacte. On couvre cette
charpie d'un emplâtre coupé en croix de Malthe, d'une
compreffe de même figure, & de trois longuettes, favoir,
de deux qui fe croifent & dont les chefs vont jufqu'à l'autre
épaule, les uns par devant, les autres par derriere, & d'une
troifieme un peu plus longue, qui les couvre, & dont les
chefs ſ'enferment ſur l'épaule oppofée. On foutient cet appareil par un bandage en dix-huit chefs qui

C b b iv

reil pour en mettre un autre ; il doubla la dose de son eau, il fit de son mieux pour tamponner la partie ; mais le sang continuant toujours à s'échapper, le malade mourut entre ses mains, & en présence de tous les Assistans. On fit au Roi & à M. de Louvois le rapport de ce qui s'étoit passé, & il fut défendu à Rabel, sous de rigoureuses peines, de se servir davantage de son eau.

Quand le Chirurgien a été obligé de couper une jambe ou une cuisse pour sauver la vie à un blessé, quoiqu'il l'ait parfaitement bien guéri, cet homme ne laisse pas que de se trouver dans l'impuissance de marcher, par la privation d'une partie qui lui étoit nécessaire pour cette action. Il ne suffit donc pas alors au Chirurgien de l'avoir tiré du tombeau, il faut encore que par son industrie il ajoute un organe semblable en composition & en usage à celui qui manque.

De la prothèse.

Cette opération est rangée sous la quatrieme & derniere espece des opérations de Chirurgie qu'on appelle *prothèse*, ou *prosthesis*, qui est dérivé de πρὸς qui signifie *devant*, & de τίθημι qui veut dire *je mets*, parce que par le moyen de cette opération on met & ajoute au corps un instrument à la place de quelque partie qu'il a perdue. On tire deux utilités de cette addition ; la premiere pour l'ornement, comme quand on met un œil ou des dents artificielles ; la seconde pour la nécessité, comme quand on ajoute un bras ou une jambe de bois : c'est particuliérement cette derniere prothèse qui est nécessaire, puisque sans son secours l'homme ne pourroit point agir.

De la jambe de bois & de son usage.

Chacun sait comment doit être faite une jambe de bois pour marcher ; les dernieres guerres ont réduit plusieurs personnes dans la nécessité d'en porter. Je vous dirai seulement qu'elle doit être proportionnée à la grandeur de l'autre jambe, que la partie supérieure doit être creusée pour embrasser le bas de la cuisse, qu'il doit y avoir des rubans pour la lier & l'affurer à la cuiffe ; qu'il faut qu'elle foit garnie d'un couffinet à l'endroit où pofe le genou , pour éviter qu'il ne foit bleffé par la dureté du bois, qui ne doit point être caffant, mais ferme & liant pour la fûreté de celui qui la porte.

Quand on veut un peu en corriger la difformité, on en fait tailler une par un Sculpteur, de la même figure que l'autre, obfervant la même grandeur & groffeur, à laquelle on met un bas & un foulier comme à l'autre ; & fi elle montoit jufqu'à la cuiffe, le genou ayant été coupé, on pourroit la faire plier quand on eft affis, en ôtant une virole, & la remettant quand on voudroit fortir. Un Officier d'Armée s'étoit tellement habitué avec fa jambe de bois, qu'il montoit à cheval, & fe trouvoit dans toutes les occafions les plus périlleufes. Il reçut un coup de moufquet qui lui caffa fa jambe de bois ; il s'écria à l'ennemi qu'il étoit pris pour dupe, parce qu'il en avoit une autre dans fa valife.

Depuis un an ou deux, le R. P. Sébaftien, Religieux Carme, qui eft un des Académiciens honoraires de l'Académie des Sciences, a préfenté un bras artificiel de fon invention, fait de fer blanc, & rempli de plufieurs refforts par le moyen defquels il promet qu'étant attaché au moignon, on pourra conduire un cheval, écrire, & faire toutes les même actions, comme fi l'on avoit fa main naturelle ; il affure que les mouvemens feuls du moignon faifant agir les refforts, on fera mouvoir le poignet & les doigts de la maniere qu'on voudra. Cette machine n'étoit pas encore dans fa perfection quand il l'a préfentée ; fi elle réuffit comme il l'a promis, les manchots ne pourront affez lui donner de louanges.

D'un bras
artificiel.

Fig. XLVIII. POUR L'OPÉRATION DES VARICES.

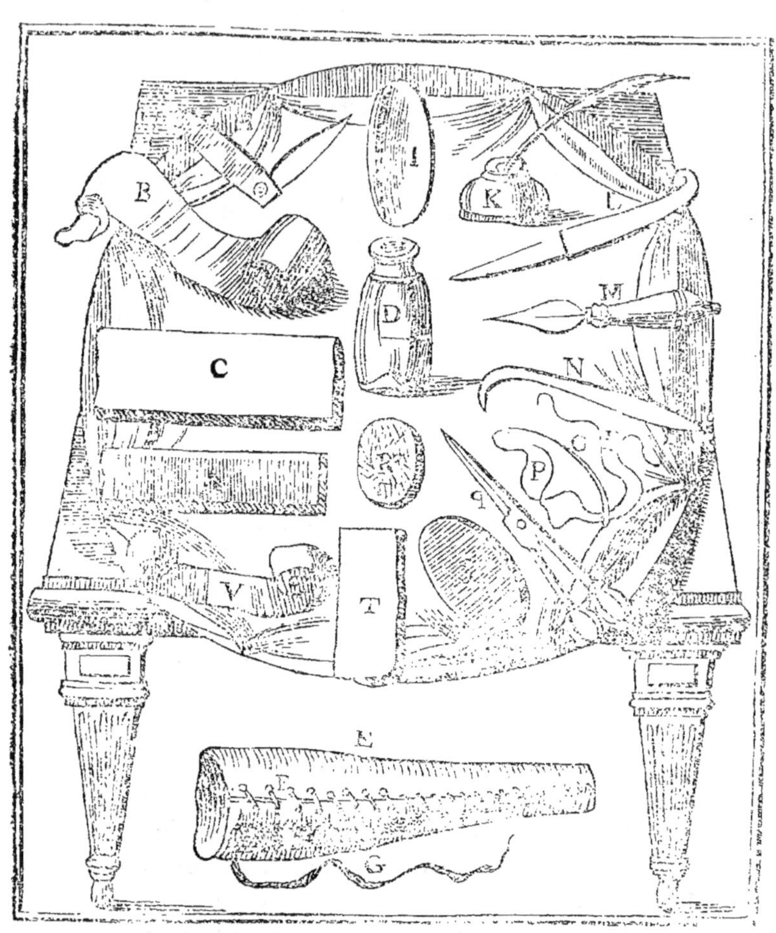

De l'opération pour les varices.

ON entend par le mot de varices, des veines dilatées qui demandent une opération pour les guérir, qu'on appelle *kirſotomie*, qui eſt dérivé de κιρσός, qui ſignifie *varice*, & de τέμνειν, qui veut dire *couper*, parce qu'elle conſiſte dans une ouverture qu'on fait à ces varices ou veines dilatées & gonflées.

Deux cauſes de ce mal.

Les Auteurs donnent deux cauſes aux varices ;

l'une interne, quand le fang devenu trop groffier par une confiftance épaiffe qu'il a acquife, ne pouvant pas couler dans les veines, s'y arrête dans quelqu'un de leurs rameaux, où, fe coagulant, il empêche celui qui le fuit de paffer, & qui le pouffant continuellement pour fe faire paffage, oblige la veine de fe dilater. L'autre caufe externe eft quand, par quelque action violente, ou par de grands efforts, le fang a fait étendre les membranes d'une veine, & les contraint de former un petit fac où il peut féjourner avec liberté. Si elles étoient auffi fréquentes aux hommes qu'aux femmes, & fi nous ne remarquions pas que nous n'en trouvons qu'aux cuiffes & aux jambes de celles qui ont eu des enfans, nous admettrions ces deux caufes. Mais comme les varices font des fuites de la groffeffe, il ne faut point leur chercher d'autre caufe que la tumeur que fait la matrice lorfqu'elle contient un enfant, qui pefant fur les veines iliaques, empêche que le fang qui remonte des parties inférieures ne puiffe entrer dans la veine-cave.

Il y a dans les veines des cuiffes & des jambes beaucoup plus de valvules que dans celles des autres parties ; ce font autant d'échelons pour aider au fang à monter & à lui faciliter fon retour vers fa fource. Quand le cours de ce fang eft arrêté par la groffeur de la matrice, il pefe fur ces valvules, il les dilate, & fait ces petites tumeurs de couleur violette qu'on voit d'efpace en efpace le long des extrémités inférieures, & qu'on appelle des varices. *Valvules fréquentes aux veines des cuiffes.*

On les connoît par leur couleur qui eft d'un violet brun, & en appuyant avec le doigt fur la tumeur. Quand elle eft faite de fang, elle difparoît, parce qu'il eft pouffé le long du vaiffeau ; mais elle revient auffi-tôt qu'on a levé le doigt. Elles font toujours plus enflées le foir que le matin, parce que le fang, lorfqu'on eft levé, a plus de peine à remonter en ligne directe, que quand on eft couché ; c'eft *Signes des varices.*

dans cette situation qu'il peut plus facilement continuer son cours. S'il y en a quelqu'une qui par la trop grande dilatation du sang commence à devenir douloureuse, ou qui par une extrême tension se soit crevée, il faut en entreprendre la guérison.

Trois moyens d'y remédier.

La Chirurgie nous offre trois moyens pour remédier à cette sorte d'incommodité. Le premier est l'application des remedes astringens, capables de resserrer les membranes de la veine trop étendues, comme la folle farine ou celle de feves, les poudres de bol d'Arménie, de sang-dragon & de terre sigillée, incorporées avec le blanc d'œuf, mises dessus ce morceau de linge A qui fait un circulaire à la jambe, & sera laissé long-temps sans le relever; ou bien l'emplâtre des hernies qui a beaucoup d'astriction.

Deux manieres de pratiquer le second moyen.

Le second, c'est le bandage qui se fait de deux manieres, ou avec une bande roulée B, large de trois travers de doigts & longue de trois aunes, qu'on commence au pied par un étrier, & qu'on continue par doloires jusqu'au genou, ayant mis une grande compresse C trempée dans une eau styptique D sur les élévations des varices, afin de plus comprimer en ces endroits qu'ailleurs. L'autre maniere est de faire une espece de bottine E, ou de gros linge, ou de peau de chien, qui aille depuis les malléoles jusqu'au genou, taillée & proportionnée à la grosseur de la jambe, où il y ait des œillets F pour la lacer en dehors de la jambe avec un petit cordon G. Ce bandage étant bien fait, se recouvre le jour d'un bas, & se laisse la nuit sans incommoder. Je préfere ce dernier à l'autre, parce qu'il fait une compression égale, qu'il ne peut pas se relâcher, & qu'on n'est obligé de le renouveler que quand on le veut; & qu'au premier, quoique bien apposé, les circonvolutions se dérangent toujours en se chaussant où se déchaussant, ce qui oblige de le raccommoder souvent. Le troisieme moyen est l'incision, qui consiste à faire une ouverture à la varice pour la défemplir, ce qu'on fait de deux manieres.

La premiere eft d'ouvrir la varice avec une lan-
cetté à faigner H , de faire l'ouverture felon la lon-
gueur de la veine , & de la faire plus grande que
celle d'une faignée ; de vider tout le fang que la
tumeur contient , & s'il y en a de grumelé , de le
faire fortir ; de mettre un aftringent fur la partie ,
ou bien une petite plaque de plomb I ; de la bien
bander , & de la laiffer long-temps fans y toucher ,
c'eft-à-dire pendant quelques mois fi le malade
n'en eft point incommodé.

Premiere ma-
niere de pra-
tiquer le troi-
fieme moyen.

La feconde maniere eft fort ancienne , mais peu
pratiquée ; c'eft de marquer avec de l'encre K la
peau qui eft fur la varice , & de la marquer de la
longueur de trois travers de doigts , de foulever
encore cette peau en la pinçant , d'en tenir un côté
& de faire tenir l'autre par un ferviteur , puis avec
ce biftouri L de couper la peau à l'endroit mar-
qué , & l'ayant relâchée , de difféquer avec un fcal-
pel M ou un déchauffoir N le vaiffeau variqueux ,
de paffer par deffous une aiguille O enfilée de deux
fils P P , de couper ces fils proche l'aiguille , & d'en
couler un au deffus de la varice , & l'autre au def-
fous , de lier ces deux fils à un bon pouce l'un de
l'autre , pour avoir la liberté de couper la veine
entre les deux fils avec des cifeaux Q , ou de la
laiffer fi on le juge à propos. On panfe cette plaie
comme les autres , en y mettant un petit plumaceau
R couvert d'un défenfif , le premier jour , puis
l'emplâtre S , la compreffe T & le bandage V à deux
chefs , pour mieux comprimer. On procure la fup-
puration avec un digeftif , on attend la chute des
deux fils , & on mondifie , incarne & cicatrife la
plaie.

Seconde ma-
niere aujour-
d'hui peu pra-
tiquée.

Je m'étonne de ce que nos Anciens ne nous ont
pas ordonné le cautere actuel pour barrer ces veines
comme on fait aux chevaux , & qu'ils fe foient con-
tentés de confeiller de nous fervir du cautere poten-

tiel ; car ils veulent qu'on en mette une grosse pierre sur la varice ; que l'escarre étant tombée , on procure la génération d'une bonne chair qui remplisse le vide ou le sac de la varice : ils disent que c'est un moyen sûr de la guérir.

De tous ces moyens, le meilleur est le bandage en forme de bottine. Quand même on auroit beaucoup de confiance aux astringens & qu'on voudroit s'en servir , ils feroient peu d'effet s'ils n'étoient pas appuyés du bandage ; & de plus, une jambe seroit toute parsemée de varices, que le bandage bien fait les contiendroit également, & même lui seul peut les guérir sans avoir besoin d'aucun autre secours.

Mais si une varice est telle qu'on ne puisse se dispenser d'en faire l'ouverture, je conseille de la faire simplement avec la lancette , & non pas par cette cruelle & douloureuse opération enseignée & pratiquée par nos Anciens. La simple incision conserve l'usage de la veine ; elle peut , l'ouverture refermée, redonner au sang son chemin ordinaire ; mais par l'ancienne maniere , les ligatures coupant la veine , c'est un canal retranché au sang qui a besoin de toutes ses routes pour retourner à sa source , & les suites de ce retranchement ne peuvent devenir que fâcheuses.

Fig. XLIX. POUR LA SAIGNÉE DU PIED.

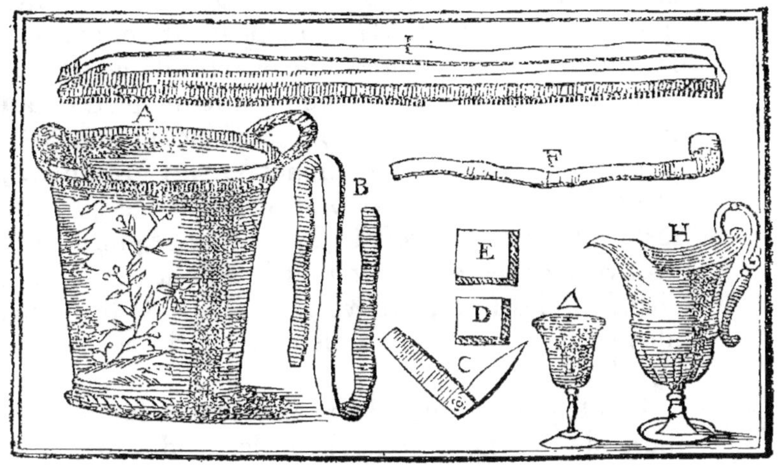

J'AI tâché de vous inftruire hier de tout ce qui regarde la faignée en général. Je vous ai montré comment il falloit faire celle du bras. Si je ne vous ai point parlé de celle du pied, & fi j'ai attendu à le faire aujourd'hui, deux raifons m'y ont obligé. L'une, c'eft qu'elle fe fait fur une partie qui devoit être le fujet des opérations de ce jour; & l'autre, c'eft qu'elle eft accompagnée de circonftances différentes de celle du bras, qui demandoient qu'on en fît un article féparé.

La premiere chofe en quoi ces faignées different l'une de l'autre, c'eft fur le temps de les faire; celle du bras fe doit faire le matin, & celle du pied le foir. La premiere demande du repos, & l'autre de l'action avant que de les faire. Cela fe doit entendre quand on eft le maître de choifir le temps, car dans une néceffité preffante les unes & les autres fe font dans toutes les heures de la journée. Ce n'eft pas fans raifon qu'on choifit le matin pour la faignée du bras; elle en eft meilleure, parce que le fang ayant circulé librement pendant la nuit,

Saignée du pied différente de celle du bras.

Election des heures pour ces faignées.

les veines s'enflent mieux, & le fang fort avec plus de vivacité quand la veine eft ouverte. Il eft encore plus à propos de la faire dans le lit, que levé, parce que la chaleur du lit contribue à la mieux faire qu'après s'être refroidi en fe levant; mais au contraire, pour celle du pied il faut marcher, afin que le fang defcendant en bas, puiffe faire paroître les veines en les groffiffant, & qu'il puiffe fortir avec plus d'abondance qu'il ne feroit, fi on s'étoit repofé. L'expérience journaliere prouve ce que je dis, & tout le monde, en fe déchauffant les foirs, trouve les veines de fes pieds plus enflées qu'elles n'étoient le matin quand on s'eft levé.

Circonftance pour la faignée du pied.

Ces faignées font encore différentes fur la maniere de les faire; on faigne le pied dans l'eau chaude, ce qu'on ne pratique pas au bras : c'eft pour en faire gonfler les veines, qui étant plus éloignées du cœur, font moins groffes que celles du bras : il en eft de même que des branches des arbres, qui font plus groffes plus elles font proches du tronc, & qui diminuent à mefure qu'elles s'en éloignent; c'eft pourquoi on fe fert d'eau chaude au pied, pour fuppléer à la petiteffe des veines & à leur éloignement du cœur.

Auffi-tôt qu'on eft entré dans la chambre du malade, il faut ordonner qu'on faffe chauffer de l'eau, en cas qu'on n'ait pas eu la précaution de le faire avant l'arrivée du Chirurgien ; pendant qu'elle chauffe, il faut préparer un autre vaiffeau pour faire la faignée, dans lequel on met une ferviette pour la propreté, afin que les pieds ne touchent point le vaiffeau qui eft ordinairement de bois ou de cuivre, comme un feau ou un chaudron ; & pour plus grande propreté, il faut mettre une autre ferviette fur le vaiffeau pour paffer l'eau en la verfant, afin d'en féparer les ordures qui pourroient être tombées de la cheminée en la chauffant.

chauffant. Il ne faut point faire la saignée dans le même chaudron qui aura chauffé l'eau, parce qu'ayant été fur le feu, il brûleroit les pieds ou les jambes du malade. Les vaiffeaux les plus commodes font ces feaux de fayance A, dont les Dames fe fervent pour fe laver les pieds : outre qu'ils font très-propres, & qu'il n'eft pas befoin d'y mettre de ferviette, c'eft qu'étant profonds, les jambes trempent dans l'eau jufqu'à la jarretiere.

L'eau étant verfée, avant que de l'approcher du malade, le Chirurgien doit voir fi elle eft de bonne chaleur, obfervant qu'elle foit un peu plus chaude qu'il ne faut, parce qu'elle a quelquefois le loifir de refroidir avant que le malade ait mis les pieds dedans ; & avec un peu d'eau froide, il la met dans le degré de chaleur qu'il corvient. Quoiqu'on ne faigne qu'un pied, il faut faire mettre les deux pieds dans l'eau, pour trois raifons ; la premiere, c'eft qu'il eft plus commode au malade d'y avoir les deux pieds, qu'un feul ; la feconde, c'eft que le fang fe porte plus volontiers vers les extrémités inférieures, quand elles font toutes les deux échauffées, que quand il n'y en a qu'une ; & la troifieme, c'eft que fi le Chirurgien trouvoit un pied trop difficile, l'autre eft tout prêt pour le prendre, & ainfi il peut choifir celui qu'il trouve le plus facile, fans être obligé de faire remettre l'autre dans l'eau, & d'attendre qu'il foit échauffé.

Pourquoi l'on fait mettre dans l'eau chaude les deux pieds du malade.

C'eft un abus de croire qu'il faille plutôt faigner d'un pied que de l'autre, dans de certaines maladies. La groffe artere qui reçoit le fang du cœur pour l'envoyer à toute la machine fe divife au deffus de l'os facrum en deux groffes branches qui vont dans les cuiffes, de là dans les jambes, de forte que le fang de l'une & celui de l'autre venant de la même fource, il eft indifférent de quel pied on le tire. C'eft pourquoi, quand le malade demande au Médecin qui ordonne la faignée de quel pied on la

Ccc

fera, il doit répondre, de celui que le Chirurgien voudra, parce que si le pied qu'il prescrit se trouve si difficile qu'il soit impossible de le saigner, le malade ne veut point consentir qu'on prenne l'autre, ou s'il y consent, par les raisons que lui donne le Chirurgien, ce n'est qu'avec peine, & s'il ne tire pas de cette saignée tous les avantages qu'il s'étoit proposé, il en attribue la cause à ce changement; & quelquefois, étant obligé de la faire au pied qui a été ordonné, on ne la fait pas si bonne & si copieuse, parce que les veines y sont trop petites, au lieu que si on avoit laissé au Chirurgien la liberté de la faire à l'autre dont les veines sont peut-être plus grosses, il y auroit fait une saignée plus agréable au malade.

Précautions à prendre. Les pieds du malade étant dans l'eau, il faut les laisser un espace de temps pour les échauffer; & pendant ce temps, il faut dire à quelqu'un d'en faire chauffer d'autre dans un coquemar ou un poëlon, afin d'en avoir toujours de toute chaude, en cas qu'on fût trop long-temps à chercher la veine, ou pour la réchauffer quand le malade trop délicat n'aura pas voulu d'abord la souffrir autant chaude qu'elle doit être pour gonfler la veine. Le Chirurgien se fait donner un siége pour s'asseoir vis-à-vis le malade; &, ayant mis une nappe pliée en plusieurs doubles sur ses genoux, il frotte les jambes du malade en enbas, pour faciliter la descente du sang vers le pied.

Lorsque le Chirurgien croit les veines suffisamment gonflées, il fait sortir de l'eau le pied qu'il croit devoir saigner, & l'ayant mis sur son genou gauche, si c'est le pied droit, ou sur son genou droit, si c'est le gauche, il l'essuie avec la nappe qui est sur lui; ensuite il pose la ligature B à deux travers de doigts au dessus des malléoles, qu'il ne serre que médiocrement; il en fait deux tours comme au bras, & la noue d'un nœud coulant vers

la malléole externe, puis ayant touché pour connoître si les veines répondent, il remet le pied dans
l'eau, pour l'y laisser encore quelque temps (a).

Je vous ai dit, en vous montrant la saignée du
bras, que la ligature devoit être de drap ; mais
pour celle du pied, il faut qu'elle soit d'un tissu
de fil, ou de soie écarlate, parce que le drap étant
mouillé se relâche, ce que le tissu ne fait point ;
& qu'une ligature de drap, quand on est obligé
de beaucoup serrer, ne manque point de se casser, ce qui embarrasse & retarde la saignée, quand
il faut chercher une autre ligature (b) Pendant
que le pied est dans l'eau cette seconde fois, les
veines achevent de se gonfler ; & pendant ce temps,
le Chirurgien prend dans son étui une lancette C
qu'il ouvre, & qu'il met à sa bouche comme à la
saignée du bras.

Il prend le pied qu'il remet sur son genou, &
dont il serre la ligature plus fortement, pour tenir la peau & la veine plus sujettes ; & ayant pris
sur la lumiere les mêmes précautions que j'ai dit
ailleurs, il la pose à son point de vue, ou en dehors, ou en dedans du pied, comme elle lui convient : & après avoir examiné les veines, il se détermine pour celle qui est la plus apparente & qui
lui répond le mieux, qui est ordinairement celle

*De la liga-
ture.*

*Choix de la
veine.*

(a) Cette ligature ne comprime pas quelquefois les vaisseaux assez exactement pour empêcher le retour du sang. On
a recours alors à quelque expédient *. Les uns mettent sur
la veine un petit morceau de carton & une compresse de
linge épaisse, sur laquelle ils appliquent à l'ordinaire la ligature ; d'autres se servent d'un tourniquet d'ivoire, fait sur le
modele de celui de M. Petit.

(b) Au lieu de faire la ligature au dessus des malléoles, je
la pose au dessous du genou, à l'endroit où quelques personnes mettent leur jarretiere. La ligature mise dans cet
endroit n'est point mouillée, & fait une compression plus
exacte sur les veines intérieures, ce qui y intercepte la circulation, & fait par conséquent mieux gonfler & paroître la
saphene & ses ramifications.

** Merc. de
France, Déc.
1731.*

qu'on appelle la saphene, qu'il ouvre, ou au deffus, ou au deffous de la malléole, fans trop enfoncer, de crainte de piquer le périofte qui n'en
eft pas beaucoup éloigné.

La veine ouverte, on fait remettre le pied dans
l'eau. Si on croit la ligature trop ferrée, on la lâche
un peu; mais fi le fang forti pouffe bien en arcade,
on n'y touche point, parce que c'eft une preuve
qu'elle n'eft point trop ferrée. On laiffe fortir la
quantité de fang ordonnée : on en juge par le temps
qu'il y a qu'il fort, par la couleur de l'eau plus ou
moins rouge, & par la teinture que le coin d'une
ferviette trempée dans cette eau en reçoit. Sur la
fin de la faignée, on voit nager dans l'eau de petits
tourbillons blancs; ce font les fibres du fang dont
la liqueur rouge a été détrempée par l'eau, qui formant des pelotons glaireux en maniere de tourbillons, nagent de côtés & d'autres & s'attachent aux
jambes : quand on les voit paroître, c'eft un figne
affuré que la quantité du fang forti eft fuffifante,
& qu'il y en a du moins trois poëlettes. Pour lors
on défait la ligature, pendant que le pied refte encore dans l'eau, où on le tient quelques momens
pour laiffer dégorger la veine.

Le pied retiré enfuite de l'eau & effuyé, on met
fur l'ouverture une petite compreffe carrée un
peu épaiffe E, & avec une bande F un peu plus
longue que pour le bras, on fait un bandage qu'on
appelle l'étrier, parce qu'il en a la figure, & tel
qu'il eft repréfenté dans la feptieme planche de la
premiere démonftration, marquée G; on effuie
l'autre pied, & on remet au lit le malade, à
qui on fait donner un verre d'eau A immédiatement après la faignée.

On doit garder le fang, afin que le Médecin venant faire fa vifite puiffe juger de fa qualité & de la
quantité qu'on en a tirée. Aux perfonnes qui ont de
la foi pour la fympathie, on peut verfer une aiguiere.

d'eau froide H dans leur fang ; fi le fang qui refte
dans les veines peut être échauffé en mèlant avec
de l'eau chaude celui qu'on a tiré, par la même
raifon, il peut être rafraîchi en verfant de l'eau
froide fur ce même fang : il eft facile de les contenter là-deffus, & c'eft guérir leur imagination
à peu de frais ; enfuite avec la ferviette on effuie la
lancette, & on fe retire.

Je finis l'article de la faignée du pied, en avertif-
fant le jeune Chirurgien de n'en point faire aux filles
& aux femmes que par le confeil du Médecin. Il
y en a qui, feignant une fuppreffion de leurs ordinaires ou quelque autre maladie, envoyent querir
un Chirurgien pour les faigner du pied, dans le
deffein de fe faire avorter. Mais il ne faut pas que
le Chirurgien donne dans ce piége, & que par trop
de bonne foi il faffe ce qu'on exige de lui ; il en eft
arrivé des affaires cruelles à des Chirurgiens qu'on
a voulu, quoiqu'innocens, rendre coupables du
crime de certaines filles qui avortoient après de
femblables faignées ; c'eft pourquoi, dans les cas
foupçonneux, il n'en doit jamais faire qu'il ne foit
muni d'une ordonnance du Médecin.

Fig. L. POUR LES PIEDS CONTREFAITS.

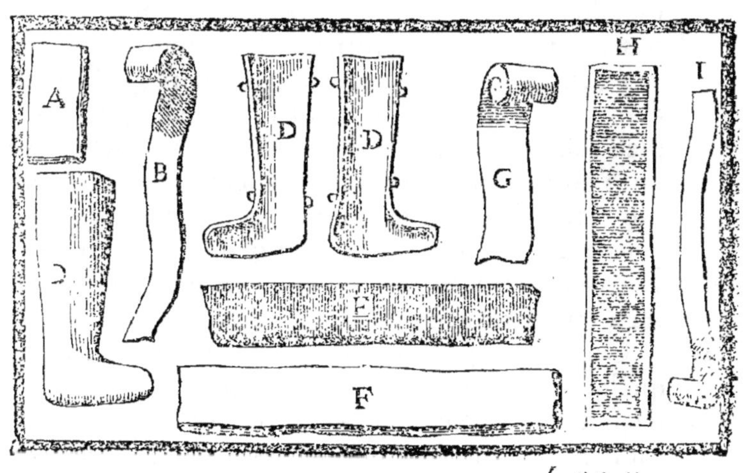

Pour les pieds contrefaits, & de l'entorse.

Divers noms Latins des pieds tournés.

Caufes de la mauvaife tournure des pieds.

Remedes quand ce défaut vient de naiffance.

Ou d'un accident.

ON voit des gens qui ont les pieds mal tournés & contrefaits ; ce défaut ne caufe pas feulement de la difformité, mais il incommode encore beaucoup en marchant. Les uns les ont tournés en dehors, & s'appellent en latin *valgi* ; les autres en dedans, & fe nomment *vari* : le vulgaire les connoit fous le nom de *pieds-bots.*

Ces fortes de tournures de pieds viennent de trois chofes ; ou de naiffance, comme quand un enfant vient au monde les pieds mal figurés ; ou d'accident, comme par une luxation, un coup ou un dépôt d'humeurs qui aura formé une ankylofe ; ou d'habitude, comme quand un enfant s'accoutume à tourner les pieds en dedans. Lorfque ces mauvaifes difpofitions viennent de naiffance, elles font difficiles à guérir ; mais quand elles font caufées par une méchante habitude qu'aura contractée l'enfant, on peut y remédier, en mettant un petit carton A pour redreffer le pied, qu'on foutient d'une petite bande B un peu ferrée, & par les foins que doit prendre la nourrice en remuant l'enfant, de lui mettre les pieds dans une bonne figure, & de les y tenir par les bandes qu'elle ferrera plus à l'endroit des pieds qu'ailleurs ; au lieu que quand il eft mal fabriqué dès la premiere conformation (comme il eft arrivé à un de mes parens, dont la mere groffe de lui avoit regardé attentivement un gueux qui avoit le pied tout à fait tourné en dedans, car il naquit avec un pied fait comme celui du gueux), alors on emploie toutes fortes de moyens, fans pouvoir corriger ce défaut ; & aujourd'hui que le parent dont je viens de parler a trente ans, fon pied eft comme il l'a apporté au monde.

Quand un pied a perdu fa figure naturelle par quelque accident, comme une luxation, une plaie de feu qui en aura brifé les os, ou une ankylofe caufée par une humeur glaireufe defféchée, qui prive de leurs mouvemens ordinaires les os qui les composent, c'est au Chirurgien à bien examiner l'embarras qu'il y trouve, & à se servir des remedes capables d'amollir les ligamens & les cicatrices qui font caufes de cette méchante conformation, comme font les fomentations fréquentes de bouillons de tripes, les frictions oléagineufes, & les cataplafmes faits avec les herbes & les racines émollientes & mucilagineufes, comme les guimauves, le fenu-grec, la racine de lin cuite avec le beurre frais ou l'huile de lis. Pendant l'ufage de ces remedes, on fait tous les jours une douce violence au pied pour le mouvoir & le tourner; & on met de forts cartons, des attelles de bois ou de petites platines de fer, qu'on ferre avec une bande, pour le tenir dans l'état où on a deffein de l'amener.

Si par ces moyens on croit ne pouvoir pas ob-tenir ce qu'on fouhaite, on a recours aux machines, qui font des bottines de cuir ou de fer C, qu'on fait faire proportionnées à la difpofition du pied qu'on veut redreffer; mais comme il arrive fouvent que dans les bottines toutes d'une piece on a de la peine à faire entrer le pied mal figuré, ou que quand il y eft il peut n'être pas comprimé égale-ment ni fuffifamment pour le mettre dans fa pre-miere figure, il faut pour lors les faire faire de deux pieces DD, & femblables à ces étuis dans lefquels on enferme quelque piece d'argenterie fa-çonnée, & d'inégale groffeur dans fon étendue, à laquelle on proportionne ces étuis, qui fe divifent par la moitié fuivant leur longueur, & qu'on ferme avec de petits crochets; on enchâffe le pied dans une des moitiés, & mettant enfuite l'autre retenue par des crochets, le pied fe trouve emboîté de ma-niere qu'il eft contraint de reprendre dans la fuite du temps fa figure naturelle. Enfin, fi les callofités & les contractions des ligamens ne cedent point à ces remedes & à ces machines, il faut envoyer les

Ufage de bottines.

Ccc iv

Effets des boues de certaines eaux.

malades ou à Bourbonne, ou à Bareges, dont les boues des eaux ont une vertu balfamique qui peut rendre le mouvement à ces parties, & dont on a vû de bons effets fur plufieurs Officiers d'armée, qui après de grandes bleffures dans les articles, en font revenus au moins foulagés, quand ils n'en ont pas pu obtenir une guérifon parfaite.

De la groffeur des articles.

Il arrive fouvent qu'on voit des enfans qui ont les jointures plus groffes qu'elles ne doivent être ; ce font des extrémités d'os où font les articulations, qui étant poreufes plus que le refte de l'os, & les porofités étant pleines d'un fuc médullaire, ne font pas defféchées auffi-tôt aux uns qu'aux autres, foit par foibleffe, foit par l'imbécillité de la chaleur naturelle, ce qui fait que ces jointures demeurent groffes jufqu'à ce que la chaleur ait pris le deffus, qu'elle ait offifié ces parties, & qu'elle leur ait donné le degré de dureté qu'elles doivent avoir ; la nature de ces os eft pour lors femblable à celle des os du jarret d'un veau, qu'on trouve pleins d'un fuc moëlleux, & tellement tendres & poreux, qu'ils s'écrafent aifément fous la dent ; c'eft pourquoi il ne faut pas être furpris fi ceux de certains enfans qui font auffi tendres, font plus tardifs à acquérir leur folidité naturelle.

Des os qui fe courbent.

On voit encore des enfans dont les os des cuiffes & des jambes fe courbent, & prennent la figure d'un arc : quand cela arrive, c'eft la faute des meres & des nourrices, qui par l'empreffement de voir leurs enfans marcher de bonne heure, font foutenir par ces parties toute la maffe du corps, en les chargeant d'un poids plus pefant que leur force ne leur permet de porter, & qui contraint les os des jambes & des cuiffes de plier fous le faix & de fe cambrer peu à peu, quand on s'obftine à les vouloir faire marcher avant que d'en avoir la force ; & on remarque que ces pauvres enfans cherchent à appuyer leurs genoux l'un contre l'autre, pour fe pouvoir foutenir, ce qui leur rend les jambes mal tournées pour toute leur vie.

Quand un enfant est noué, pour parler le langage vulgaire, & quand on apperçoit de la courbure à cet os, il n'y a point d'opération à faire ; il faut tenir l'enfant couché, ou assis dans une chaise, & ne le point obliger à marcher ; il faut attendre que ces jointures aient pris leur état naturel, & que ces os soient parvenus dans une ossification parfaite : c'est le temps, avec le secours de la chaleur naturelle, qui fait l'un & l'autre. C'est pourquoi il ne faut point avoir d'impatience sur le marcher de l'enfant, avant que ces os soient perfectionnés, & qu'ils aient assez de force pour porter le poids du corps ; car il ne faut pas leur demander plus qu'ils ne peuvent.

L'ENTORSE est un effort qui se fait dans l'articulation du pied, par une extension violente & douloureuse des ligamens qui l'attachent aux os de la jambe.

Définition de l'entorse.

Il y en a deux sortes ; l'une, quand ce sont les ligamens de la malléole externe qui ont souffert ; & l'autre, quand ce sont ceux de la malléole interne : la premiere se fait quand le pied s'est tourné en dehors ; celle-ci ne se fait que rarement, mais l'autre arrive très-souvent.

L'une & l'autre sont causées par des faux pas qu'on fait en marchant, en courant, ou en sautant ; si le pied ne trouve pas un terrein égal, il penche & se courbe du côté de la pente du terrein, comme il arriva à Bordeaux à un Officier des Cent-Suisses du Roi, qui voulant sauter d'une barque sur le Port, trouva un pavé inégal & penché qui lui fit une entorse des plus furieuses que j'aie jamais vues : la pesanteur de son corps qui est des plus puissans, contribua à la rendre plus grande ; il se fit une extravasion de sang dans tout le pied & toute la jambe, ce qui m'obligea de le saigner cinq fois ; j'appré-

Ses causes.

hendai même la mortification , par l'engorgement qui étoit dans toute la jambe : il fut obligé de demeurer à Bordeaux , & ne nous vint rejoindre qu'à Toulouse.

Il y en a qui, pour premier appareil, font mettre le pied dans un seau d'eau de puits bien froide ; ils prétendent qu'il n'y a point de répercussifs plus puissans , & que la froideur de l'eau resserre les ligamens trop alongés , & empêche la fluxion sur la partie ; d'autres conseillent comme un remede infaillible , de prendre un hareng salé , de le piler dans un mortier , & de le mettre sur l'entorse en cataplasme. Pour moi je me sers d'un petit défensif fait avec le blanc d'œuf, l'huile rosat & la poudre d'alun , que je mets sur un linge E les deux premiers jours, avec une compresse F , & un bandage G un peu serré.

Le troisieme jour je fais un vin aromatique & astringent avec le gros vin, les roses, l'absynthe , le romarin , l'écorce de grenades , les noix de galle , l'alun & le sel commun ; je fomente le pied avec ce vin bien chaud , & je mets dessus une compresse trempée dans ce même vin , avec un bandage que je serre encore plus que le premier jour.

L'application de la compresse & du bandage contribue autant à la guérison de l'entorse que les remedes, c'est pourquoi il la faut faire avec méthode. La compresse doit être en quatre doubles , large de quatre travers de doigts, & longue d'une demiaune ; on la pose par son milieu sous la plante du pied ; les deux chefs viennent se croiser sur le coude du pied , & vont finir chacune par un circulaire qui embrasse les malléoles. La bande doit être large de deux travers de doigts, & longue de deux aunes ;

on pose le premier chef à l'opposite de l'entorse , afin qu'ayant passé sous le pied , elle le releve & le tienne dans une situation droite ; on continue les circonvolutions qui se croisent toutes sur le coude du

pied, on finit par un circulaire au deſſus des malléoles ; & afin que le bandage ſoit fait avec élé-
gance, il doit repréſenter un ſpica ſur le pied
rajuſté.

Quand on s'eſt ſervi de ce vin pendant dix ou
douze jours, on met deſſus un ciroine aſtringent H,
étendu ſur un morceau de cuir ; on met par-deſſus
une ſimple bande I, moins longue & moins large
que la premiere, avec laquelle on fait les mêmes
circonvolutions, & dont on coud le dernier chef,
afin de la laiſſer juſqu'à ce que le malade ſente que
ſon pied n'a plus beſoin d'être bandé.

Ce temps ne vient pas toujours auſſi-tôt qu'on le
ſouhaiteroit ; car, quand l'entorſe a été grande, on
s'en reſſent quelquefois des années entieres, & pour
peu qu'on marche ſur un terrein penchant, on
trouve de la diſpoſition dans ſon pied, de ſe jeter
du côté où il a déja été tourné ; c'eſt pourquoi il
faut, avec attention, regarder où on poſe ſon pied,
juſqu'à ce que le temps lui ait fait reprendre ſa premiere force.

Fig. LI. POUR LES DURILLONS ET LES CORS.

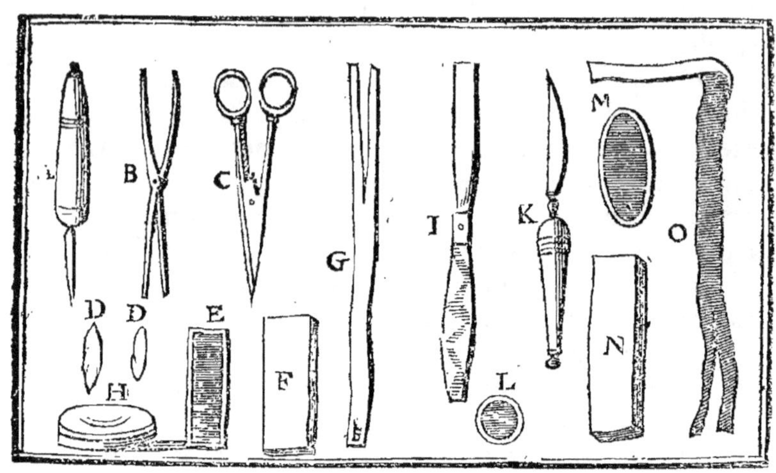

Exoroiſſance vicieuſe de l'ongle du gros orteil.

L'ONGLE du gros doigt du pied croît quelquefois tellement par ſes côtés, qu'il entre dans la chair, & qu'en la piquant il y cauſe une douleur continuelle, ce qui fait qu'on ne peut marcher qu'avec peine : à cette chair entamée, il s'y fait une excroiſſance qui remonte juſque ſur le corps de l'ongle. C'eſt la coutume de conſumer cette chair ſuperflue avec de la poudre d'alun calciné, d'y mettre des emplâtres deſſicatifs, & de tâcher d'y produire une cicatrice ; mais on travaille en vain tant que les pointes de l'ongle ſubſiſtent, & on ne peut point guérir, qu'on n'ait ôté ces corps devenus étrangers par leur grandeur, quand elle excede celle qui leur eſt naturelle, & par la preſſion extrêmement douloureuſe qu'ils font à ces parties.

Une des cauſes de cette indiſpoſition.

Cette incommodité eſt encore cauſée par un pâton du ſoulier trop dur, qui preſſant le gros doigt contre la ſemelle, pouſſe un des côtés de l'ongle, ou tous les deux dans les chairs ; c'eſt ce preſſement continuel qui les oblige de s'entamer, de croître & de faire cette indiſpoſition, qui aux yeux des autres

paroît très-légere , & qui néanmoins , au rapport
de ceux qui en font affligés , eft infupportable. Pour
éviter ce petit malheur , il faut porter des fouliers
dont le pâton foit mollet & élevé , & particuliérement ceux qui ont l'ongle du gros orteil dur &
épais , afin qu'il ne foit point trop preffé : on remarque que les Religieux déchauffés ne font point
fujets à cette incommodité ; le gros ongle n'étant
point contraint par un foulier , a la liberté de pouffer en dehors autant qu'il le veut.

Tous les remedes de la Chirurgie ne peuvent
point guérir fans l'opération ; il n'y a ici que ce feul
moyen pour y parvenir , qui eft de couper de l'ongle tout ce qui eft entré dans la chair. On commence par faire tremper le pied dans l'eau chaude
pendant quelque temps , afin d'amollir un peu
l'ongle qu'on veut couper ; le malade affis fur un
fiége plus haut que celui fur lequel fe met le Chirurgien vis-à-vis de lui , avec une ferviette fur fon
genou , il y fait mettre le pied du malade , & avec
un biftouri A en forme de canif , il coupe en long
la partie de l'ongle qu'il croit devoir ôter ; quand il
l'a féparée du corps de l'ongle , il la prend avec des
pincettes B , & la tire avec douceur , de crainte de
faire trop de douleur , s'il la tiroit avec violence ; fi
elle étoit encore trop attachée , il faudroit la féparer
doucement avant que de la tirer dehors.

Je trouve les cifeaux C plus commodes que le
biftouri ; j'en ai coupé plufieurs , en mettant une
des pointes des cifeaux fous l'ongle & l'autre deffus ,
& coupant à plufieurs fois jufqu'à ce que je fuffe
parvenu à la racine , & que j'euffe féparé cette
partie du refte de l'ongle que j'ôtois avec des pincettes en la tirant fans violence.

Cette opération , quoique petite , eft très-dou-
loureufe ; les malades ne la fouffrent point fans crier ;
mais il ne faut point que le Chirurgien s'en alar-
me , il doit aller fon chemin , & la faire très-promp-

tement ; car auſſi-tôt que la pièce de l'ongle eſt ôtée, la douleur finit, & le malade paſſe d'un état de ſouffrance dans un autre tranquille, qui lui fait oublier la douleur qu'il vient de ſouffrir. On met à l'endroit de l'ongle coupé un de ces petits bourdonnets DD, trempé dans de l'eau de chaux ou quelque autre deſſicative, un emplâtre de céruſe ou de minium E, une compreſſe F, & une petite bande G dont on fait pluſieurs circonvolutions autour du doigt : on conſeille au malade de demeurer quelques jours ſans marcher, pour éviter la fluxion, & on le panſe tous les jours juſqu'à ce qu'il ſoit venu une cicatrice qui rempliſſe la place de l'ongle coupé. S'il ſurvenoit quelques petites excroiſſances de chair, on les conſumeroit avec l'alun brûlé qui eſt dans cette boîte H.

Il ne ſuffit pas d'avoir guéri le mal préſent, il faut empêcher qu'il ne revienne, ce qui ne manque pas d'arriver quand l'ongle vient à repouſſer. Il y a un moyen infaillible pour prévenir la récidive, dont quelques-uns faiſoient un ſecret, c'eſt de ratiſſer l'ongle tous les mois avec un morceau de verre, & ainſi l'émincer juſqu'à ce qu'on ſente qu'il obéit au toucher ; c'eſt un fait fondé ſur la raiſon & ſur l'expérience, parce que l'ongle étant affoibli dans ſon milieu, les deux côtés s'approchent du centre, & s'éloignent ainſi des chairs ; & de plus, la nourriture de l'ongle eſt employée à réparer ce que le verre en a ôté, & non pas à l'accroître par ſes côtés, ce qui l'empêche de bleſſer les chairs voiſines. Ce qui doit encore plus obliger de ſe ſervir de ce moyen, c'eſt que tous ceux qui ſont dans cet uſage diſent qu'avant que de le pratiquer, ils étoient contraints de temps en temps d'avoir recours à l'opération ; mais que depuis qu'ils ſe font ratiſſer les ongles, ils n'en ſont plus incommodés.

LES durillons qui viennent à la plante du pied ne font pas regardés comme maladies, mais comme de légeres incommodités qui fatiguent dans le marcher; ce font des corps durs, femblables à de la corne, qui viennent en plufieurs endroits de la plante du pied: les Dames qui vont toujours en carroffe n'en ont point, mais ceux qui marchent beaucoup y font fort fujets; & par la même raifon qu'il en vient aux feffes de ceux qui courent la pofte très-fouvent, il s'en forme aux pieds de ceux qui font dans un exercice continuel de marcher.

Quand ces durillons font devenus épais, & qu'ils fe font defféchés & durcis comme de la corne, ils font de la douleur en marchant, parce qu'ils meurtriffent les chairs voifines par la pefanteur du corps qui appuie deffus. Par la douleur caufée par ces fortes de meurtriffures, j'en ai vu furvenir des fluxions accompagnées de tumeur & de rougeur, & quelquefois d'abcès, particuliérement fous l'articulation du gros doigt avec le premier os du métatarfe, qui eft l'endroit où ces durillons fe forment le plus fouvent.

L'opération qui leur convient eft très-facile, puifque chacun la peut faire foi-même; elle ne confifte qu'à les couper avec un rafoir I, ou un petit couteau K fait exprès, après avoir fait tremper les pieds dans l'eau tiede, ou au fortir du bain: ceux qui ne veulent point apporter tant de précautions, fe les coupent ou fe les font couper le foir en fe déchauffant, parce que dans ce temps-là, le pied étant humide, on le fait plus aifément que le matin lorfqu'il eft defféché. Il faut couper les durillons doucement & les enlever feuille à feuille, comme font les Maréchaux quand ils parent le pied d'un cheval; il faut prendre garde de ne point couper trop avant, parce qu'outre la douleur que cela feroit, il en pourroit arriver des suites fâcheuses, comme on ne l'a vu que trop souvent à ceux qui s'étoient coupés jusqu'au sang.

Quand on a une fois commencé à se parer les pieds, il faut continuer à le faire de temps en temps, parce que ces durillons croissent & reviennent comme les ongles; on ne peut pas le prescrire, c'est selon le plus ou le moins de temps qu'ils ont été à revenir; on en est averti par la douleur qu'on commence à ressentir en marchant, laquelle augmente à mesure qu'ils durcissent, & qu'on ne fait cesser qu'en les coupant derechef. Je conseillerai toujours de faire couper ces durillons par un garçon Chirurgien, qui est dans l'habitude de manier un rasoir & un bistouri, plutôt que de l'entreprendre soi-même, parce que, se mettant dans le hasard de se blesser, on s'expose témérairement aux suites cruelles qu'on en a vu arriver.

La plante du pied n'est pas seule attaquée par ces durillons, il en vient encore aux doigts du pied, qu'on appelle des cors; ceux qui en ont, disent communément qu'ils ont des cors aux pieds : ce sont de petites duretés rondes & calleuses, dont une partie excede en dehors, & l'autre est enracinée dans le doigt, qui font de la douleur quand elles sont pressées, & plus dans de certains temps que dans d'autres; c'est ce qui fait dire que tous ceux qui en sont incommodés ont un almanach aux pieds, qui leur marque & annonce les changemens de temps.

Je viens de vous dire que les femmes qui ne marchoient guere n'avoient point de durillons à la plante du pied; mais comme elles veulent porter des souliers mignons & pointus qui leur serrent extrêmement les doigts du pied, elles y ont beaucoup de cors qui leur font de la douleur, & qu'elles aiment mieux endurer, que de se résoudre à porter un soulier mal fait. Les hommes qui ont

voulu

voulu porter des fouliers étroits, n'en font pas plus exempts que les femmes ; ceux qui font chauffés au large ne connoiffent pas cette incommodité, qui ne vient que pour avoir eu les pieds trop ferrés : la preuve en eft certaine par les Religieux déchauffés, qui n'ont point de cors aux pieds.

Il y a autant de remedes pour les cors, qu'il y a de perfonnes qui en ont ; chacun a le fien , dont il fe fert par préférence aux autres : on éprouve ordinairement tous ceux qu'on enfeigne, & on s'en tient à celui qu'on croit avoir procuré plus de foulagement; mais en général , tout ce qui les peut amollir y fait du bien, parce qu'on peut les arracher ou les couper avec plus de facilité, & que c'eft leur dureté qui caufe de la douleur. Les feuilles de fouci, de galanga ou de quelque autre plante, la cire molle, l'emplâtre de mucilage ou de diapalme L, tenus deffus continuellement , conviennent fort à l'intention qu'on a de les amollir & d'appaifer la douleur.

Divers remedes à ces incommodités.

J'ai vu des gens qui avec leurs ongles arrachoient une partie du cors ; au bout de quelque temps , quand il avoit repris fa premiere groffeur, ils recommençoient la même chofe : j'aimerois mieux le faire couper avec le petit couteau K par un Chirurgien adroit & ftylé dans cette opération, qui n'eft pas tout-à-fait indifférente ; car, quand le cors eft fur la jointure d'un des doigts, fi on en coupoit trop avant, on pourroit bleffer le tendon extenfeur des doigts , & alors il furviendroit des accidens fàcheux ; c'eft pourquoi il vaut mieux n'en pas trop couper, & le faire plus fouvent, que de rifquer de toucher ce tendon , ce qui feroit d'une dangereufe conféquence. On y met l'emplâtre M, la compreffe N, & la petite bande O pendant quelques jours.

Précautions quand on les veut couper.

J'ai vu autrefois à Paris un homme qui fe promenant toute la journée dans les rues, difoit fans ceffe » je tire les cors aux pieds fans mal ni douleur « ; je ne fais point s'il exécutoit fa promeffe ; mais s'il le

D'un tireur de cors aux pieds.

faifoit, on le payoit bien mal, car il étoit très-mal vêtu & paroiffoit fort gueux. Je crois qu'on pouvoit mettre cet homme au rang des arracheurs de dents; qui promettent toujours de ne point faire de douleur, quoiqu'ils foient perfuadés du contraire; c'eft pourquoi on dit: *Il ment comme un arracheur de dents;* car s'il avoit eu le talent ou l'adreffe d'ôter les cors fans douleur, comme il difoit, il auroit dû aller en carroffe.

Puisque nous fommes à ces grands faifeurs de promeffes, je vais, en finiffant cette Démonftration, vous dire quelque chofe de ceux qui ont paru fur les rangs depuis quelque temps : outre ceux dont je vous ai parlé dans le cours de ces Démonftrations, il y en a encore dix ou douze dont je vais vous faire les portraits.

Caretto mérite la premiere place, parce qu'il fe faifoit appeler Marquis. C'étoit un Italien qui, après avoir publié un remede merveilleux de fa façon, qu'il vendoit deux louis d'or la goutte, voulut traiter Madame la Dauphine, & entreprendre M. le Maréchal de Luxembourg, qu'il empêcha de faigner dans une inflammation de poitrine dont ce Maréchal mourut ; & parce que, lui ayant donné deux onces de diacode, il calma un peu fon agitation pendant quelques heures, on difoit qu'il lui falloit élever une ftatue d'or : mais la mort qui furvint fit changer de langage, & lui fit perdre cette haute réputation où l'avoit élevé un certain nombre de Courtifans qui imprudemment s'étoient déclarés fes Protecteurs.

De deux Capucins empiriques. Deux Capucins parurent, qui firent dire au Roi qu'ils apportoient des pays étrangers où ils avoient voyagé, des fecrets inconnus aux autres hommes. Le Roi les fit loger au Louvre, & leur faifoit donner quinze cents livres par an pour faire leurs remedes. Le charme de la nouveauté leur attira tout Paris ; ils diftribuoient quantité de remedes, dont on

ne vit point de miracles. Quelque temps après ils se
jeterent dans l'Ordre de Cluni ; l'un se fit appeler
l'Abbé Rousseau, qui aima mieux mourir courageu-
sement que de se laisser saigner, parce qu'il avoit
pris le parti de déclamer contre la saignée ; l'autre
est M. l'Abbé Aignan, qui passoit pour avoir un
excellent remede contre la petite vérole, qu'il dit
très-sûr, soit pour empêcher qu'il ne vienne des pus-
tules, ou qu'on ne soit marqué. Son remede fut prô-
né d'abord par plusieurs personnes, qui le prirent
seulement par la crainte d'avoir la petite vérole. Cependant depuis quinze mois, deux personnes de la
premiere qualité ayant eu cette maladie, se sont servi du même remede : elles ont eu un sort assez différent ; l'un est M. le Duc de Roquelaure, qui en
est réchappé, & l'autre M. le Prince d'Epinoy, qui
en est mort ; quoiqu'ils l'aient pris tous deux avec
l'exactitude recommandée par un imprimé que cet
Abbé avoit soin de donner à ses malades.

Le Médecin de Bœufs (c'est ainsi qu'on appeloit
une espece de Médecin à Saignelay en Bourgogne)
prétendoit, par l'inspection des urines, connoître
toutes sortes de maladies. Les messagers venoient de
toutes parts lui apporter des fioles pleines d'urines : on lui en envoyoit beaucoup de Paris, avec de
l'argent pour payer la consultation : il faisoit à chacun la réponse comme il le jugeoit à propos ; &
comme ceux qui disent la bonne aventure en regardant dans la main, il disoit tant de choses ; qu'il
rencontroit dans quelques-unes. Il suffisoit qu'il eût
dit vrai quelquefois, pour le croire un Oracle. Je
l'ai vu à Paris, d'où il s'en retourna au plus tôt, peu
content des Parisiens. Depuis ce voyage, les urines
ne marchoient plus si fréquemment, peu à peu elles
oublierent le chemin ; à l'exemple de Paris, on
n'y en envoyoit plus guere, & quelques années
après il ne fut plus mention de lui.

Le Pere Guiton, Cordelier, apprit dans un Livre

Du Médecin de Bœufs, fameux pour la connoissance des urines.

D d d ij

de Chimie à faire des remedes ; il chercha à les di
tribuer ; ſes Supérieurs lui permirent de les vendr
& d'en garder le profit, pourvu qu'il en fourn
gratis à ceux du Couvent qui en auroient beſoi
Comme il ne manquoit pas d'eſprit & qu'il éto
hardi, il ſe fit quelques amis qui lui rendirent ſe
vice, dans le deſſein qu'il avoit d'entrer dans l'Ord
de Cluni, & peu de temps après on le vit habil
en Abbé. M. le Prince d'Iſenghien & pluſieurs au
tres éprouverent ſes remedes ; mais on ſait ave
quel ſuccès. Il continua à faire la Médecine ſur
pavé de Paris, ſous le nom de M. l'Abbé Guitor

Un Apothicaire du Comtat d'Avignon parut il y
quelques années à Paris, avec une paſtille de nou
velle invention ; c'étoit un ſecret, à ce qu'il diſoit
qui devoit faire ſa fortune ; il n'étoit point de ma
ladie qui ne dût céder à l'effet de ce remede. Il ob
tint le privilege d'en diſtribuer; il fit afficher par tou
Paris, & en vendit beaucoup dans le commence
ment, parce qu'il les donnoit à cinq ſols piece ; mai
comme cette paſtille étoit compoſée d'un peu de
ſucre incorporé avec un grain d'arſenic, qui eſt le
plus puiſſant poiſon que nous ayons, les effets en
furent funeſtes à quantité de ceux qui en prirent, &
d'autant plus que pour faire, par exemple, mille paſtilles, il prenoit mille grains d'arſenic, qu'il faiſoi
cuire avec autant de ſucre qu'il en falloit pour faire
mille paſtilles. Mais le partage de cette poudre ne
ſe faiſoit pas ſi exactement qu'il n'y en eût quelques-
unes qui n'en fuſſent chargées que de très-peu, &
d'autres de deux grains & plus : ceux à qui étoient
échues celles qui avoient le moins de ce poiſon, en
étoient peu incommodés ; mais ceux qui prenoient
celles où il y avoit plus d'un grain d'arſenic, en
étoient preſque empoiſonnés, & trop heureux quand
ils en étoient quittes pour des vomiſſemens juſqu'au
ſang. Ces cruels effets ont détrompé le Public, qui
a ceſſé d'en acheter & d'en prendre.

Le Frere Ange, Capucin du Couvent du Faux-bourg Saint-Jacques, avoit été garçon Apothicaire; toute fa fcience ne confiftoit que dans la compofi-tion de quelques remedes, & principalement d'un firop qu'il appeloit méfentérique, & qu'il faifoit prendre à tous ceux qui avoient recours à lui; il donnoit à ce firop l'efprit de purger avec choix les humeurs qu'il falloit faire fortir. Il avoit encore un fel végétal qu'il élevoit au deffus de tous les reme-des de la Médecine. C'étoit un bon homme, qui parloit de bonne foi; car il le croyoit comme il le difoit. Avec ces remedes, il paffoit pour habile dans fon Fauxbourg; de là, fa réputation fe répandit dans Paris, & enfin à la Cour, où Madame la Dau-phine qui étoit indifpofée, le voulut voir fur le récit qu'on lui fit de la bonté de fes remedes. Il ne fit point de difficulté de dire aux Médecins les drogues dont ils étoient compofés; les Médecins ne s'op-poferent point auffi à la réfolution que Madame la Dauphine avoit prife de s'en fervir. Elle en ufa pendant quinze jours: ne trouvant point de foula-gement, elle fit au Frere Ange plufieurs queftions qui le déconcerterent, & elle le congédia. Enfin il s'en retourna dans fon Couvent, bien chagrin de ce que Madame la Dauphine n'avoit pas eu autant de confiance en fes remedes, qu'en avoient les bonnes gens de fon quartier.

Du Frere Ange.

De fon fi-rop, & de fon fel végétal.

L'Abbé de Belzé étoit un Prêtre Normand, qui s'avifa de fe dire Médecin: il fut introduit par M. le Maréchal de Bellefont auprès de Madame la Dau-phine; il la purgea vingt-deux fois dans l'efpace de deux mois, & dans le temps où il eft défendu de faire des remedes aux Dames: il la traitoit à fa mode. Il faifoit le Médecin & l'Apothicaire tout enfemble; il ne confultoit perfonne; & enfin, après quatre mois, il la laiffa plus mal qu'elle n'étoit quand il l'avoit entreprife. On lui donna cinq cents piftoles avec fon congé. Mademoifelle Befola & Mademoifelle

L'Hiftoire de l'Abbé de Belzé.

Sa mauvaife conduite.

Patrocle, toutes deux femmes de chambre de Madame la Dauphine, & ses confidentes, voulant faire leur cour à leur maîtresse, essayerent des remedes de l'Abbé de Belzé ; mais elles tomberent en langueur, & eurent un dévoiement continuel dont elles sont mortes l'une après l'autre, peu de temps après Madame la Dauphine.

Effets des remedes d'une garde de femme en couche.

Madame la Barriere, garde de femme en couche à Paris, fut proposée à Madame la Dauphine. On fit venir cette femme, qui pendant quinze jours fit les fomentations & les autres remedes qui sont du ressort des gardes d'accouchées ; mais ces remedes ayant plutôt échauffé que soulagé, on la renvoya avec deux cents pistoles.

Autre Histoire d'un Empirique.

Le sieur du Cerf étoit un Médecin empirique, au moins qui se disoit tel à Paris, où avec une huile ou essence de gaïac dont il faisoit un secret, il devoit rendre les gens immortels, parce que, soit qu'on en prît intérieurement, ou qu'on s'en frottât extérieurement, il n'y avoit point de maladie qui ne dût disparoître aussi-tôt. Un des Aumôniers de Madame la Dauphine le proposa comme un homme qui la guériroit infailliblement. Monseigneur voulut le voir ; & après l'avoir entendu parler, il fit dire à Madame la Dauphine qu'il ne lui conseilloit pas de se servir de cet homme. Cependant deux mois après, qui étoit le jour du décès de Madame la Dauphine, on le vit paroître ; & s'étant fait introduire de nouveau par le même Aumônier, après avoir touché le pouls & le ventre à Madame la Dauphine, il dit qu'il en avoit guéri de plus malade qu'Elle, & qu'avec un lavement dans lequel il alloit mettre de son essence, il lui feroit vider toutes les impuretés dont son ventre étoit farci. Il alla chez M. Riqueur préparer ce lavement ; mais quand il revint pour le lui faire donner, il la trouva dans les convulsions de l'agonie, & elle mourut deux heures après. Il s'en retourna à Paris, en disant hautement qu'elle ne feroit point morte fi elle avoit pu prendre de fon remede. Le Public n'a pas profité long-temps de ce rare fecret qui devoit immortalifer les hommes; car lui-même trois mois après, reconduifant une perfonne, il tomba dans fon efcalier, & s'étant bleffé dangereufement, il mourut peu de temps enfuite.

Le Médecin de Chaudrais a fait autant de bruit & a été autant à la mode qu'aucun autre qui l'ait précédé. Chaudrais eft un petit hameau compofé de cinq ou fix maifons auprès de Mante : là s'eft trouvé un Payfan d'affez bon fens, qui confeilloit aux autres de fe fervir tantôt d'une herbe, tantôt d'une racine, felon les maux qu'ils avoient; & parce qu'ils fe trouvoient bien de fes ordonnances, ils l'honorerent du nom de Médecin, & il ne fut plus connu que fous le nom de Médecin de Chaudrais. Sa réputation fe répandit dans fa Province, & vola jufqu'à Paris, d'où les malades accoururent en foule à Chaudrais, où on fut obligé de faire bâtir des maifons pour fe loger. Ceux qui n'avoient que des maladies légeres guériffoient par l'ufage de fes remedes, qui ne confiftoient qu'en plantes pulvérifées ou racines defféchées; mais les maladies rebelles & enracinées ne cédoient point à ces remedes. Ce torrent de malades a duré pendant trois ou quatre ans; il s'eft diminué de jour en jour, par le peu de fecours qu'ils en recevoient; & infenfiblement le Médecin de Chaudrais eft devenu à rien. On ne peut pas fe plaindre de ce bon homme; il ne s'eft point donné pour plus qu'il n'étoit, il n'a point été chercher les malades, il n'a point fait afficher fes remedes, il n'a point promis plus qu'il ne pouvoit tenir. C'étoit le Public prévenu en fa faveur qui l'avoit élevé; c'eft le Public défabufé qui l'abandonne aujourd'hui.

Il y a environ dix ans qu'il parut à Verfailles un homme qui difoit avoir des fecrets particuliers, &

D d d iv

Le Médecin de Chaudrais.

De fa deftinée.

D'un autre Médecin à fecrets.

des purgatifs qui emportoient toutes les maladies, de quelque nature qu'elles fuſſent. Il trouva de la protection auprès de quelques perſonnes de la premiere qualité, qui le logerent au Chenil, qui vanterent ſon merite, & qui en parlerent au Roi très-avantageuſement. Ce commencement heureux luï attira des pratiques qui n'eurent pas ſujet de s'en louer, par les mauvais effets que produiſirent ſes remedes; mais ce qui le fit échouer en peu de temps, ce fut un purgatif qu'il donna à Madame Durfort, Dame d'atours de Madame, pour une douleur de rhumatiſme pour laquelle je l'avois ſaignée deux jours auparavant. Cette Dame étoit replette, groſſe, & d'une ſanté à devoir faire l'Epitaphe du monde. Ce purgatif lui cauſa une diarrhée continuelle, avec des douleurs effroyables dans le ventre, qui lui faiſoient couler le ſang tout pur; elle vida une eſpece de boyau de la longueur d'une demi-aune, qui fut examiné par les Médecins & les Chirurgiens de la Cour. On jugea que c'étoit la membrane interne du rectum & d'une partie du colon, qui s'étoit ſéparée & déchirée par la violence de ce remede; & enfin elle mourut après avoir ſouffert comme une martyre, ce qui fit chaſſer ce diſtributeur de remedes, avec défenſe de plus faire le Médecin.

Le ſieur Chambon, autrefois Chirurgien de Galeres à Marſeille, enſuite Médecin en Pologne où il avoit voyagé, étant à Paris, ſe mit à diſtribuer des remedes qu'il donnoit à bon marché; mais, ſoit que ce fût un coup du haſard, ou qu'effectivement des gens en euſſent été ſoulagés, il y en eut qui, croyant lui avoir obligation de la vie, prônerent par-tout ſon mérite perſonnel & l'excellence de ſon remede. Ses pratiques augmenterent, on le venoit conſulter de toutes parts, il ne pouvoit pas aller voir la moitié de ceux qui le demandoient, & en moins d'un an ſon nom retentiſſoit par tout Paris; mais peu de temps après ſa réputation diminua, il fut mis en prison, & on ne parla plus de lui.

Le sieur Bouret est le dernier qui ait paru sur la scène. Il vint il y a environ un an à Versailles, avec une composition de pilules qu'il disoit merveilleuses pour toutes sortes de maladies. Quelques personnes de qualité qui en avoient pris, en publioient le mérite : on en parla à M. Fagon, qui répondit que si elles étoient aussi bonnes qu'on disoit, il étoit juste que le Roi fît un présent au sieur Bouret, afin d'en donner la composition au Public. Il fut même présenté au Roi, qui lui ordonna de dire à son premier Médecin de quoi elles étoient composées, & qu'il le récompenseroit ; mais il craignit l'examen d'un esprit aussi éclairé que M. le premier Médecin ; il n'exécuta point ce que le Roi lui avoit dit, & il garda son secret. Il s'en repentit bientôt après ; & dans le temps qu'il travailloit, par le moyen de ses amis, à obtenir ce qu'il avoit refusé, il tomba malade à Versailles d'une inflammation de bas-ventre : comme il étoit fort replet & qu'il avoit de la fievre, on lui conseilla de se faire saigner ; il n'en voulut rien faire, ni tenter aucun autre remede que de prendre tous les jours de ses pilules, qui augmenterent tellement l'inflammation de ses entrailles, qu'il mourut le quatrieme jour de sa maladie, emportant avec lui son secret dans l'autre monde.

Ce ne sont pas là tous ceux dont nous pourrions parler ; il y en a encore plusieurs autres dont nous ne parlons point, parce qu'il faudroit rendre publiques les intrigues & les moyens dont ils se sont servi pour obtenir des premiers Médecins la permission d'afficher, de vendre & débiter leurs remedes. Il y a eu de tous temps des Charlatans, il y en a aujourd'hui plus que jamais, & Dieu veuille que le nombre n'en augmente pas, pour le salut du Public ! mais par le recit fidele que je viens de vous faire de ces dix ou douze personnes à secrets, on doit connoître combien il est dangereux de se livrer

Du sieur Bouret, autre Médecin expérimental.

Dangers où l'on s'expose en s'abandonnant à des Empiriques.

entre les mains de telles gens, qui, tête baissée, entreprennent tout ce qui se présente. Il faut toujours aller à la source. Les Médecins & les Chirurgiens, qui toute leur vie se sont attachés à étudier l'homme & les maladies dont il est attaqué, sont plus capables de les guérir, que des gens qui n'ont aucune teinture de ces Sciences.

Il y a encore des Médecins & des Chirurgiens qui, pour avoir acquis quelque réputation dans leurs Provinces, se persuadent qu'ils brilleront à Paris ou à la Cour. Ils écoutent des amis qui leur disent que s'ils y étoient connus, ils effaceroient tous ceux qui y sont. Dans cette confiance ils partent, & viennent ici échouer, comme on l'a vu assez de fois, & comme on le voit encore aujourd'hui par quelques exemples. Je vais vous en rapporter trois ou quatre par où je terminerai cette journée ; mais nous ne parlerons que des morts ou des absens, nous laisserons les autres.

Histoire de M. Rainsant.

M. Rainsant, Médecin de Reims, étoit regardé comme l'Hippocrate de la Champagne. Il étoit appelé & consulté dans toutes les rencontres. Il vint à Paris, où il commença à voir les malades ; mais celui qui avoit été un Héros dans sa Province, fut ici à peine regardé ; personne ne se confioit en lui. La commission de Garde des Médailles du Roi vint à vaquer : M. de Louvois lui donna cet emploi qui lui convenoit mieux, & qu'il a exercé tant qu'il a vécu ; & lorsqu'il est mort, on avoit oublié qu'il eût jamais été Médecin.

Pallieux.

M. Pallieux, fameux Médecin de Languedoc, fut consulté sur la maladie de M. le Marquis de Seignelay, par un écrit qu'on lui envoya sur la grande réputation qu'il avoit acquise dans cette Province.

Par la réponse qu'il fit, il rendoit la cure de cette maladie si aisée & il en fit un projet si facile à exécuter, que toute la famille prit la résolution de le faire venir pour la traiter lui-même, & d'autant plus que les Médecins de la Cour en avoient fait un pronoſtic tout oppoſé. Il partit dans l'eſpérance de le guérir ; & ſon remede pour y parvenir étoit l'uſage du lait de femme, qu'il lui conſeilla auſſi-tôt qu'il fut arrivé. M. Fagon, qui eut quelques conférences avec lui, commença de lui faire le plan de la maladie telle qu'elle étoit, & des queſtions qui ne l'embarraſſoient pas peu. M. Pallieux répondit ſeulement qu'il avoit vu de bons effets du lait de femme, & qu'il croyoit qu'il en feroit de même ici. Il ne s'avança pas davantage, & c'eſt ce qu'il fit de mieux, car il connut bien qu'il avoit affaire à des Médecins éclairés. Enfin, le lait n'ayant pas réuſſi, il ne dit jamais autre choſe, ſinon que cela manquant, il ne ſavoit point d'autre remede. Il demanda ſon congé quelques jours après, & l'ayant obtenu, il partit le plus tôt qu'il put, dans la réſolution de ne plus s'expoſer à une ſi rude épreuve.

Le ſieur de Saint-Donat, Chirurgien de Ciſteron en Provence, où il étoit eſtimé & regardé comme très-habile, parut à la Cour il y a dix ou douze ans. Il débuta par Madame la Maréchale de Rochefort, à qui il donna des remedes pour une eſpece de colique néphrétique ; il en donna encore à quelques autres Dames : il fut quelque temps à la mode, & il goûta le plaiſir de la nouveauté ; mais ſes remedes ayant échoué contre la maladie de Madame la Maréchale de Rochefort & contre beaucoup d'autres, après huit mois de ſéjour à Paris, il s'y vit autant négligé qu'il y avoit été recherché. Il crut qu'il réuſſiroit mieux à l'Armée qu'auprès des Dames. Il demanda à y aller : ſes amis lui obtinrent le poſte qu'il demandoit ; & comme il n'y avoit pas un Chirurgien dans les Hôpitaux de l'Armée qui ne le valût bien, M. l'Intendant de l'Armée, qui rend un compte fidele de ce qui s'y paſſe, n'écrivit pas en ſa faveur. N'étant pas content, il revint à la fin de la campagne, & prit le

Du ſieur de Saint-Donat.

Inefficacité de ſes remedes.

parti de s'en retourner à Cisteron, se plaignant du mauvais goût du siecle, qui ne lui rendoit pas la justice qu'il croyoit mériter.

Le récit que vous venez d'entendre conduit à la conclusion que nous en devons tirer, qui est qu'il faut que chacun demeure chez soi, & que quand on a été assez heureux pour se distinguer des autres dans un endroit où il ne manque rien des commodités de la vie, il faut y rester & jouir paisiblement de l'état où on se trouve placé. La Faculté de Médecine de Paris est composée de plus de cent Docteurs, tous très-habiles, & la Compagnie de Saint Côme de plus de deux cents Maîtres Chirurgiens, qui tous ont donné des marques de leur habileté par un chef-d'œuvre de vingt-cinq actes tant sur la théorie que sur la pratique, qu'ils ont fait avant que d'être incorporés dans cette célebre Compagnie. Ces deux Corps, fertiles en gens doctes & expérimentés, ont toujours surpassé tous les autres de l'Europe; & tous ceux qui, par un esprit de présomption, se sont voulu mesurer avec eux, ont été obligés d'en reconnoître la supériorité.

Fin de la neuvieme Démonstration.

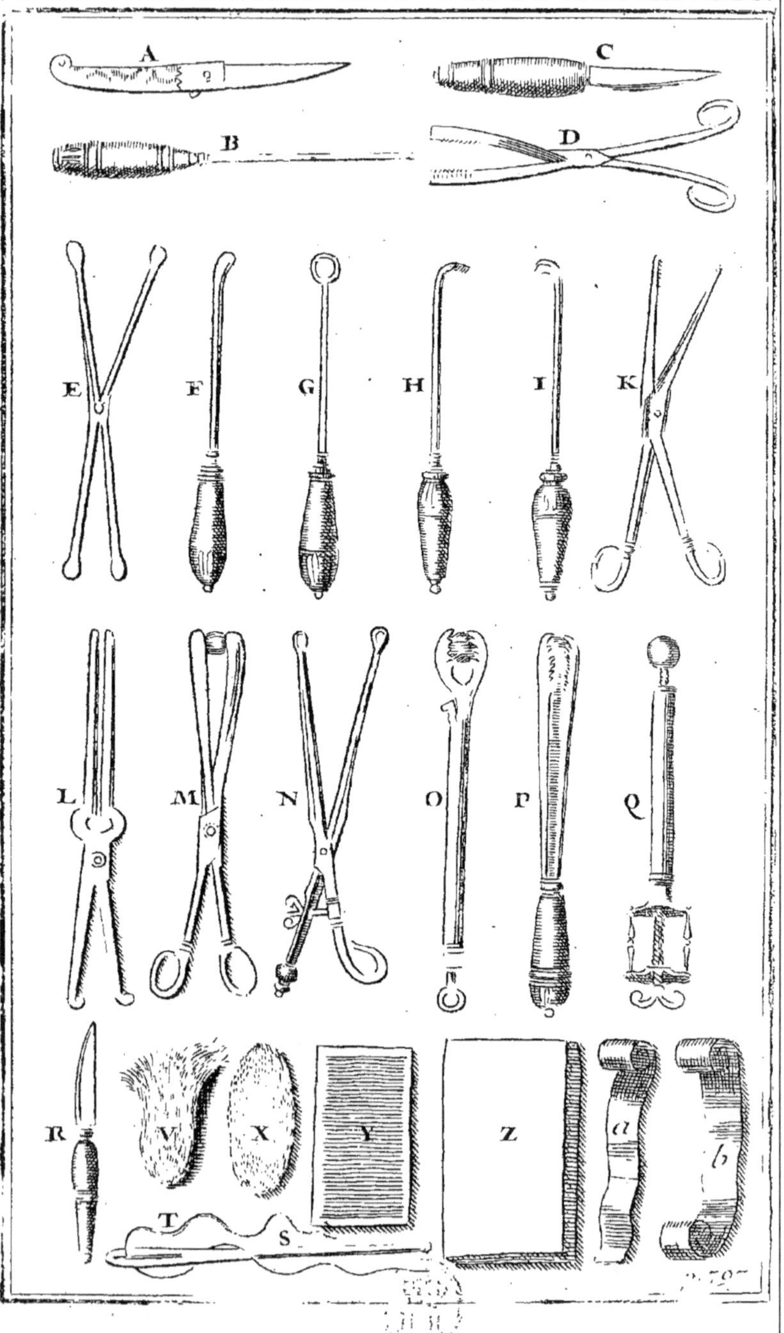
A
C
B
D
E
F
G
H
I
K
L
M
N
O
P
Q
R
V
X
Y
Z
a
b
T
S

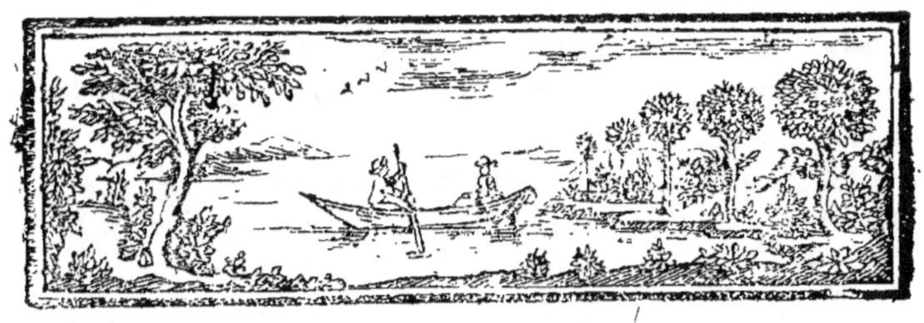

OPÉRATIONS

DE

CHIRURGIE.

DIXIEME DÉMONSTRATION.

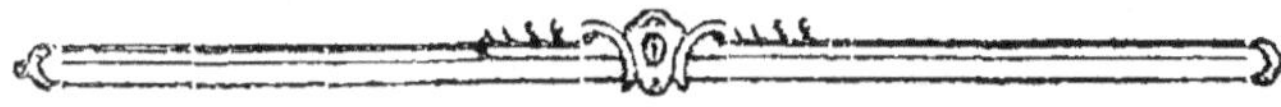

De celles qui se pratiquent sur toutes les parties du corps.

DE L'EXTRACTION

DES CORPS ÉTRANGERS.

Nous avons fait, Messieurs, dans les Démonstrations précédentes, toutes les Opérations qui conviennent à chaque partie en particulier ; nous allons aujourd'hui, dans cette dixieme & derniere, vous montrer celles qui se font sur toutes les parties en général. On avoit coutume de les mêler avec les Opérations particulieres, mais j'ai cru plus à propos d'en faire une démonstration séparée, parce que toutes les autres se sont trouvées suffisamment remplies ; outre que cet ordre m'a paru plus inftructif & plus commode pour les Etudians en Chirurgie.

Multitude des opérations générales.

Les opérations générales font en affez grand nombre, pour devoir nous occuper plus d'une Démonftration ; mais comme je me fuis borné au nombre de dix , & que notre fujet ne fe pourroit pas conferver plus long-temps , je les renfermerai toutes dans celle-ci , & je n'oublierai pourtant aucune des circonftances qui leur font effentielles.

Je vais commencer par vous montrer comment il faut tirer ce qui refte affez fouvent dans le corps après les combats, comme des morceaux de fleches & de dards , des pointes d'épées , des balles de moufquets , des éclats de bombes & de grenades.

Extraction des armes du temps.

Nos premiers Chirurgiens ne nous ont parlé que de fléches, de dards & d'épées, parce que de leur temps on ne fe fervoit que de ces inftrumens dans les actions de guerre ; c'eft pourquoi il ne faut pas s'étonner s'ils ne nous ont rien dit des canons , des moufquets , des bombes & des grenades : ces inftrumens leur étoient inconnus , la fureur des hommes ne les avoit pas encore inventés ; & , comme s'ils n'avoient pas eu affez de moyens de fe tuer les uns les autres , ils ont cru avoir befoin de forger ces derniers , qui exterminent la moitié des hommes.

Quoique les fleches & les dards ne foient plus en ufage dans nos Armées , le Chirurgien doit être inftruit du moyen de les tirer, parce qu'il peut aller dans les Pays étrangers , où les Peuples barbares s'en fervent faute d'autres armes ; & il doit favoir que les fers de ces inftrumens reftés dans une plaie , font plus difficiles à retirer qu'une balle de moufquet ou un éclat de grenades, parce qu'on peut retirer ces derniers de la même plaie par où ils font entrés, & que les autres , à caufe de leur figure triangulaire, ne peuvent fortir que par une nouvelle plaie oppofée à leur entrée , quand ils font placés dans des endroits qu'on ne peut ou qu'on ne doit pas dilater.

Les fleches font envoyées de loin, par le moyen d'un arc ; les dards font lancés de près avec la main. Quand quelqu'un eft bleffé de l'un ou de l'autre de ces inftrumens, il faut tâcher de l'arracher de l'endroit où il eft enfoncé ; mais par les efforts qu'on fait pour l'avoir, ou la fleche fe rompt, ou le fer du dard fe fépare du bout du bâton auquel il étoit attaché, parce que ces fers font faits d'une maniere qu'ils ne peuvent pas ordinairement revenir par le même endroit par où ils font entrés. C'eft au Chirurgien à connoître s'il les peut avoir par la plaie, & alors il la faut dilater avec le biftouri A, fans quoi il ne pourroit pas y réuffir ; ou s'il doit avoir ce corps étranger par la partie oppofée, alors il faut y faire une nouvelle plaie, & le pouffer dehors par le moyen de cet impulfoir B, la plaie étant fuffifamment dilatée. Quand c'eft dans un bras ou dans une cuiffe, il ne faut point balancer à le faire paffer de part en part ; enfuite on paffe dans la plaie un féton qui contribue à fa guérifon plus promptement que fi on l'avoit retiré par la plaie.

Quand un dard eft enfoncé dans la poitrine ou dans le ventre, il n'eft pas aifé de le retirer : fi le bleffé fe contentoit de le foutenir, & d'attendre qu'il ait un Chirurgien pour le panfer en dilatant la plaie, il pourroit le faire fortir doucement ; mais par l'impatience du bleffé qui retourne de tous côtés ce corps étranger pour l'avoir, il fe fait une dilatation de ces parties, qui fait que ces plaies deviennent mortelles. Dans une répétition d'un carroufel à Verfailles, un garçon fut bleffé d'un dard qu'on lançoit fur une Médufe ; un Chirurgien dilata auffi-tôt la plaie & retira le dard ; le bleffé guérit en peu de temps.

On accufe les Sauvages d'empoifonner le fer de

leurs fleches, & on dit que dans des combats il y en a eu qui se sont servi de balles empoisonnées : je crois les Sauvages capables de le faire ; mais je ne crois pas qu'il y ait d'autres hommes assez méchans pour pousser leur rage jusqu'à ce point. Si le Chirurgien soupçonnoit, par la plaie & par les accidens, qu'il y eût du poison, il faudroit donner des cordiaux, & panser la plaie avec un onguent fait avec la thériaque, la térébenthine & l'huile de millepertuis.

Extraction d'une pointe d'épée.

Il arrive souvent que la pointe d'une épée se casse quand elle a trouvé un os qui lui a résisté. Si on peut avoir l'épée cassée, le Chirurgien se la fait représenter, pour juger de la quantité qui est restée : si c'est après un combat, il faut qu'il en juge sans ce secours. S'il sent le morceau de l'épée avec la sonde, il faut commencer par dilater la plaie, & avec des pincettes tâcher de le retirer ; s'il est fiché dans un os, il faut avec des pincettes faites en bec de corbin le prendre & le faire sortir en droite ligne, de peur qu'il ne touche à quelque vaisseau ou à quelque nerf, en le retirant : quand le corps étranger est sorti, on panse la plaie selon la méthode ordinaire (a).

(a) Le Chirurgien doit souvent tirer de son génie seul les moyens d'extraire les corps étrangers arrêtés ou enclavés dans une partie. On rapportera à ce sujet une observation fort curieuse.

** V. l'ext. d'une Séance publique de l'Académ. de Chirurgie, Mercure de Juin 1715.*

>> * Un homme âgé de vingt-sept ans, ayant reçu un
>> violent coup de couteau sur la partie antérieure de la qua-
>> trieme des vraies côtes, fut pansé très-simplement pendant
>> les trois premiers jours ; mais une toux extraordinaire &
>> un crachement de sang abondant étant survenus, on eut
>> recours à M. Gerard. Il reconnut que les accidens dé-
>> pendoient de la présence d'une portion de la lame du
>> couteau qui traversoit la côte, dont la pointe excédoit
>> d'environ six lignes dans la cavité de la poitrine. Ce
>> corps étranger débordoit si peu l'extérieur de la côte, &
>> y étoit tellement fixé, qu'il ne fut pas possible de le tirer
>> avec différentes pincettes ou tenailles, ni même de l'é-

Depuis

Depuis quelques fiecles, il eft forti des enfers
un monftre habillé en Moine, qui, travaillant à la
Chimie, a trouvé une compofition de falpêtre &
de foufre, qu'on appelle de la poudre à canon.
Cette invention diabolique a fait que l'homme a
fabriqué des armes à feu de toutes efpeces ; &
non content des piftolets, des fufils & des moufquets, qui ne tuent les hommes qu'un à un, il s'eft
avifé de forger des canons capables d'en tuer dix
ou douze à la fois, & de détruire & d'abattre les

Invention
de la poudre
à canon.

>> branler au moyen des cifeaux & du marteau de plomb ; &
>> quoique dans un cas auffi preffant il femble qu'on n'eût
>> d'autre parti à prendre que de fcier ou de couper la côte,
>> M. Gerard crut, avant d'en venir à cette extrémité, de-
>> voir tenter de dégager ce corps étranger, en le pouffant de
>> dedans en dehors.

   >> Dans ce deffein, il alla choifir un dé dont les Tail-
>> leurs fe fervent pour coudre ; il en prit par préférence
>> un de fer, un peu épais, & fermé par le bout ; il y fit
>> creufer une petite gouttiere, pour y mieux fixer la pointe
>> du couteau ; & ayant fuffifamment affujetti ce dé fur fon
>> doigt index, il porta ce doigt ainfi armé dans la cavité
>> de la poitrine, & réuffit par ce moyen à chaffer le mor-
>> ceau de couteau, en le pouffant avec force de dedans
>> en dehors.

   >> Ayant tiré le corps étranger, il quitta le dé, & remit
>> le doigt index à nud dans la poitrine, pour examiner fi
>> le couteau en traverfant la côte ne l'auroit point fait
>> éclater en dedans ; il trouva un éclat capable de piquer,
>> & qui tenoit trop fortement au corps de la côte pour
>> qu'on pût l'en féparer entiérement : il prit donc le parti
>> de l'en rapprocher ; & pour le tenir au niveau de la côte,
>> il fe fervit du doigt qui étoit dans la poitrine, pour con-
>> duire une aiguille courbe enfilée d'un fil ciré. Il fit fortir
>> cette aiguille au deffus de la côte, qui par ce moyen fe
>> trouva embraffée par le fil en dehors de la poitrine, fur
>> une compreffe épaiffe d'un pouce, & ferra affez le nœud
>> pour appliquer exactement & remettre au niveau l'efquille
>> faillante.

   >> On fent aifément que l'effet d'une manœuvre auffi ingé-
>> nieufe a dû être non feulement la ceffation des accidens,
>> mais encore une prompte guérifon <<.

E e e

remparts qu'il avoit élevés pour sa sûreté ; & depuis dix ans il a encore paru à la Cour un autre Moine, qui a cru qu'il ne suffisoit pas d'exterminer dix hommes avec un boulet de canon, mais qu'il falloit en tuer au moins trente ; c'est pourquoi il est venu exprès pour en produire une nouvelle fabrique, composée de trois canons joints ensemble, qui chacun chargé d'un boulet, tirent en même temps qu'on a mis le feu à leur lumiere commune.

Des balles de mousquet restées dans le corps.

On charge les fusils, les mousquets & les carabines avec des balles de toutes sortes de calibres ou de grosseurs, suivant le diametre du canon : ces balles de plomb, quand le coup a été tiré de près, passent au travers du corps, ou d'un bras, ou d'une jambe, à moins qu'elles n'aient trouvé quelques os qui les ait arrêtées. Mais quand elles viennent de loin, étant à la fin de leur portée, elles demeurent dans les endroits du corps où elles sont entrées ; c'est pour lors que le Chirurgien doit travailler à les retirer ; car, tant que le corps étranger sera dans la plaie, il n'est pas dans son pouvoir de la guérir, parce qu'il est un obstacle à sa réunion, qui est la fin qu'on se propose dans la guérison de toutes les plaies.

Il ne faut pas néanmoins prendre à la lettre ce que je dis ; je sais qu'il y en a qui ont guéri, quoique la balle soit demeurée dans la plaie ; mais cela arrive si rarement, que prenant ce qui arrive le plus souvent comme une regle générale, nous pouvons dire que tous les corps étrangers restés dans les plaies empêchent qu'elles ne guérissent, & qu'il faut employer tous les moyens que la Chirurgie nous présente pour les avoir au plus tôt ; car, si on differe, la partie se tuméfie, & on a beaucoup plus de peine que si on s'y étoit pris peu de temps après qu'on a été blessé. Il faut donc, avant que de poser le premier appareil, retirer le corps

étranger, à moins qu'on n'y trouve de grandes difficultés, ou que le Chirurgien n'ait pas pour lors
les inſtrumens néceſſaires.

La Chirurgie, ſecondée des préceptes généraux,
nous montre comment il faut faire ſortir les corps
étrangers, & elle a inventé pluſieurs inſtrumens
de différentes eſpeces pour les retirer. Il faut que
le Chirurgien ſoit inſtruit des unes & des autres,
mais particuliérement ceux qui ſont deſtinés pour
les armées, & ſur-tout dans ce temps-ci plus que
dans aucun autre, où il y a tous les jours des occaſions de pratiquer cette opération, par le grand
nombre de combats & de ſieges où tant de géné-
reux François expoſent leur vie pour le ſervice &
la gloire du Roi. Mais, quelque inſtruction qu'un *Le Chirur-*
Chirurgien ait priſe dans les Ecoles, il en apprend *gien doit être*
encore plus dans les armées; & il faut ſouvent qu'il *inventif.*
compte plus ſur ſon génie que ſur ce qu'on lui a
dit, parce qu'il y a tant de plaies différentes & ſi
extraordinaires, qu'il ne peut être guidé pour lors
que par ſon bon ſens & ſon induſtrie.

La premiere choſe que le Chirurgien doit faire, *Les choſes*
c'eſt de s'informer de la diſtance qu'il y avoit *dont il faut*
entre les combattans, pour juger de la profondeur *qu'il s'infor-*
de la balle; il faut auſſi qu'il faſſe mettre le bleſſé *me.*
dans la même ſituation qu'il étoit, afin de pouvoir
conduire la ſonde par le même chemin que la
balle a fait : il faut enſuite porter la main à la
partie oppoſée, pour voir ſi on ne ſentira point la
balle; car ſouvent, après avoir traverſé la partie,
elle s'arrête ſous la peau qu'elle aura pouſſée ſeulement, n'ayant plus eu aſſez de force pour la
percer. Si on la ſent à la partie oppoſée à ſon entrée, il faut avec un biſtouri C faire ſur cette
balle une inciſion proportionnée à ſa groſſeur, &
avec une petite tenette D la faire ſortir. On donne
à l'entrée de la plaie deux petits coups de biſtouri, l'un en haut & l'autre en bas, pour changer

fa figure en longitudinale ; on paſſe un ſéton au travers de la plaie , & on la panſe de la maniere accoutumée.

Si la balle eſt reſtée dans les chairs & qu'on la ſente avec la ſonde , il faut commencer par dilater la plaie , ſans quoi on ne pourroit pas la faire revenir par le même chemin. Cette dilatation eſt encore néceſſaire pour introduire l'inſtrument avec lequel on la doit tirer en dehors. De ces inſtrumens, il y en a de pluſieurs eſpeces, qu'on appelle des tire-balles : en voici douze de différentes figures, que j'ai fait graver ſur la planche qui eſt à la tête de cette Démonſtration.

Le premier eſt un dilatatoire E qui ſert à deux fins , qui ſont ; 1°. de dilater & d'élargir la plaie , tant pour voir ce qui eſt au fond , que pour donner lieu à quelque autre inſtrument de prendre & de faire ſortir le corps étranger avec plus de facilité; 2°. de ſervir lui-même de tire-balle , car il la peut prendre , la ſerrer & la conduire dehors ſans le ſecours d'aucun autre inſtrument , avec cette différence qu'aux autres tire-balles il faut ſerrer les deux branches qui ſont hors de la plaie , & qu'à celui-ci il faut les écarter.

La ſeconde eſt un tire-balle à cuiller F, ainſi appelé parce qu'il en a la figure ; cet inſtrument a un manche , afin de le tenir avec plus de fermeté ; il eſt long , pour aller juſqu'au corps étranger ; & ayant fait entrer la balle dans la cavité qui eſt un peu recourbée , on la conduit dehors , en lui faiſant faire ce chemin ſans trop ſe preſſer.

Le troiſieme eſt le tire-balle à anneau G , qui a ce nom parce que le bout qui va chercher la balle eſt rond & fait comme un anneau : c'eſt lui qui embraſſe la balle , & qui, quand on le retire, l'amene dehors avec la même facilité qu'elle y eſt entrée.

Le quatrieme eſt un tire-balle à crochet mouſſe

H, qui ayant accroché la balle, la conduit dehors; il eſt long, pour aller juſqu'à la balle; & emmanché, pour s'en ſervir avec plus de commodité.

Le cinquieme eſt un tire-balle à crochet fendu I, dont les pointes ſont mouſſes, pour ne point bleſſer de parties; il peut ſervir pour tirer & accrocher les morceaux de la chemiſe ou du vêtement que les balles ſont preſque toujours entrer avec elles juſqu'au fond des plaies. *5. A crochet fendu.*

Le ſixieme eſt un inſtrument appelé bec de corbin K, dont les branches qui entrent dans la plaie pour chercher les corps étrangers ſont très-longues, pour pouvoir s'en ſervir en toutes ſortes d'occaſions. *6. Bec de corbin.*

Le ſeptieme eſt nommé le bec de grue L, parce qu'il lui reſſemble; il y a un reſſort pour le dilater quand il eſt entré dans la plaie, afin de pouvoir charger la balle facilement, & la retirer enſuite. *7. De grue.*

Le huitieme s'appelle bec de cane M, ou bec large; ſes extrémités ſont dentelées, afin de tenir la balle ferme & arrêtée, de ſorte qu'elle ne puiſſe pas s'échapper. *8. De cane.*

Le neuvieme eſt un bec de cane à vis N, qui, par le moyen de cette vis, ſerre tellement la balle, quand elle eſt chargée, qu'il faut qu'elle ſorte avec l'inſtrument. *9. De cane à vis.*

Le dixieme eſt appelé bec de lézard O, à cauſe de la reſſemblance qu'il a avec la tête d'un lézard: il n'y a que ſon extrémité qui s'ouvre par le moyen d'un reſſort qu'on pouſſe, & qui ſe ferme en retirant le même reſſort qui eſt renfermé dans une canule creuſée dans le corps de l'inſtrument. *10. De lézard.*

L'onzieme eſt un inſtrument auquel on a donné le nom d'alphonſin P, parce qu'il a été inventé par Alphonſe Ferrier, Médecin de Naples: il eſt compoſé de trois branches, qu'on ſerre par le moyen d'un anneau qui les embraſſe; l'inſtrument *11. Alphonſin.*

ainſi ſerré, eſt introduit dans la plaie juſque ſur la balle, & retirant pour lors l'anneau vers le manche, ces branches s'écartent & ſaiſiſſent le corps étranger : on repouſſe enſuite l'anneau, qui en reſſerrant ces trois branches enferme ſi bien la balle, qu'elle ne peut manquer de ſortir avec l'inſtrument.

12. La tariere.

Le douzieme eſt la tariere, ou tire-fond Q, dont la pointe eſt une petite vis qu'on fait entrer dans la balle, en la tournant, par le moyen d'un écrou conduit dans une canule qui eſt dans toute la longueur de l'inſtrument : il eſt particulier pour les balles qui ſont enchâſſées dans les os, car il ne convient pas à celles qui ſont dans les chairs, parce qu'il faut qu'elles ſoient appuyées afin que la vis puiſſe faire ſon trou dans les balles.

De tous ces inſtrumens on ne peut point preſcrire celui auquel on doit donner la préférence ; ils ont tous leur utilité particuliere, ſelon les différentes parties dont on doit tirer les balles ; c'eſt au Chirurgien de faire choix de celui qui lui convient le mieux, après avoir reconnu la nature du corps étranger & l'endroit où il eſt.

Ces inſtrumens ne ſuffiſent pas toujours.

Quoique la Chirurgie ſoit fertile en inſtrumens, par le grand nombre qu'elle nous en préſente, il ſe trouve néanmoins des occaſions où ils nous ſont de peu de ſecours ; il faut alors que le Chirurgien en invente de nouveaux, qu'il en faſſe des modeles pour les faire faire par le Coutelier, de la grandeur & de la figure qui peut être capable de tirer les balles de quelque endroit du corps où elles ſoient entrées ; car il ne faut point qu'un Chirurgien ſe rebute & qu'il renonce à les avoir, à moins d'une impoſſibilité abſolue.

Néceſſité de faire promptement l'extraction.

On ne doit pas ſeulement entreprendre de tirer une balle ou un autre corps étranger, mais on le doit faire au plus tôt : on trouve dans les bleſſés beaucoup plus de ſoumiſſion dans le premier ap-

pareil, que dans la fuite du panfement ; ils fe laiffent faire pour lors toutes les incifions que le Chirurgien trouve à propos. J'ai vu dans les armées
des foldats qui non feulement ne faifoient pas un
cri, mais qui ne fourcilloient pas , quelque douleur qu'on leur fît, ou pour avoir une balle & un
éclat de grenade, ou pour leur faire les incifions
néceffaires ; il faut donc que le Chirurgien profite
de cette difpofition, parce qu'il arrive fouvent que
le lendemain, ou un autre jour, on ne les trouve
plus dans la même réfignation à la volonté de leur
Chirurgien.

Le retardement peut encore être préjudiciable *Danger du retardement.*
fur la facilité d'avoir la balle. Immédiatement après
la bleffure, en fuivant fon chemin, on peut la trouver aifément ; mais fi le bleffé a marché ou agi,
elle peut avoir changé de place ; & fi elle eft dans
un bras ou dans une cuiffe, par fon propre poids
elle peut defcendre : alors on eft obligé de faire de
plus grandes incifions, qui peuvent même devenir
inutiles, quand elle a trouvé un efpace entre deux
mufcles pour fe gliffer.

Il y a encore une troifieme raifon qui ne permet pas au Chirurgien de différer ; c'eft que le
premier jour, la partie n'étant point encore enflée,
on peut plus facilement découvrir le corps étranger, & le faire fortir fans beaucoup de peine ; mais
lorfqu'on attend au lendemain, ou à un autre jour,
on la trouve tellement tuméfiée par la fluxion qui
s'eft jetée deffus, qu'on a de la peine à fuivre la
trace qu'elle a faite, parce que l'entrée s'eft rétrécie & que les chairs fe font bourfouflées : fi on
ne peut pas fe difpenfer de faire quelques incifions, elles font pour lors beaucoup plus douloureufes qu'elles n'auroient été dans le premier appareil.

C'eft un abus de croire qu'il y ait des médica- *Il n'y a point de mé- dicament at- tractif.*
mens capables d'attirer les corps étrangers : il y a

néanmoins des Auteurs qui en font de deux fortes ; ils difent qu'il y en a qui agiffent par une qualité manifefte, d'autres par une qualité occulte :
les premiers font la poix, le galbanum, & plufieurs
autres gommes : les féconds font l'ambre jaune,
l'aimant, & quelques autres. Un bon Chirurgien
ne doit attendre aucun fecours de ces médicamens ;
il doit avoir plus de foi aux inftrumens, qu'à toutes
les drogues de la Pharmacie.

Il ne faut point atten- dre la fuppu- ration.

On trouve des Chirurgiens qui, fans trop s'embarraffer, attendent la fortie de la balle par les accidens qui furviennent aux plaies d'arquebufades ;
ils prétendent même avoir beaucoup fait quand ils
y ont mis du levain, de la fiente de pigeons, & d'autres remedes pourriffans qui y procurent une grande
fuppuration ou un abcès, dans le deffein que le
pus entraînera avec lui la balle, en lui traçant le
chemin par où elle doit fortir. Ce moyen me paroît dangereux, puifqu'il ne fe fait point d'abcès
fans de violentes douleurs qui caufent la fievre &
rendent la cure longue & difficile, & qu'on ne
peut l'efpérer fans faire des ouvertures pour donner iffue à la matiere & au corps étranger ; c'eft
pourquoi il faut éviter cette pratique, qui ne peut
être fuivie que par des Chirurgiens timides qui ont
plus de crainte en faifant des incifions, que le malade n'en a en les fouffrant.

Obfervation.

Lorfqu'on a tiré une balle, on n'a pas quelquefois tout fait ; les foldats, en chargeant leurs moufquets, y en mettent fouvent deux ou trois : j'en ai
vu qui, ayant des balles d'un trop gros calibre, les
coupoient en quatre, & qui mettoient ces quatre
quartiers dans leurs fufils ; c'eft la raifon pourquoi
il faut examiner s'il y en a plufieurs, avant que
de panfer le bleffé. Un Officier Suiffe fut bleffé à
l'attaque de la Citadelle de Cambrai, d'un coup de
moufquet à la partie antérieure & moyenne de la
cuiffe. Le Chirurgien ayant fenti à la partie pofté-

rieure une balle qui n'avoit pas percé la peau, il fit
une petite incifion fur cette balle qu'il tira par cet
endroit; il crut, n'y ayant qu'une entrée, qu'il n'y
avoit qu'une balle; mais il y en avoit deux, dont
l'une ayant rencontré le fémur, n'avoit pas percé
comme la premiere : cette derniere balle tomba peu
à peu au bas de la cuiffe, & elle ne fortit que fix
mois après, par un abcès qui fe fit au genou.

Toutes les balles ôtées, il refte encore des corps
étrangers qu'il faut avoir; ce font des morceaux de
l'habit & de la chemife, que les balles emportent &
pouffent devant elles jufqu'au fond des plaies. En
examinant l'habit du bleffé, fi on en trouve une
piece emportée de la figure de la balle, on eft fûr
qu'elle eft dans la plaie; c'eft pourquoi il en faut
faire l'extraction promptement, fans quoi il feroit
impoffible de guérir, comme il arriva à M. de Pon-
tis, qui fut bleffé en Irlande, au fiege de London-
deri, d'un coup de moufquet qui avoit porté un
morceau de fon jufte-au-corps dans la plaie. La balle
ayant été tirée, on ne favoit à quoi attribuer le retardement de fa guérifon; il fe faifoit de temps en
temps des abcès qui, épuifant fes forces, l'avoient
mis dans une maigreur effroyable, lorfqu'il arriva un
Chirurgien de France qui fit de nouvelles incifions,
qui tira la piece d'étoffe qui caufoit tout le défordre, & qui le guérit en peu de temps.

En chargeant un fufil, on met fur la poudre un
tampon de papier, & la balle par-deffus. Dans un
coup tiré de près, la balle aura paffé à travers la
partie, & le tampon qui l'aura fuivi peut être
demeuré dans la plaie; c'eft une circonftance à
laquelle le Chirurgien doit faire attention, parce
que ce fait eft arrivé très-fouvent, & qu'il feroit
impoffible de guérir tant que ce corps étranger
feroit dans la plaie. Il faut non-feulement ôter
tout ce qui eft venu de dehors, mais encore les efquilles d'os, qui, quand elles font féparées, pi-

Corps étran-
gers qu'on
doit ôter
après les bal-
les.

quent les chairs, font de la douleur, irritent la plaie, & en empêchent la réunion.

Aux plaies de feu, il sort peu de sang, & il est rare qu'il arrive une hémorragie, parce que la balle brûlant (*a*) ce qu'elle touche, y fait une escarre qui empêche que le sang ne s'écoule, quand même elle auroit touché quelque vaisseau; mais l'escarre venant à tomber, il se fait quelquefois des hémorragies qui féroient périr le blessé, si le Chirurgien ne les arrêtoit promptement; c'est pourquoi il doit être sur ses gardes, & ne rien assurer avant la séparation entiere des escarres qui, proche des gros vaisseaux, font d'une dangereuse conséquence.

Les fluxions & les dépôts sur des parties blessées d'armes à feu, sont toujours plus grands que sur les plaies faites par des instrumens tranchans. Ces derniers ne font que couper & séparer les parties; mais les autres, en rompant & déchirant les fibres d'un muscle, y causent un tiraillement qui oblige les humeurs de tomber dessus, & de faire

(*a*) On croyoit autrefois qu'une balle de fusil brûloit, mais plusieurs expériences ont défabusé de cette opinion. Elle déchire les parties, elle les contond, elle les tiraille plus ou moins, à proportion de leur résistance : elle ne cause point d'hémorragie, à moins qu'elle ne rencontre quelque gros vaisseau, parce qu'en déchirant ceux qui ne font pas considérables, elle en rapproche assez les parois pour que le sang ne puisse pas couler. Le déchirement des vaisseaux forme une escarre qui arrête bientôt la circulation du sang, ce qui occasionne aux environs de la plaie un engorgement & un gonflement, auxquels la rupture de plusieurs petits vaisseaux, causée par le tiraillement des parties, contribue beaucoup. Le noir, le bleu, & les autres différentes couleurs qu'on voit aux environs de la plaie, ne font pas des marques de brûlure, mais d'épanchement de sang dans l'intérieur de la partie blessée. Ainsi, il faut regarder les blessures faites par les armes à feu, comme des plaies compliquées d'apostêmes. C'est ce que l'Auteur donne à entendre lorsqu'il dit que les dépôts y font grands.

des abcès qui rendent la cure très-difficile. Il ne faut donc pas prétendre guérir un coup de mousquet aussi-tôt qu'un coup d'épée, & il faut être attentif sur les accidens qui y surviennent, qui sont toujours très-fâcheux.

Si une balle étoit enfoncée dans un os, il faudroit essayer de la tirer avec un tire-fond ou une tariere; mais si elle étoit enclavée si fortement qu'on ne pût pas l'avoir, il faudroit plutôt la laisser, que de tourmenter le blessé en faisant des efforts trop violens; il faudroit pour lors attendre l'exfoliation de l'os, parce que ce qui en a été touché venant à se séparer, entraîne la balle avec lui.

Si un os est à-plomb lorsqu'il vient à être frappé d'une balle, il en arrête le coup; mais s'il est penché, elle coule le long de l'os, de maniere qu'elle monte ou descend, suivant la pente qu'elle trouve à l'os en le frappant : nous en avons vu deux exemples funestes; l'un à M. le Prince de Rohan, blessé au genou, dont la balle se coula en montant le long du fémur; l'autre à M. de Saint-Mars, qui avoit le coup au pied, & dont la balle monta le long du tibia : ils en sont morts tous deux; & quoique les Chirurgiens aient apporté tous leurs soins pour les en garantir, on leur en a imputé la cause, pour n'avoir pas cherché ces balles dans les endroits où on les a trouvées après leur mort.

A ceux dont le crâne a été frappé par une balle, il s'y fait un étonnement de cerveau. Le nombre de ceux qui en meurent est plus grand que de ceux qui en réchappent, parce que la commotion fait toujours extravaser le sang des petites vénules, qui dans cette partie sont très-délicates; il n'y a que le trépan qui puisse donner issue à ce sang, & par conséquent qui puisse garantir de la mort; c'est pourquoi, pour peu que le crâne ait été touché & découvert par la balle, il faut trépaner; & quoique

je vous dife que ces fortes de plaies font très-péril-
leufes , nous avons des exemples de plufieurs qui
en font guéris.

Des plaies
des éclats de
grenades.

Il y a encore des éclats de bombes & de grenades qui font des défordres épouvantables , en tuant
ou bleffant tous ceux qu'ils frappent. Je ne vous
parlerai point des éclats de bombes , parce que
ceux qui en font bleffés n'ont pas befoin d'être
panfés ; la mort fuit de fi près ces fortes de plaies,
que la Chirurgie ne peut leur être d'aucun fecours.
Mais pour ceux de grenade j'en ai panfé beaucoup,
& j'en ai tiré des éclats qui fe fichent dans toutes
les parties du corps , excepté la tête , dont tous
ceux qui en font frappés meurent par le grand fracas qu'elles font au crâne , & par l'ébranlement
qu'elles caufent au cerveau , qui en demeure étourdi
& affoupi comme s'il avoit été frappé d'un coup
de maffue.

La grenade en crevant fe caffe en plufieurs morceaux dont les éclats entrent dans les chairs , plus
ou moins , felon qu'ils font petits ou gros , ou felon
qu'on eft éloigné de l'endroit où elle a crevé. Au
fiége de Cambrai , j'en tirai un de la grandeur de
la paume de la main , qui étoit entré fi avant dans
la feffe d'un Officier , qu'on ne le voyoit point. M.
Beffiere m'a dit en avoir vu qui s'étoient placés dans
le fcrotum ; mais enfin , en quelque partie qu'ils
foient , il faut en délivrer le bleffé au plus tôt , ce
qui demande des incifions qu'on ne peut pas prefcrire ici , & que le Chirurgien fera felon la fituation
de la plaie & la nature du corps étranger.

Des boulets
de canon.

On ne met point les boulets de canon au nombre
des corps étrangers dont on doive faire l'extraction ; ils envoient au tombeau tous ceux qu'ils touchent ; & il n'y a point d'exemples qu'il en foit
demeuré dans le corps de quelqu'un qui ait eu befoin d'un Chirurgien : c'eft une efpece de bonheur
à ceux qui fe trouvent dans fon chemin , quand il

ne leur emporte qu'un bras ou une jambe. Nous avons parlé de ces fortes de plaies hier en faifant l'amputation.

Une balle ou un autre corps étranger étant re- *Précautions pour le panfement.* tiré, il faut, avant que de panfer la plaie, avoir égard à deux ou trois circonftances, qui font; 1°. de changer la figure ronde de la plaie en une longitudinale par deux coups de biftouri R, qu'on donne l'un en haut, & l'autre en bas, felon la rectitude des fibres des mufcles; 2°. de faire un égoût à la plaie, en l'agrandiffant en bas, afin que le pus puiffe s'écouler facilement, & qu'on ne foit point obligé de la faire par la fuite; 3°. de paffer une aiguille S, enfilée du féton T, dans la plaie, fi elle traverfe la partie, afin d'y pouvoir porter les remedes avec facilité.

On fe fert dans les commencemens d'un digeftif *Eau d'arquebufade.* pour aider à la féparation des efcarres; mais il faut qu'il foit animé, & non pas fi pourriffant que celui dont on fe fert aux plaies contufes, afin de ne pas procurer une trop grande fuppuration. Quand les efcarres font tombées, on fupprime le digeftif; on travaille à deffécher la plaie avec de l'eau vulnéraire, qui eft excellente à ces fortes de plaies, & à laquelle pour cette raifon on a donné le nom d'eau d'arquebufade.

Le Chirurgien met cette tente de charpie V dans *Panfement de la plaie.* la plaie, quand il y a une néceffité qui le demande, & il ne s'en fert point du tout quand il y a paffé un féton : on met fur plaie un plumaceau X plat, couvert du digeftif, puis un emplâtre Y, & une compreffe Z trempée dans de l'eau-de-vie ou du vin aromatique ; & on finit par la bande *a*, ou par un bandage uniffant fait avec cette bande *b* roulée à deux chefs : on continue enfuite le panfement de la maniere que la bonne Chirurgie l'ordonne.

Fig. LIII. POUR L'APPLICATION DU SÉTON.

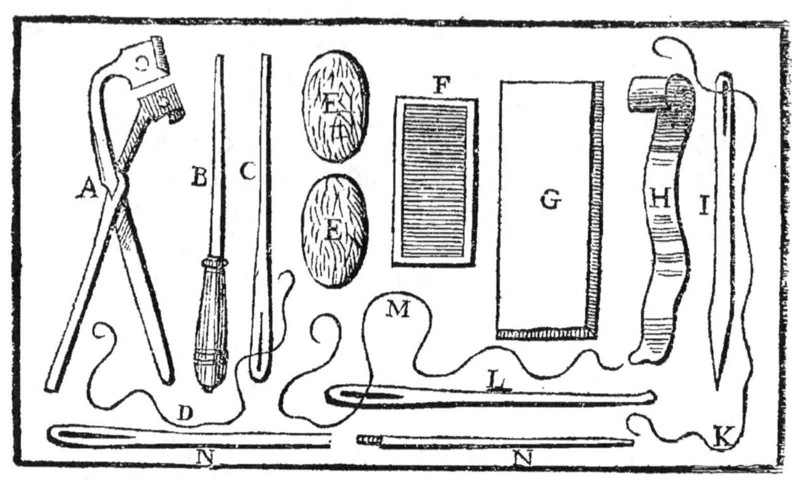

L E séton est une opération de Chirurgie qui fait deux trous à la peau par le moyen d'une grosse aiguille enfilée : ce nom de séton est dérivé du mot latin *seta*, qui veut dire soie de cochon, parce que les premiers Chirurgiens s'en servoient pour la passer à travers les deux plaies faites par l'aiguille.

Différentes manieres du séton.

Ceux qui ont succédé aux Inventeurs de cette opération, ont prétendu avoir mieux rencontré en se servant du crin de cheval, parce qu'il est plus long, & par conséquent plus commode. Les successeurs de ceux-ci ont supprimé le crin, disant qu'il étoit trop dur dans une plaie, qu'il ne facilitoit pas assez la filtration des humeurs, qui est la fin qu'on se propose : ils ont mis à sa place une meche de coton, comme plus douce & plus capable de remplir leur intention. Et enfin il s'est trouvé d'autres Chirurgiens qui ont fait le procès à la meche de coton, prétendant qu'il a de petites pointes qui, picotant sans cesse la plaie, la fatiguent & l'incommodent; & ils veulent qu'on se serve dé fil de lin retors qui n'ait point encore paffé la leffive.

Le féton fe peut appliquer en toutes les parties du corps ; mais celles où nos Anciens l'appliquoient ordinairement, étoit à la nuque du cou, dont ils efpéroient des avantages confidérables ; ils le croyoient excellent pour le mal caduc, pour les hydrocéphales, & pour toutes les fluxions fur toutes lés parties du vifage ; & Fabricius Hildanus dit en avoir fait des guérifons qui peuvent paffer pour des miracles.

Endroits où on l'applique.

On fe fervoit anciennement du fer ardent pour percer la peau, & voici comment on s'y prenoit. On faifoit affeoir le malade fur un fiége fans dos, on lui faifoit pencher la tête un peu en arriere, afin de pouvoir pincer la peau du cou, on la mettoit entre les deux platines de cette tenaille A, faite en forme de gaufrier, & percée pour y faire paffer l'aiguille : en tenant ainfi de la main gauche la peau ferrée dans les tenailles, on prenoit de la droite un cautere actuel B tout rouge, qu'on fourroit dans les trous de la tenaille, & qui par ce moyen faifoit deux trous à la peau. Le cautere actuel ayant fuffifamment agrandi les trous, on le re-tiroit, & l'ayant donné à un ferviteur, on pre-noit de la même main un groffe aiguille C, faite comme des carrelets de Cordonniers, enfilée d'une meche D, & on la paffoit par ces trous avant que de lâcher la tenaille. La meche paffée, on ôtoit la tenaille & l'aiguille, laiffant la meche dans les plaies, après l'avoir imbibée d'un médicament fait avec l'huile & le jaune d'œuf, pour aider à la fé-paration des efcarres : on mettoit fur ces plaies un dés plumaceaux E E, trempé dans le même re-mede, puis l'emplâtre F, la compreffe G, & la bande H, avec laquelle on faifoit le bandage cir-culaire autour de la tête ; on tiroit tous les jours un peu de la même meche, pour conduire du nouveau médicament dans les plaies. Après la chute

Maniere ancienne de percer la peau pour le féton.

Panfement de la plaie.

des efcarres, on continuoit ce changement de place a la meche ; & quand elle étoit ufée, on en attachoit une autre à fon bout pour la renouveler & cela tant qu'on jugeoit la diftillation des humeurs néceffaire pour la guérifon des maladies qui avoient obligé de l'appliquer.

Inutilité du féton.

Il y a eu de la conteftation entre les partifans de cette opération, favoir fi on devoit pincer la peau en long, ou en travers, c'eft-à-dire, fi les deux trous doivent être à côté l'un de l'autre, ou l'un au deffus de l'autre ; c'eft un fait d'une fi petite conféquence, qu'il ne mérite pas qu'on s'y arrête, d'autant plus que cette opération ne fe pratique plus aujourd'hui. Quand il y a une néceffité de donner un égoût à ces humeurs qui font toutes les maladies de la tête, nous appliquons une pierre à cautere dans la foffette du cou, & par ce moyen nous leur donnons iffue, & fe filtrant fans ceffe, ces maladies fe guériffent auffi bien que par le féton.

Les Italiens ont été grands amateurs de cette opération, mais il m'a paru qu'ils font beaucoup revenus de cette opinion ; car étant en Italie, j'en ai vu beaucoup qui portoient des cauteres aux bras. Le féton n'eft pas feulement cruel dans fon application, mais il eft encore fort embarraffant dans fes fuites : le cautere ne demande point tant de préparatifs, il fait moins de douleur en le pofant, on le panfe avec plus de commodité, & on en reçoit les mêmes utilités ; ce n'eft donc pas fans raifon que les Italiens & les François l'ont fubftitué à la place du féton.

Enfin, s'il fe trouvoit quelqu'un tellement prévenu en faveur du féton, qu'il le préférât au cautere, je confeillerois pour lors au Chirurgien de ne fe point fervir de tenaille, ni du fer ardent, mais feulement de cette aiguille I, large & tranchante, enfilée de ce cordonnet K, & de la paffer à travers

la

la peau de la nuque du cou, en la pinçant seulement avec les doigts de la main gauche : de cette
maniere cette opération se fait en un moment, il
n'y a point d'escarres à tomber, & le malade en
reçoit les mêmes utilités.

On entend encore par ce mot de séton, une petite bandelette de linge fort étroite, qu'on passe,
avec le secours d'une aiguille, à travers les plaies
qui ont une entrée & une sortie : je vous ai dit
tantôt qu'il en falloit passer un dans les plaies dont
on avoit tiré les balles ou les autres corps étrangers par la partie opposée.

On prend cette aiguille à séton L, qui est mousse
par le bout pour ne point blesser, & qui est enfilée de cette bandelette M qu'on fait passer par la
plaie de part en part, imbibée de tel médicament
qu'on a jugé à propos. Voilà une autre aiguille NN
plus longue, composée, pour être plus portative,
de deux pieces qu'on joint ensemble par le moyen
d'une petite vis, & dont on se sert dans les plaies
qui traversent les cuisses. Le séton placé, on ôte
l'aiguille, & on continue le pansement comme nous
l'avons déjà dit.

FIG. LIV. POUR L'OUVERTURE D'UN ABCÈS.

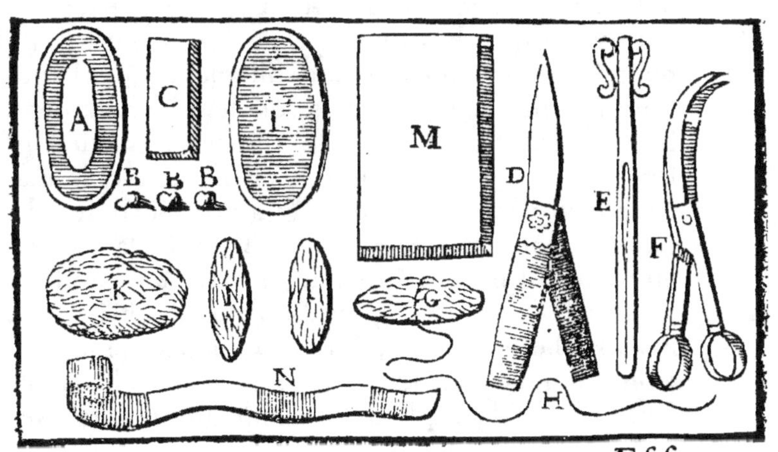

L'OUVERTURE d'un abcès est appelée onkoto-
mie, qui est dérivé de deux mots grecs, de
ὄγκος, qui signifie amas de matiere, & de τέμνω, qui
veut dire je coupe ; de sorte que cette opération
consiste à faire une incision dans l'endroit où il y a
de la matiere amassée.

Elle est des plus usitées. C'est l'opération que le Chirurgien fait le plus
fréquemment ; il a tous les jours des occasions d'ou-
vrir quelque tumeur ou quelque abcès. Je n'entrerai
point dans le détail des causes des tumeurs contre
nature ; je suppose que le Chirurgien doit avoir lu
ce que tant de célebres Auteurs nous en ont écrit,
& qu'il est instruit de tout ce qui les regarde en
général, & des remedes qu'il convient de faire
pour les dissiper par la voie de la résolution. Je
me bornerai à dire seulement ce qu'il faut faire,
lorsqu'elles ne peuvent guérir que par le moyen
de la suppuration.

Examen qui se suppose. Quand un Chirurgien entreprend de traiter une
tumeur qui doit finir par la suppuration, il faut
qu'il examine bien les signes qui marquent en quel
état elle est : les uns montrent que la matiere se fait,
& les autres qu'elle est faite.

Signe de la matiere qui se forme. Ceux qui indiquent qu'elle se fait, sont tumeur,
douleur & rougeur à la partie ; le malade sent un
battement dans la tumeur, il ne dort point, & il a
de la fievre. Hippocrate nous dit que lorsque la matiere se fait, la fievre & les douleurs surviennent.
Si le Chirurgien touche la tumeur, & qu'il ne
sente point de fluctuation, c'est signe que la matiere n'est pas encore cuite, & alors il lui doit aider
par des maturatifs & des pourrissans. Si la tumeur
est petite, il se contentera d'y mettre un emplâtre
de diachylon gommé, avec un peu de basilicon ;
mais si elle est grosse, dure & éloignée de la coction, il faut qu'il se serve de remedes plus puissans, & qu'il emploie les cataplasmes faits avec

l'ofeille, l'oignon de lis, les racines de guimauve,
le levain de pâte & la fiente de pigeons, le tout
cuit avec l'axonge de porc.

Les fignes qui lui montrent que la matiere eft
faite, font, diminution de tenfion, de rougeur &
de douleur. La tumeur s'éleve un peu en pointe,
elle femble marquer l'endroit par où la matiere veut
fortir ; en mettant les deux doigts indices deffus,
& les appuyant alternativement, on fent la matiere
flotter dans la tumeur, ce qui eft un figne indubitable qu'elle eft en maturité, & qu'il en faut faire
l'ouverture au plus tôt.

Les bons Praticiens nous propofent deux manieres pour ouvrir les abcès, ou avec les pierres à cauteres, ou avec la lancette : ces deux moyens font
également bons; mais il eft des tumeurs où le premier eft neceffaire, & il en eft d'autres où la lancette eft preferable. Les voici en peu de mots.

Quand la tumeur eft faite d'humeurs froides, &
qu'elle a été lente à fe mûrir, il faut en differer
l'ouverture le plus de temps que faire fe peut : on ne
rifque rien pour attendre ; car la matiere faite d'humeurs froides & douces ne peut point faire d'efcarres,
ni caufer le même défordre que feroit celle d'une humeur chaude. De plus, fi on ouvroit ces fortes de
tumeurs auffi-tôt qu'on fent de la fluctuation dans
le milieu, il refteroit de la dureté qu'on auroit peine
à amollir par la fuite ; c'eft pourquoi il faut retarder
jufqu'à ce que le tout foit en état d'être vidé, parce
que la matiere fait la matiere, & ce qui eft déjà
cuit aide à cuire ce qui refte ; & pour lors il faut,
fur toute la longueur de la tumeur, appliquer une
traînée de cauteres, pour deux raifons ; la premiere,
parce que la chaleur des cauteres perfectionne la
coction de l'humeur ; & la feconde, parce que les
efcarres tombées, il y a une ouverture fuffifante
pour porter des remedes capables de fondre & de
confumer les duretés qui n'auroient pas pu être

F f f ij

Signes de la
matiere for-
mée en pus.

Deux ma-
nieres d'ou-
vrir les abcès.

En quel cas
on doit retar-
der.

A quoi les
cauteres font
ici utiles.

amollies par la suppuration. Aux abcès profonds, il faut encore se servir des pierres à cauteres, parce qu'elles font une ouverture plus large que la lancette, & qu'elles facilitent ainsi les moyens de porter les remedes dans toute la cavité de l'abcès.

Mais quand la tumeur mûrit promptement, & que par sa mollesse on connoît que la matiere a pris une coction parfaite, on ne doit pas attendre qu'elle ait rongé la peau, pour se donner une issue elle-même; car par son séjour, elle peut faire du désordre en rongeant les fibres des chairs qui sont plus tendres que celles de la peau; il faut alors se servir de la lancette, & sans différer faire une ouverture suffisante pour vider tout le pus contenu dans la tumeur.

D'un bistouri enchâssé dans un anneau.

Il y a des Auteurs qui ont inventé un anneau dans lequel est enchâssé un petit bistouri; ils s'en servoient pour ouvrir des abcès aux enfans craintifs, & aux personnes qu'ils ne trouvoient pas assez dociles pour souffrir ce qu'ils jugeoient à propos de leur faire. Ils mettoient cet anneau dans un de leurs doigts, & sous prétexte de toucher la tumeur, ils la perçoient avec ce bistouri, & ainsi ils trompoient adroitement leurs malades. Ce procédé me paroît tenir un peu du Charlatan, je ne conseillerai jamais de s'en servir. Si c'est à un enfant qu'il faille faire cette opération, il n'y a qu'à le faire tenir sûrement. Si c'est une grande personne qui soit assez poltrone pour ne la vouloir pas souffrir, il faut la laisser, & l'abandonner à son propre sort, sans se donner la peine de chercher quelque stratagême pour la surprendre.

Comment on se sert du cautere.

Si on a résolu de se servir du cautere, on prend l'emplâtre A qu'on pose sur le milieu de la tumeur, il est fendu de la longueur qu'on veut faire l'ouverture; on pose deux ou trois des pierres à cauteres B B B dans la fente de l'emplâtre, & par-dessus on met cette petite compresse longuette C, qu'on a mouillée afin qu'elle fasse plus tôt fondre les pierres. On met un second emplâtre qu'on couvre

d'une compresse, & avec une bande on tient tout
l'appareil. On laisse agir les cauteres pendant deux
ou trois heures ; mais si on veut qu'ils cavent beaucoup, on les laisse plus de temps. Après avoir relevé
le tout , on fait avec une lancette, sur le milieu de
l'escarre, une incision jusqu'à la matiere, dont on
laisse sortir tout autant qu'il s'en présente, & tout
autant qu'il y en a dans la tumeur ; car on est désa-
busé de l'erreur des Anciens, qui craignoient d'affoiblir leurs malades en vidant un abcès tout d'un
coup ; nous voyons, au contraire, que plus on fait
sortir de matiere, plus ils en sont soulagés, sur-tout
quand le pus est tout formé. L'expérience des hydro-
piques détruit encore leur opinion ; ils ne vidoient
les eaux qu'à quatre ou cinq reprises , disant qu'il
ne falloit pas aller d'une extrême réplétion à une
extrême inanition ; & aujourd'hui on leur vide jusqu'à la derniere goutte, sans qu'ils donnent aucune marque de foiblesse ; & nous en voyons venir
chez les Chirurgiens se faire faire la ponction , &
s'en retourner chez eux avec la même vigueur qu'ils
en sont sortis.

Si on a résolu d'ouvrir la tumeur avec la lancette,
il faut prendre celle-ci marquée D, qui est plus
longue & plus large que celle dont on se sert pour
la saignée ; c'est pourquoi on l'appelle lancette à abcès : l'ayant ouverte , & à demi-pliée , on la met
à sa bouche ; on examine l'endroit de la matiere,
& l'ayant remarqué, avec le pouce & le doigt indice
de la main gauche on étend la peau, afin qu'elle ne
vacille pas dans le temps de l'opération, & de la
droite on prend la lancette qu'on enfonce jusqu'à la
matiere, & faisant une élévation en la poussant en
haut, on fait cette ouverture suffisamment grande
pour donner issue au pus, qu'on voit sortir aussi-tôt,
& qu'on reçoit dans une palette ou quelque autre
vaisseau qu'on a préparé pour cet effet ; on presse
un peu la tumeur par les deux côtés, pour la faire

Il faut vi-
der tout l'ab-
cès.

Méthode
d'ouvrir avec
la lancette.

F ff iij

dégorger. Ayant jugé, par la quantité de la matiere fortie, qu'il doit y avoir un grand vide, on tâche, avec cette fonde creufe E qu'on introduit dans la plaie, de reconnoître de quel côté le vide eft le plus grand, & avec ces cifeaux courbes F on ouvre du côté du vide, & particuliérement quand il eft en en-bas; de maniere que cette fonde creufe fert à deux fins, l'une, pour être éclairci de la grandeur & de la nature de la cavité, & l'autre, pour introduire la pointe des cifeaux qui la doivent dilater. Quelques Praticiens qui ne fe piquent pas de politeff, après la premiere ouverture faite avec la lancette, portent leur doigt dans l'abcès, pour être informés de fa largeur & de fa profondeur; & s'il faut en agrandir l'ouverture par quelque incifion, leur doigt faifant la fonction de la fonde, fert de conducteur à la pointe de ces cifeaux.

Circonftances à obferver.   Ces fortes d'ouvertures demandent trois circonftances qui font très-effentielles; la premiere, de les faire toujours felon la rectitude des fibres des mufcles, & jamais en travers, de crainte d'eftropier les malades; la feconde, de les faire toujours à la partie déclive ou la plus baffe, afin que n'y reftant aucuns facs, la matiere puiffe fortir d'elle-même; & la troifieme, de les faire dès le premier jour, fuffifamment grandes, tant pour n'être pas obligé de faire de nouvelles incifions dans la fuite, que pour porter facilement les remedes dans toute la cavité de l'abcès.

Du panfement.   L'ouverture faite telle que je vous l'ai marquée, & la matiere vidée, on panfe le malade. On ne fe fert au premier appareil que de charpie feche, afin d'imbiber mieux les reftes du pus; on en fait des bourdonnets de groffeur proportionnée à la grandeur de la cavité. Celui qu'on met dans le fond, marqué H, doit avoir un fil, afin qu'en repanfant le malade, on foit affuré que l'ayant ôté il n'en refte plus dans la plaie. Ayant mis ces deux autres II on la couvre avec ce plumaceau plat K, & cet emplâtre L qui est composé de diachylon, afin de fondre les restes de l'humeur endurcie, & par-dessus la compresse M, & enfin la bande N dont on fait des circulaires qui tiennent tout l'appareil.

Le lendemain on couvre les bourdonnets avec des onguens mondificatifs d'ache ou d'*apostolorum* avec lequel on met un peu d'ægyptiac, en cas qu'il y eût des chairs pourries qu'on voulût consumer. On travaille à déterger & nettoyer tout le fond de l'abcès, qu'on laisse ensuite remplir de chair. Etant suffisamment incarné, on se sert de remedes dessicatifs, pour pouvoir y procurer une bonne cicatrice, qui est la fin qu'on s'est proposée dès le commencement.

Les abcès qui viennent au visage n'embarrassent pas peu le Chirurgien, parce qu'il se trouve dans la nécessité d'y faire des incisions, pour donner issue à la matiere, qui laissant des cicatrices, causent de la difformité à cette partie. On a été dans cet embarras au sujet de Monseigneur le Duc de Berry, qui, le 3 du mois d'Octobre 1706, revint de la chasse avec la joue droite fort enflée: on le saigna, on lui mit des cataplasmes pour tâcher de résoudre l'humeur qui causoit cette enflure: on le saigna une seconde fois; mais cette tumeur, qui provenoit d'une infinité de contusions faites par la crosse du fusil appuyée sur cette partie, ne cédant point aux remedes, on connut qu'elle prenoit le chemin de la suppuration, par sa rougeur, l'augmentation de la douleur, le peu de repos qu'elle lui donnoit, & par la bouffissure de l'œil, du nez & des levres. Et de fait, Monseigneur le Duc de Berry, pendant trois mois avant cet accident, avoit fait tant de parties de chasse, où il tiroit quatre ou cinq cents coups de fusil, & d'où il rapportoit jusqu'à deux cents cinquante pieces de gibier, que sa joue se trouva tellement meurtrie, qu'il y avoit peu d'apparence

F ff iv

d'en efpérer la réfolution. Le mardi 12 du mois, M. Maréchal fentit de la fluctuation dans la tumeur, & me l'ayant fait toucher, nous convînmes de la néceffité de l'ouvrir, & de l'endroit où il la falloit faire. On prit heure pour l'après-midi à deux heures; & ayant mis Mgr. le Duc de Berry dans un fauteuil, étant dans la fituation la plus commode, pendant que je lui tenois la tête, M. Maréchal, en préfence & de l'avis de M. Fagon, lui plongea une lancette dans l'endroit le plu bas de la tumeur, & par l'élévation qu'il fit, il l'ouvrit de la longueur d'une épingle. Le pus fortit auffitôt, & en affez grande quantité pour emplir la coquille d'un gros œuf. M. Maréchal mit un doigt dans la plaie, qu'il promena dans la cavité de la tumeur, pour favoir fi les os n'étoient point découverts, & ayant trouvé le périofte attaché aux os de la pommette & de la mâchoire fupérieure, il le panfa : on y a mis pendant les premiers jours une tente mollette avec l'emplâtre de mucilage : on a continué de le panfer avec de injections déterfives qui ont nettoyé le fond de l'abcès, qui s'eft rempli de bonnes chairs en très-peu de temps, puifqu'en vingt jours il a été parfaitement guéri; & comme on a fait l'ouverture la moins grande qu'on a pu, & autant proche de l'oreille que la tumeur l'a permis, il n'y eft refté qu'une petite cicatrice longitudinale, qui fera cachée par le bord de la perruque.

Du charbon, & de l'anthrax.

LE carboncle, que le vulgaire appelle charbon, eft ainfi appelé parce qu'on y fent une douleur brûlante, & que les effets qui s'en enfuivent font femblables à ceux qu'on fent quand on a mis un charbon ardent fur quelque partie. La plupart des Auteurs confondent le carboncle avec l'anthrax, prétendant que l'un & l'autre de ces deux maux font caufés par un fang atrabilaire &

bouillant , qu'ils ne different qu'en quelques degrés & circonstances , & que, selon la version du
mot grec ἄνθραξ, il signifie en françois *carboncle*,
ou *charbon :* vous trouverez néanmoins par la description que je vais vous faire, qu'il faut les rapporter à deux genres qui demandent des remedes
& des opérations différentes pour les guérir.

Le carboncle est défini une pustule noire & cen- Définition
du charbon.
drée, avec rougeur & douleur, ardeur & chaleur à
l'entour, qui s'éleve en vessie, brûlant le lieu où
elle est, & qui en se crevant laisse une escarre telle
que font les cauteres & les brûlures.

Il y en a de deux sortes ; l'un simple & benin , Ses especes.
qui est causé par une sérosité âcre d'un sang atrabilaire & bouillant, qui fait impression à la peau
par où elle passe, & qui s'amassant sous l'épiderme,
y fait une grosse pustule, semblable à celle que font
les brûlures : l'autre est malin & pestilentiel ; il
vient d'une sérosité brûlante comme de l'eau forte,
qui fait une escarre plus profonde que le précédent ; il arrive en temps de peste, & il est presque
toujours mortel.

Je ne vous parlerai point des remedes géné- Ouverture
qu'on fait à
la pustule.
raux , c'est aux Médecins à les ordonner ; ni de
ce qu'il faut faire au charbon pestilentiel ; il faut
avoir recours à ceux qui nous ont donné des Trai-
tés de la peste, ils nous en ont suffisamment instruits : je me renferme dans la maniere de traiter
par la Chirurgie les carboncles qui sont guérissables.

Si la pustule n'est pas ouverte, il faut l'ouvrir
au plus tôt, afin que la sérosité, par un plus long
séjour, ne fasse pas une plus longue impression à la
peau ; il faut faire avec une lancette des scarifications jusqu'au vif, sur tout ce qu'on voit de livide
& de noir : pendant que la sérosité & le sang
s'écoulent, il faut dissoudre un peu de thériaque
dans de l'eau-de-vie en imbiber un plumaceau,
& en couvrir les scarifications qu'on a faites ; il le

faut renouveler de six en six heures, & saigner le malade. S'il est replet & robuste, il faut réitérer la saignée plusieurs fois, il lui faut faire prendre des cordiaux, & lui faire observer un bon régime de vivre.

Le lendemain, si le malade ne sentoit point de douleur à la partie, & qu'on vît la noirceur s'agrandir, il faudroit redoubler les scarifications, les faire si profondes que le malade les sentît vivement, & mettre dessus l'eau phagédénique, qu'on appelle l'eau jaune, qui est composée avec de l'eau de chaux & le sublimé ; c'est un puissant remede pour s'opposer à la mortification. M. de Lulli, ce grand Musicien, est mort ensuite d'une pareille pustule qui lui vint à l'un des doigts du pied.

De l'eau phagédénique.

Mais si on voit qu'il se fasse un petit cercle dans la circonférence de ce qui est noir, c'est signe que la chaleur naturelle subsiste dans la partie, & que l'escarre s'en veut séparer ; il faut pour lors en procurer la séparation par des remedes onctueux, mais toujours animés, de peur de la trop grande suppuration. L'escarre étant tombée, il faut mondifier, incarner & cicatriser ; & sur-tout, après la guérison, il faut bien purger le malade pour vider cette sérosité brûlante, & par ce moyen empêcher la récidive.

Signe de la chaleur naturelle de la partie.

De l'anthrax.

L'ANTHRAX, ou Anthrakion, est une tumeur dans les chairs, causée par une humeur brûlante qui les gonfle & les pousse en dehors, comme si c'étoit une grenade ou une bombe qui voulût crever.

Son étymologie.

Le mot d'Anthrax est dérivé de deux dictions grecques, d'*ἀνὰ*, qui veut dire *en haut*, & de *θορέω*, qui signifie *je saute* ; de sorte que la tumeur qu'il fait étant pleine de liqueurs échauffées & enflammées, elle forme une élévation brûlante en maniere de montagne, qui s'efforce de vomir les feux, les flammes, & la matiere qu'elle contient.

Les humeurs qui font des abcès, ne font ordinairement qu'un trou par où elles se donnent une issue, quand on leur en laisse le temps; mais celle qui forme l'anthrax est si corrosive, qu'elle en fait plusieurs pour pouvoir s'échapper. J'en ai vu jusqu'à sept ou huit; elle est si chaude, qu'elle brûle toutes les chairs qu'elle abreuve, c'est pourquoi il ne faut pas s'étonner si les malades ne dorment point, s'ils s'impatientent, & s'ils font des cris continuels, car, de toutes les tumeurs, c'est sans contestation la plus douloureuse.

Ce mal peut arriver en toutes les parties du corps. Lorsqu'il se place proche des parties tendineuses ou membraneuses, il est plus douloureux que dans les musculeuses; s'il vient au cou, il se fait encore plus sentir qu'ailleurs, comme je l'ai vu à trois personnes de la Cour, dont je les ai pansées & guéries. L'un à M. de Chamarante, premier Maître d'Hôtel de Madame la Dauphine; l'autre à M. le Chevalier Dudicour; & un autre à M. Duchesne, Chef ordinaire du Gobelet du Roi. Ces trois anthrax étoient à la partie postérieure du cou, proche la base du crâne, où ne pouvant pas trop s'étendre, ils faisoient une tension insupportable.

Les premiers jours la tumeur étant dure, rouge & élevée en dehors, je mis des maturatifs; mais la matiere ne tarda pas à se faire jour par plusieurs trous qu'elle fit à la peau: de tous ces trous, je n'en fis qu'un; & je continuai par des incisions cruciales, pour découvrir toute cette chair brûlée, & lui donner moyen de sortir par gros bourbillons, comme elle faisoit tous les jours, & qu'elle continua jusqu'à ce qu'elle fût détachée & sortie entiérement. Aussi-tôt que les incisions furent faites, la douleur ne fut plus si grande, & elle diminuoit à mesure que cette séparation se faisoit: les escarres tombées, il y avoit un creux à mettre un œuf; je le laissai remplir de chairs, & j'achevai ces cures comme celle des autres abcès.

Nous en avons un exemple mémorable en la perſonne du Roi : il eut un anthrax au même endroit en l'année 1697 ; & comme aux perſonnes de ce rang on tâche de ménager les inciſions, on les différa le plus qu'on put ; mais les bourbillons qui ſe détachoient du fond ne pouvant ſortir par les petits trous ouverts, on fut obligé de faire les inciſions, ce qui réuſſit heureuſement. Je ne vous rapporte ces faits, que pour vous faire voir qu'on ne peut pas guérir un anthrax ſans inciſion.

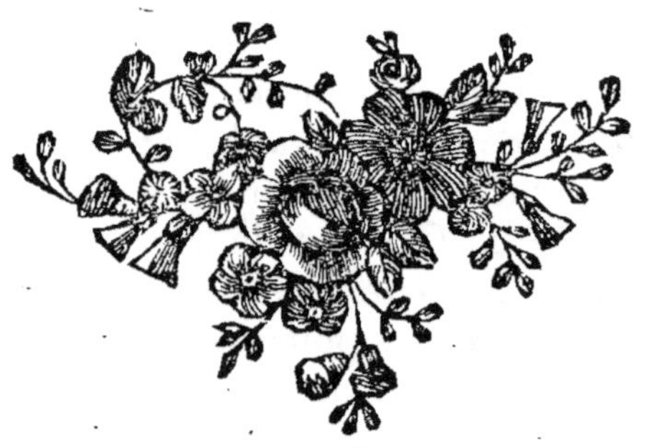

FIG. LV. POUR LES TUMEURS ENKYSTÉES.

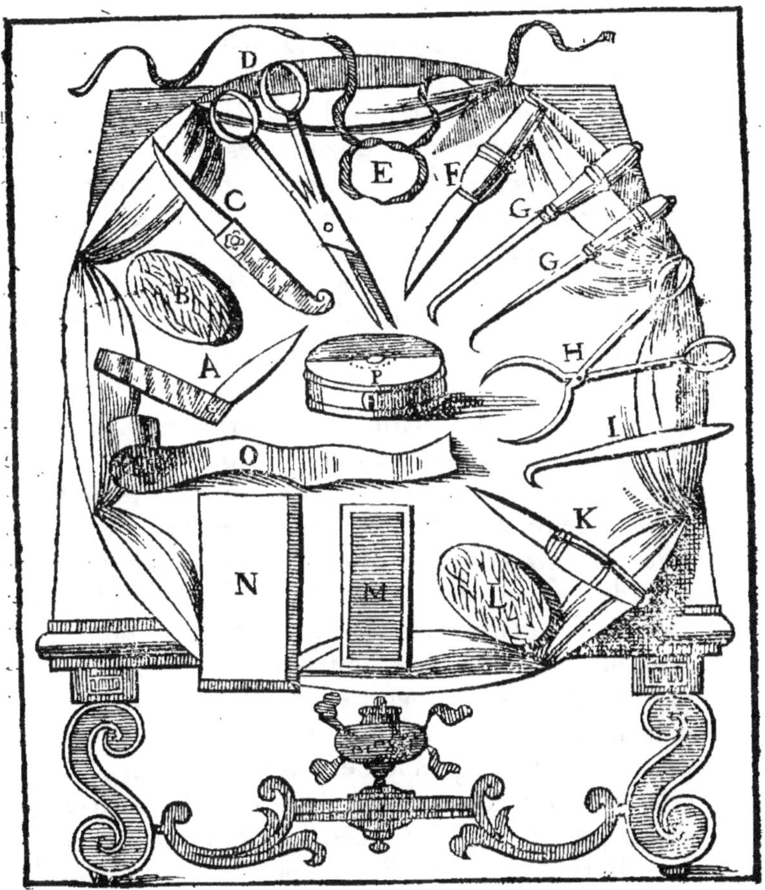

LES tumeurs enkyſtées ſont celles dont la matiere eſt enfermée dans une petite veſſie, ou
membrane, qu'on nomme *kyſte*. Ce mot vient de
κύσις, qui ſignifie veſſie; il eſt dérivé de κύω, verbe
grec, qui veut dire *je cache*, parce que cette petite
veſſie nous cache la matiere qu'elle renferme.

Nous connoiſſons ces tumeurs ſous le nom de
loupes, dont il y a pluſieurs eſpeces, & à la plu-

Diverſes eſ-
peces de lou-
pes.

part desquelles on a donné des noms tirés des mots grecs, qui signifient les choses à quoi leur matiere a du rapport. Quand elles arrivent aux parties tendineuses, comme à la main, à l'avant-bras & aux pieds, on les appelle *ganglions*, & quand elles sont remplies d'une matiere semblable à de la bouillie, on les nomme *atheromes*; quand elles renferment une humeur qui ressemble à du miel, on leur donne le nom de *melliceris*; lorsque cette matiere est plus solide & qu'elle a la consistance du suif, elles sont appelées *stéatomes*; & quand elles sont dures & qu'elles ont la figure d'un marron, on les regarde comme des *glandes endurcies*.

Origine de ces tumeurs.

Il y en a qui prétendent que le kyste qui renferme ces différentes matieres, est formé par la dilatation de quelque vaisseau lymphatique, où la lymphe se coagulant, se change en plusieurs sortes de matieres, selon son différent mélange avec d'autres liqueurs; mais il y a plus d'apparence que le principe de ces tumeurs est une petite glande, parce que l'action des glandes étant de filtrer sans cesse quelque humeur, s'il se trouve obstruction au vaisseau excrétoire, alors l'humeur est obligée de demeurer dans la glande, & en la gonflant, de contraindre la membrane de la glande de s'étendre, ce qui forme ce kyste dont nous venons de parler. L'expérience confirme cette opinion; car si on fait une incision à une de ces tumeurs, & qu'après en avoir vidé la matiere on ne consume pas la membrane qui la contenoit, il s'y filtre une nouvelle humeur, qui, avec le temps, fait une nouvelle tumeur.

Indolence de ces tumeurs.

Ces cinq sortes de tumeurs dont je vous parle ne font point de douleur, parce que la matiere qui les compose est douce & bénigne, & que n'étant point chaude ni piquante, elle ne cause ni inflammation, ni prurit ou démangeaison; c'est ce qui fait qu'on peut les porter toute sa vie sans en être incommodé, quand elles ne viennent pas d'une grosseur démesurée, & qu'elles ne font pas dans un endroit où elles nuifent à quelque mouvement naturel. La plupart néanmoins de ceux qui en ont, s'inquiétent & s'impatientent de voir toujours cette légere difformité; ils veulent à quelque prix que ce foit en être délivrés, & pour cet effet ils ont recours au Chirurgien.

La Chirurgie nous préfente quatre moyens pour guérir les tumeurs enkyftées; le premier, par réfolution en les diffipant; le fecond, par fuppuration en les ouvrant; le troifieme, par ligature quand la bafe en eft étroite; & le quatrieme, par l'extirpation.

La réfolution eft le plus doux & le meilleur moyen pour diffiper ces tumeurs, quand l'humeur veut bien obéir aux remedes; c'eft pourquoi, avant que de venir aux autres, il faut toujours le tenter. On fera des cataplafmes & des fomentations émollientes & réfolutives faites avec la guimauve, l'abfynthe, l'armoife, la fauge & la graine de genievre. Si la tumeur eft fort dure, on y fera des linimens avec les huiles de lis, de camomille, de limaçons, de vers de terre, ou de fureau; l'on mettra deffus les emplâtres de ciguë, de laudanum, de favon, de grenouilles avec le mercure, le divin ou le diabotanum, qui eft compofé de plantes les plus réfolutives, inventé par M. Blondel, fameux Médecin de la Faculté de Paris; on le trouve chez M. Boulduc, Apothicaire du Roi, rue des Boucheries Fauxbourg Saint-Germain; c'eft un excellent remede pour fondre ces tumeurs. Il y en a qui veulent qu'on les preffe avec les doigts, ou qu'on les batte fouvent avec une petite palette, pour en rompre le kyfte; qu'on mette deffus une plaque de plomb frottée de mercure, & qu'avec un bandage on les ferre le plus fortement qu'on pourra.

En propofant la fuppuration comme un moyen de guérir les loupes, il ne faut pas l'attendre telle qu'elle fe fait aux tumeurs d'humeurs chaudes, qui fe convertiffent en un pus louable & bien cuit : on entend qu'après avoir avec la lancette A ouvert la loupe & vidé l'humeur, on en fasse tomber le kyste par suppuration, sans quoi la guérison seroit imparfaite ; on met sur ce plumaceau B des remedes capables de la consumer ; & si l'ouverture n'est pas suffisante, on l'agrandit avec le bistouri C ou les ciseaux D, prenant des deux celui qui est le plus commode.

Il y a à Paris le sieur Gervasi, qui est en réputation de guérir toutes sortes de loupes avec un remede escarotique qu'il met sur la tumeur : il en ouvre la peau ; si la matiere qu'elle contient est fluide, & que le kyste soit ouvert par le remede, il vide l'humeur, & consume la membrane, comme font tous les autres ; si c'est un ganglion ou une glande endurcie, avec son remede il la déracine peu à peu, & la fait tomber comme une noix qu'on ôteroit. Enfin, comme il ne s'attache qu'à ces maladies, il en traite un plus grand nombre que les autres Chirurgiens, & a par conséquent là-dessus plus d'expérience.

De la ligature par le crin, ou par le fil.

Quand la loupe a la base étroite, & qu'elle pend comme fait une perle à une oreille, la ligature est un moyen de la faire tomber. Il y a des Auteurs qui veulent qu'on se serve du crin d'un cheval, prétendant qu'il coupe en peu de temps ; mais on serre mieux avec le fil de lin E, dont on lie la poche proche la base de la tumeur, qu'on fait ainsi tomber en mortification. Ce seroit plus tôt fait de l'emporter tout d'un coup avec ce scalpel F, comme j'ai fait à plusieurs personnes, à la tête & aux autres parties du corps ; on en seroit quitte pour un moment de douleur, au lieu que la ligature en fait pendant plusieurs jours ; mais les femmes & les délicats la préferent toujours à l'incision.

De l'extirpation par l'incision.

Le quatrieme moyen est l'extirpation , qu'on doit pratiquer quand les émolliens & les résolutifs ont été impuissans, sur-tout quand la base de la tumeur est large, & qu'elle est enclavée ou enfoncée

dans

dans les chairs. Cette opération confiste à faire une incifion longitudinale feulement fi elle eft petite & longue, ou cruciale fi elle eft groffe & ronde. On fe fert du fcalpel F pour faire ces incifions feulement à la peau qui couvre la tumeur, & avec ces deux érignes G G on écartera les levres de la peau, pour empoigner la tumeur avec cette ténette H (*a*), afin de pouvoir féparer & difféquer avec cette feuille-de-myrte I qui a un déchauffoir à un de fes bouts, pour s'en fervir en cas de befoin. Si les filamens qui attachent la tumeur étoient fi durs que la feuille-de-myrte ou le déchauffoir ne puffent pas les couper, on fe ferviroit du fcalpel K pour le faire, prenant garde de ne pas ouvrir le kyfte; l'adreffe du Chirurgien confiftant à emporter toute la tumeur & la matiere contenue dans cette poche. La délicateffe de cette opération & la douleur qu'elle fait ont alarmé les malades, & ont été caufe que plufieurs fe font mis entre les mains de M. Gervafi, ou de quelque autre qui a auffi beaucoup d'expérience dans ces maux. La loupe étant ôtée, on met fur la plaie ce plumaceau L qu'on couvre de l'emplâtre M, & par-deffus la compreffe N, & avec la bande O on affure l'appareil (*b*). Si on a befoin de poudres cauftiques, on en trouve

Du panfement.

(*a*) Ou bien on paffera au travers de la tumeur, par le moyen d'une aiguille, un fil dont on formera une anfe, & dont on tirera les bouts pour dégager la loupe, lorfqu'on la difféquera avec le biftouri.

(*b*) Si l'on a extirpé totalement la loupe, la plaie qui refte eft très-fimple, & doit être panfée comme les plaies de cette efpece. On en rapproche les levres autant qu'il eft poffible, & on les tient unies par quelques-uns des moyens que la fynthefe fournit. Par exemple, fi on a été obligé de faire une incifion cruciale pour emporter la tumeur, on fait un point de future qui unit les quatre angles de la plaie. Si elle a été faite en T, on en fait un qui joint les deux angles entre eux, & avec la partie fupérieure du T. Lorfque les branches de l'incifion cruciale ou de celle en T font trop longues, on fait auffi quelques points de future.

Ggg

dans cette boîte P, qu'on incorpore avec l'onguent pour confumer le kyfte ; par la fuite on approche les levres de la plaie le plus qu'on peut l'une de l'autre, afin que la cicatrice en foit moins difforme.

De ces quatre moyens, c'eft le dernier qui eft le plus fûr, le plus expéditif, & celui dont fe ferviroient les Chirurgiens s'ils trouvoient dans les malades affez de foumiffion. J'en ai heureufement guéri de cette maniere, qui l'ont été en moins de temps & qui n'ont pas tant fouffert que par le cauftique. Un garçon de M. de Châteauneuf en avoit une qui lui faifoit une tumeur à la joue ; je la féparai avec la pointe d'un fcalpel au dedans de la la bouche, & je la tirai toute entiere. Elle étoit groffe comme une noix : le panfement en fut fort facile, car avec du vin tiede dans lequel il y avoit un peu de miel rofat, dont il rinçoit fa bouche plufieurs fois le jour, il guérit parfaitement.

FIG. LVI. POUR LES CAUTERES.

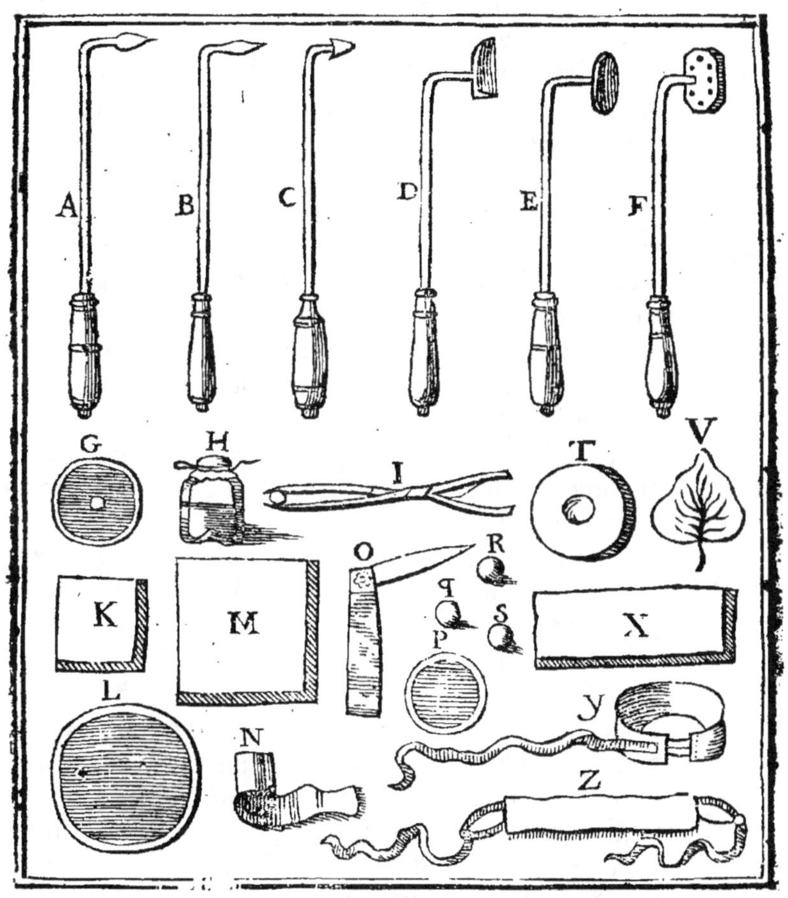

LE Cautere se prend en deux manieres ; ou proprement, pour tout caustique capable de faire un trou à la peau, soit instrument ou matiere brûlante ; ou improprement, pour ce trou quand il est fait, soit actuellement ou potentiellement ; de sorte que nous donnons le nom de cautere tant à ce qui brûle la peau, qu'à la plaie causée par cette brûlure, qui est pour lors définie par un petit ulcere à la peau, fait de choses brûlantes par l'in-

Définition & distinction du cautere.

duſtrie du Chirurgien, pour les fins qu'il ſe propoſe.

Je ne prétends point entrer dans le détail des
maux qui veulent un égoût pour être guéris ; &
me renfermant dans ce qui eſt de l'apanage du
Chirurgien, je me contenterai de vous faire voir
comment il s'y faut prendre pour faire cette opération.

On a de tout temps diviſé les cauteres en deux
eſpeces : ſavoir, en actuels & en potentïels. Les
premiers ſont des fers chauds & ardens qui cauté-
riſent & brûlent dans l'inſtant tout ce qu'ils touchent ; les autres ſont des compoſitions de médicamens brûlans dont on fait de petites pierres , qui ,
poſées ſur quelque endroit, y font une eſcarre , qui
étant tombée laiſſe un petit ulcere profond par où
il s'écoule des humeurs tant qu'on entretient cet
ulcere ouvert.

Il y a quelques Médecins qui ont voulu que cette
diſtinction fût chimérique, prétendant qu'il n'y a
point de cauteres potentiels , & que tout cautere
eſt une choſe dont l'action eſt de brûler. Nous autres Chirurgiens, qui ne ſommes pas obligés d'en
ſavoir tant, nous en avons toujours fait une diſtinction, parce que le potentiel ne brûle pas d'abord
comme fait l'actuel, mais quelque temps après, en
ſe fondant ; & on nous permettra de la continuer,
parce que cette diſtinction eſt tournée en habitude ; & que le raiſonnement contraire eſt ſi philoſo-
phique , qu'on auroit de la peine à le comprendre.

De ces cauteres actuels, les premiers Chirurgiens
en ont fait forger d'une infinité de manieres ; &
quoiqu'ils nous en aient donné un grand nombre ,
ils nous laiſſent encore la liberté d'en inventer de
nouveaux ſuivant les occaſions : je me contenterai
de vous en repréſenter ſix, qui ſuffiront pour vous
donner une idée de la pratique ancienne.

Le premier A eſt le cautere Enſel, ainſi appelé ,

Diviſion des cauteres en potentiels & en actuels.

Six ſortes de cauteres ac- tuels.

parce qu'il a la pointe faite comme celle d'une épée nommée *enſis*.

Le ſecond B eſt le cautere olivaire ; on lui a donné ce nom parce qu'il eſt fait comme une petite olive.

Le troiſieme C eſt le cautere à bouton, parce qu'il eſt fait comme un bouton, ayant une petite pointe dans ſon milieu.

Lé quatrieme D eſt le cautere cultellaire, c'eſt-à-dire en façon de couteau, qui ne coupe que d'un côté.

Le cinquieme E eſt un cautere à platine ronde, dont on ſe ſervoit pour corriger la pourriture après un membre coupé.

Le ſixieme F eſt un grand cautere à platine, de figure octogone, qu'on approchoit tout rouge de l'endroit dont on venoit de couper un cancer, pour en deſſécher les humidités corroſives & en même temps arrêter le ſang.

Vous pouvez par ceux-ci juger de tous les autres qui ne different qu'en figure, & qui ne ſont pas moins cruels. Je ne vois plus aucun Chirurgien qui les mette en uſage ; & ſi je les ai fait graver ici, c'eſt plutôt pour vous en donner de l'horreur, que pour vous conſeiller de vous en ſervir.

Les cauteres potentiels ſont plus en uſage : nous en tirons de grandes utilités dans les vieilles maladies, après avoir employé pluſieurs autres remedes ſans fruit, comme dans les rhumatiſmes, dans les gouttes, dans les fluxions ſur les yeux , & dans toutes celles qu'on appelle ordinairement catarrhes.

On ſe ſert de ces cauteres dans pluſieurs parties du corps ; mais celles où on les applique plus ordinairement, ſont, 1°. à la nuque, entre la premiere & la ſeconde vertebre du cou ; 2°. à la partie ſupérieure du bras, dans une petite cavité qui ſe forme entre le muſcle deltoïde & le biceps ; 3°. à la partie

interne du genou, un peu au deſſus de l'attache des
fléchiſſeurs de la jambe.

Précaution.

Avant que d'appliquer un cautere, il faut avoir
des pierres dont on connoiſſe la vertu, & de l'effi-
cacité deſquelles on ſoit ſûr ; car quand on en achete,
& qu'on en prend tantôt de l'un tantôt de l'autre,
on ne peut pas répondre du ſuccès ni de l'effet que
feront ces cauſtiques. C'eſt encore pis s'ils ſont humides, & qu'ils n'aient pas été conſervés dans un
lieu ſec : ſûrement ils n'agiront pas ſi bien. Pour
n'être pas trompé, il faut que le Chirurgien en faſſe
lui-même, & qu'il les garde pour le beſoin. En
voici une compoſition fort facile à faire.

Compoſition
d'un cautere.

Il faut dans un demi-ſeau d'eau mettre un quart
de boiſſeau de cendre de bois de chêne, deux livres de cendres gravelées, une livre de chaux vive,
& demi-livre de ſel, laiſſer tremper le tout pendant
trois ou quatre jours, en le remuant tous les jours
avec un bâton : le tout étant bien raſſis, il faudra le
couler en ſorte qu'il ne paſſe rien que l'eau bien
claire qu'on mettra dans un chaudron ſur le feu, &
qu'on fera bouillir juſqu'à ce que l'eau demeure en
pierre de couleur noire ; & l'ayant tirée, on en fait
de petites pierres qu'on met dans un vaiſſeau de verre qu'on bouche bien, & qu'on garde dans un lieu
chaud & ſec.

Application
du cautere
potentiel.

Il y a des circonſtances à obſerver pour bien appliquer un cautere. On commence à faire un petit
emplâtre G rond, de la grandeur d'un écu, & troué
par le milieu ; on le couvre d'un onguent fort em-
plaſtique, afin qu'il s'attache fortement à la peau,
pour empêcher que l'eſcarre ne ſoit plus grande
que le trou qu'on a fait au milieu de cet emplâtre,
qui doit être proportionné à la grandeur du cautere
qu'on va poſer. On met cet emplâtre ſur l'endroit
deſtiné au cautere, prenant garde qu'il ſoit bien
placé.

Auſſi-tôt que l'emplâtre a été mis à ſa place, on

ouvre la bouteille aux cauteres pov⋯ ⋯ prendre une pierre H, qu'on tire & qu'on ⋯ ⋯ c cette pincette I. Avant que de la mettre, ⋯ ⋯ ˈle la peau avec une goutte d'eau, afin que la pierre se fondant plus tôt, elle fasse aussi plus tôt son effet. On met par-dessus cette petite compresse K carrée, & mouillée pour la même fin ; on la couvre de ce plus grand emplâtre L, & ensuite de la compresse M ; & par-dessus on met un bandage circulaire avec cette bande N qu'on serre un peu, afin d'appuyer sur la pierre à cautere, & empêcher que l'appareil ne change de place.

Quand on connoît la pierre à cautere dont on s'est servi, on est certain du temps qu'il faut lever l'appareil, & on ne tombe pas dans l'inconvénient de l'avoir levé avant qu'elle ait fait son escarre, & par conséquent on n'est point obligé, en revenant deux heures après, d'en mettre une autre, comme cela est arrivé plusieurs fois. Il ne faut pas aussi la laisser trop long-temps ; car si la pierre est bonne, à un enfant ou à une femme dont la peau est plus délicate que celle des hommes, elle pourroit trop caver, agissant plus ou moins selon que la peau qu'elle attaque est plus ou moins tendre. Si on trouve l'escarre en bon état, on ôte tout cet appareil, & avec la lancette O on fait deux petites incisions en croix dans le corps de l'escarre. On met ce petit linge P, couvert d'un peu de basilicum ou de beurre frais sur l'escarre, & par-dessus on pose la même compresse & le même bandage.

Inconvéniens pour ceux qui ne connoissent pas le cautere dont ils se servent.

On continue le même remede jusqu'à ce que l'escarre soit tombée, & pour lors on met dans le trou un gros pois Q, ou un tampon rond fait de racine d'iris R. Il y en a qui se contentent d'y mettre une boulette de cire S, mais le pois & la racine d'iris conviennent mieux, parce que s'imbibant des humidités du cautere, on les retire toujours plus gros qu'on ne les a mis, ce qui en-

Du tampon dont on remplit le trou du cautere.

tretient dans une juste grandeur l'ouverture de l'ulcere qui ne cherche qu'à se rétrécir & à s'emplir.

*Du panse-
ment.*

On met un petit morceau de linge blanc T troué à l'endroit du pois, & par-dessus une feuille de lierre V, qu'on dit être particuliere pour y procurer une suppuration réglée ; on finit par cette compresse X, & par le même bandage que le jour précédent. Il faut avoir soin de panser les cauteres deux fois le jour, & de se servir de linge blanc de lessive si on veut éviter la mauvaise odeur ; & si les chairs croissent trop & qu'elles débordent les bords du cautere, il faut les consumer avec la poudre d'alun brûlé.

Choix des endroits où l'on applique les cauteres.

Quand on fait aux grandes personnes de ces cauteres que quelques-uns appellent des fonticules, & les Italiens des fontanelles, on les applique ordinairement aux bras & aux jambes, afin qu'on puisse se panser soi même, & on fait de petites bandes figurées en forme d'étrier YZ, qui sont très-commodes pour les bras & les jambes ; mais quand c'est à des enfans, on les fait à la nuque du cou, pour trois raisons : 1°. Parce qu'à tous ceux qui ont une grosse tête & des fluxions sur les yeux ou sur le visage, le cautere appliqué en un tel endroit peut mieux épuiser les sérosités superflues de ces parties malades, pour lesquelles on l'emploie : 2°. Parce que ce sont les meres ou les gouvernantes qui ont soin de les panser, & que leur bonnet cache la bande qui tourne autour de la tête : 3°. Parce qu'aux enfans on ne leur met que pour un temps ; la maladie passée, on laisse fermer le trou du cautere après l'avoir suffisamment purgé ; mais quand on a passé quarante ans, il faut le porter tout le reste de sa vie, si on ne veut pas courir le risque de tomber dans quelque fâcheuse maladie que peut causer dans la suite cette humeur qui avoit pris son cours par le cautere, & qui, contrainte de se remêler dans la masse du sang, seroit capable

de la corrompre, ou se répandroit sur quelque vis-
cere principal, le plus foible ou le plus disposé à
s'imbiber de cette liqueur superflue ou viciée.

Fig. LVII. POUR LES VENTOUSES.

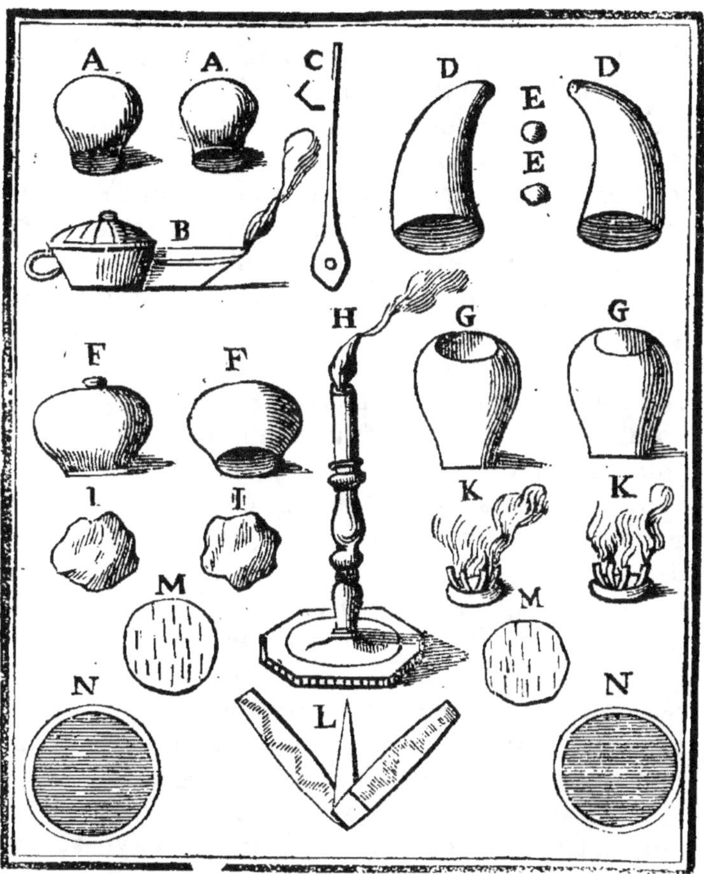

L A Ventouse est une maniere de boîte de figure
ronde, de la grosseur du poing, dont l'entrée
est plus étroite que le fond. Sa matiere est de
verre, de corne ou de cuivre ; mais on ne se sert
à présent que de celles de verre, parce qu'elles sont
plus propres, & qu'étant transparentes on voit ce
qui se passe dans la ventouse, & qu'on connoît

par ce moyen s'il eſt ſorti une quantité de ſang ſuffiſante avant que de la relever.

Reſtriction de l'uſage qu'en faiſoient les Anciens.

L'uſage des ventouſes eſt auſſi ancien que la Chirurgie, puiſqu'Hippocrate nous en parle & nous ordonne de nous en ſervir, & que Galien nous vante les bons effets qu'elles produiſent pour la guériſon de pluſieurs maladies. On ne doute pas que l'application des ventouſes n'ait ſa bonté & ſes utilités ; mais nous ne ſommes pas obligés de nous en ſervir dans toutes les maladies où les appli-quoient nos Anciens, qui ont donné trop d'étendue à ce qu'Hippocrate & Galien nous ont laiſſé par écrit. Nous ne devons point croire, par exemple, qu'en les appliquant ſur le ſommet de la tête, elles puiſſent relever la luette trop relâchée ; qu'étant miſes ſur la région des ureteres, elles aient aſſez de force pour attirer une pierre des reins & la faire tomber dans la veſſie, & une infinité d'autres ima-ginations ſemblables.

A meſure qu'on a acquis des connoiſſances plus parfaites dans l'Anatomie, l'uſage des ventouſes eſt devenu moins fréquent. On les a ſupprimées dans toutes les maladies où on a connu qu'elles n'étoient d'aucune utilité ; & on en a conſervé l'uſage dans celles où on en reçoit, ou du moins où l'on en peut recevoir du ſoulagement, comme dans l'apoplexie, dans la léthargie, & dans toutes les fluxions de la tête qui attaquent les yeux & le viſage.

Pays où les ventouſes ſont plus fré-quentes.

En Italie & en Allemagne, on n'en eſt pas au-tant déſabuſé qu'en France. Dans ces pays-là, on trouve des étuves humides où l'on va fort ſouvent pour la propreté : quand ils ſe ſentent trop replets & qu'ils croient que cela vient de l'abondance du ſang, ils ſe font appliquer de ces petites ventouſes en pluſieurs parties du corps, auxquelles ils font faire des ſcarifications ; par ce moyen, ils font ſor-tir autant de ſang qu'ils jugent à propos pour ſe ſoulager. Cette pratique n'eſt point du goût des

François, qui font perfuadés qu'en tirant par la faignée deux ou trois palettes de fang, on dégage plus puiffamment que par ces petites fcarifications, qui ne peuvent laiffer fortir qu'un fang fubtil tiré par force de la fuperficie du corps.

En voyageant en Italie, j'ai été voir les étuves. Les gens de qualité en ont dans leurs palais pour leur ufage particulier ; & dans les villes il y en a de publiques, où chacun va pour fon argent. Ils ont de petites ventoufes A A , qu'on appelle des cornets, parce qu'elles font faites de corne ; ils s'en font mettre tel nombre & en telle partie du corps qu'ils le jugent à propos , parce qu'on eft tout nu dans ces étuves. Pour les appliquer ils les mettent dans un baffin d'eau chaude , & les prenant l'un après l'autre pour les pofer, ils ne font que mettre le bout d'une lampe allumée B dans le cornet , qui étant plein de fumée , & pofé à l'inftant fur la partie, s'y attache fortement ; ils le relevent peu de temps après , & avec une flammette C ils y font des mouchetures , puis le remettent de la même maniere ; & ainfi par plufieurs cornets ils tirent la quantité de fang qu'ils jugent néceffaire pour leur fanté.

Maniere dont on les applique.

J'ai eu auffi la curiofité de voir celles d'Allemagne. Ce font de grandes falles voûtées, où il y a des bancs des deux côtés comme aux Claffes des Colleges ; il y a deux poêles ; dans l'un les hommes fe vont déshabiller avant que d'entrer dans l'étuve , & l'autre fert pour les femmes. Les uns & les autres font nus , à un linge près qu'ils ont depuis la ceinture jufqu'au milieu des cuiffes. A mefure qu'ils entrent ils fe placent, les hommes d'un côté, & les femmes de l'autre. Etant affis, un ferviteur fe préfente qui leur met des cornets aux endroits où ils montrent qu'ils en veulent. J'en vis appliquer à quelques-uns fur toutes les parties du corps. Je demandai à l'un d'eux où il s'en fit mettre fur le coude-

Difpofition des poêles en Allemagne.

Utilité particuliere.

pied; il me répondit que c'étoit contre la goutte, & il me dit que depuis qu'il s'en faifoit mettre en ce lieu de temps en temps, il n'en étoit point incommodé.

Adreffe à faire les mouchetures. Ceux qui fervent dans ces lieux font tellement habitués à mettre des cornets, qu'ils le font avec une promptitude furprenante. Ils font les mouchetures avec une flammette qu'ils tiennent d'une main, & des chiquenaudes qu'ils donnent deffus de l'autre main : ils donnent telle figure qu'ils veulent à ces mouchetures arrangées à côté l'une de l'autre; les unes repréfentent un lacs d'amour, d'autres un cœur, & d'autres les chiffres de leurs maîtreffes, felon la volonté de celui qui fe les fait faire. Enfin, ils font fi perfuadés du bon effet de leurs étuves, qu'ils fe priveroient de toutes chofes plutôt que de s'en paffer; & en effet, les femmes qui y vont ont un très-beau teint, parce que la fueur fait dégorger les impuretés qui gâtent la peau.

Cornets dont on fe fert à Bourbon. Il y a encore une autre efpece de cornets D D dont on fe fert à Bourbon; ce font de petits bouts de cornes un peu longs, & percés par le bout le plus pointu. On pofe la partie la plus large fur l'endroit où on en doit faire l'application, & par la plus étroite on fuce pour attirer la peau dans la cavité du cornet; celui qui fait ce fucement à dans la bouche de petites boules de cire E E, avec lefquelles, par le moyen de fa langue, il bouche le trou par où il a fucé; il procede enfuite à un autre, & en met autant qu'il eft néceffaire.

Ventoufes feches & humides. Il y a deux fortes de ventoufes; les unes qu'on appelle feches, parce qu'elles ne confiftent que dans la feule appofition de la ventoufe, fans rien faire fortir qui humecte la peau; les autres qu'on appelle humides ou fcarifiées, à caufe qu'on fait des fcarifications pour en tirer du fang. Le Chirurgien doit en avoir au moins de deux groffeurs différentes;

de plus petites FF pour les enfans, ou lorſqu'il ne
veut faire qu'une légere attraction; & de plus groſſes GG pour les grandes perſonnes, ou lorſqu'il y
a néceſſité d'attirer puiſſamment.

Pour les appliquer, il faut mettre le malade dans
une ſituation commode; cela dépend de l'endroit
où cette application ſe doit faire : mais comme on
n'en met guere que ſur les épaules, nous ſuppo-
ſons les devoir mettre en cet endroit. Si le malade
eſt en état de ſe lever, on peut l'aſſeoir ſur un
ſiege la tête penchée en devant, & appuyée ſur un
oreiller poſé ſur une table devant lui; s'il étoit en
léthargie ou en apoplexie, il faudroit le coucher ſur
le ventre, & après avoir découvert les épaules, les
frotter rudement avec pluſieurs ſerviettes bien
chaudes, pour échauffer les parties & en tirer
plus de ſang; c'eſt pourquoi il faut avoir la précaution de faire faire du feu clair, afin de renouveler ſouvent les ſerviettes chaudes.

On fait tenir une lumiere H par un ſerviteur,
tant pour voir clair à ce qu'on fait, que pour allumer les étoupes II, ou les petites bougies KK : quelques-uns prennent de l'étoupe fine qu'ils mettent
dans le creux de la ventouſe pour l'y allumer, puis
ils appliquent la ventouſe ſur le lieu prémédité ou
déſigné auparavant, & elle s'y attache auſſi-tôt;
enſuite ils en appliquent une autre qu'ils placent à
côté de la premiere, & s'étant fait apporter une
ſerviette très-chaude pliée en pluſieurs doubles,
ils la mettent ſur les ventouſes, & peu de temps
après on renouvelle la ſerviette, ce que l'on continue juſqu'à ce qu'on croie devoir les relever pour
y faire les ſcarifications.

Au lieu d'étoupes il vaut beaucoup mieux ſe ſervir de petites bougies attachées ſur un petit rond
de cartes; elles rendent plus de flammes que l'étoupe, & par conſéquent la ventouſe attire plus fortement, & on ne court pas le riſque avec ces bou-

*Préparation
du ſujet.*

*Application
ordinaire de
la ventouſe.*

*Uſage des pe-
tites bougies.*

gies de brûler le malade, comme peut faire l'étoupe. Il faut remarquer qu'appliquant des ventouses
à une fille ou à une femme, il faut les poser plus
bas qu'aux hommes, parce que les scarifications
laissent de petites cicatrices qui gâtent les épaules,
& qui chagrineroient les femmes si elles étoient en
un lieu où on les pût voir ; car les femmes ne se
soucient pas d'avoir des défauts, pourvu qu'ils soient
cachés.

Maniere de relever la ventouse & de scarifier.

La ventouse se releve en appuyant un peu sur la
peau avec un doigt pour y faire entrer de l'air : on
prend alors la lancette L, avec laquelle on fait
plusieurs scarifications sur l'endroit où elle a été
appliquée ; on commence par le bas de la rondeur,
l'on y fait trois scarifications ; on continue en montant, & l'on en fait quatre ; ensuite cinq au dessus,
puis quatre, & l'on finit par trois, de sorte qu'elles
sont toutes entrelacées dans les espaces les unes
des autres, de la maniere qu'il est représenté par
les figures M M. On allume les bougies qu'on met
sur l'endroit scarifié, & par-dessus on applique la
même ventouse ; on fait la même chose à la seconde ;
on les couvre avec une serviette très-chaude, & en
renouvelant ces linges on regarde si elles s'emplis-
sent de sang ; & lorsqu'on croit qu'il y en a assez,
on fait apporter un vaisseau pour mettre le sang contenu dans ces ventouses.

Maniere d'appliquer la ventouse une seconde fois.

Si, dans les maladies qui demandent une prompte
évacuation, on trouve à propos de les remettre une
seconde fois, il faut avoir d'autres bougies, parce
que ces premieres ayant trempé dans le sang, ne
pourroient pas se rallumer. On se conduit cette seconde fois comme la premiere, & on réitéreroit
cette application pour la troisieme fois, si là nécessité le demandoit.

Pansement.

L'opération finie, on essuie bien tout le sang,
on lave les épaules avec du vin tiede, & on met
ces deux emplâtres N N sur les deux endroits où

on a fait les ſcarifications. Ils ſont de céruſe brûlée,
parce qu'il n'eſt plus queſtion que de deſſécher ; on
les renouvelle quelques jours après, ce qu'on continue juſqu'à la parfaite guériſon.

Fig. LVII. POUR LES SANGSUES ET VÉSICATOIRES.

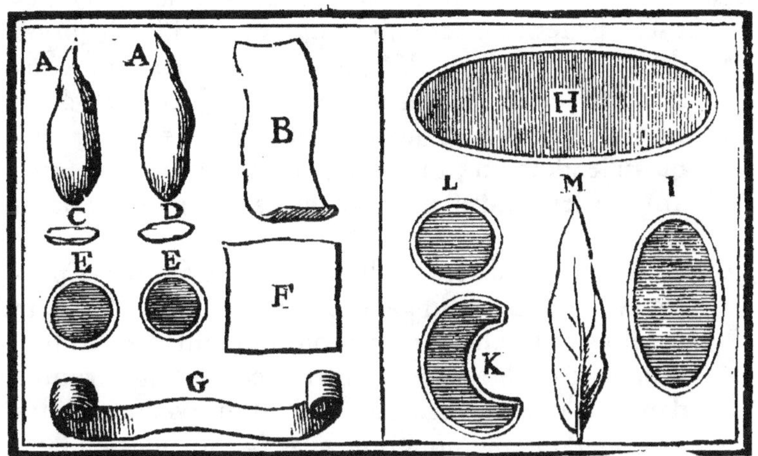

LES ſangſues ſont de petits vers aquatiques qu'on
trouve dans les étangs & dans les rivieres : ces
inſectes s'attachent ſouvent aux jambes de ceux qui
ſe baignent, & aux pieds des chevaux quand on
les va abreuver ; on les appelle ſangſues, parce
qu'ils ſucent le ſang des animaux auxquels ils
s'attachent.

Il y en a de deux ſortes, de bonnes & de venimeuſes : les bonnes ſont celles qui vivent dans les
eaux courantes ; elles ſont longues & menues ; elles
ont la tête petite, le dos vert rayé de jaune, & le
ventre un peu rouge ; ce ſont de celles-là AA dont
il faut ſe ſervir. Les venimeuſes ſe trouvent dans les
eaux croupiſſantes des foſſés & des marais ; elles ont
une groſſe tête & le dos rayé de bleu ; ce ſont celles-
là qu'il faut rebuter.

Choix des
bonnes & des
mauvaiſes
ſangſues.

On applique ſouvent les ſangſues aux parties qui
ne peuvent ſouffrir la ſaignée ni les ſcarifications,

Parties où on
les applique.

comme au visage, aux levres, au nez, aux jointures, aux doigts, & à l'anus. On les applique à cette derniere partie, pour vider les hémorroïdes. Les sangsues suppléent à la saignée, parce que leur aiguillon fait l'office de la lancette.

Leur prépa-
ration.

On ne doit point appliquer les sangsues nouvellement prises ; on les doit auparavant laisser dégorger dans l'eau pendant plusieurs jours. Quand on voudra s'en servir, il faut les retirer de l'eau, & les tenir enfermées dans quelque boîte depuis le soir jusqu'au lendemain, ou depuis le matin jusqu'au soir, afin de les rendre plus affamées & plus avides à sucer.

Et celle de
la partie.

Avant que de les appliquer, il faut frotter la partie avec un petit linge mouillé d'eau chaude, afin qu'elles s'attachent plus promptement & plus fortement ; ou bien on la frotte avec un linge trempé dans du lait. Il y en a qui veulent qu'avec une épingle on fasse une ponction à la partie pour en faire sortir quelques gouttes de sang ; mais il vaut mieux frotter l'endroit avec un peu de sang de pigeon, ou de quelque autre animal qu'on aura préparé pour cet effet.

Comment
elles agissent.

Lorsqu'on veut appliquer les sangsues, comme elles peuvent s'attacher aux doigts, ou que souvent elles ne peuvent point mordre, il faut les tenir avec un morceau de linge B, jusqu'à ce qu'elles se soient collées à la peau : on s'en sert toujours de la même maniere ; on en met une seconde, une troisieme, & autant qu'il est nécessaire. Lorsque ces sangsues sont ainsi attachées à la partie, elles font sortir de leur tête un aiguillon qui n'est que la pointe de leur trompe, qui est comme un tuyau disposé de maniere qu'il se plisse pour s'accourcir, & se déploie pour s'alonger, en sorte que quand la sangsue veut tirer le sang de quelque animal, elle étend sa trompe, & cherche dans la peau un pore pour l'y introduire & fourrer assez avant pour trouver

le

le fang, qui montant dans la cavité de cette trompe, entre dans le corps de la fangfue.

Les fangfues ne quittent point qu'elles ne foient faoules. Si elles quittoient trop tôt, on en appliqueroit d'autres fur les mêmes ouvertures. Lorfqu'elles font pleines & quand on ne veut pas qu'elles fe détachent, on leur coupe la queue avec des cifeaux, d'où on voit diftiller tout le fang qui les empliffoit, de maniere qu'elles vident par la queue le fang qu'elles reçoivent par leur trompe, comme par une pompe afpirante; & ainfi une feule tire plus de fang que fix autres auxquelles on n'aura pas fait cette amputation. Quand on croit avoir fuffifamment tiré du fang, il ne faut point arracher les fangfues, de crainte qu'elles ne laiffent leurs aiguillons ; il faut, pour leur faire lâcher prife, leur mettre un peu de falpêtre ou de fel fur le dos, elles quittent auffi-tôt. Il faut enfuite laiffer couler un peu de fang , afin qu'il ne refte point de venin ; on lave les piqûres avec de l'eau falée, & fi le fang ne s'arrête pas de foi-même , il y faut mettre un peu de charpie rapée C, ou du linge brûlé D. On peut appliquer ces emplâtres EE , une petite compreffe F, & une bande G roulée à deux chefs.

L E véficatoire eft un médicament qu'on fait avec des mouches cantharides , lequel étant appliqué fur la peau , y fait venir des veffies par fon âcreté ; c'eft pourquoi on lui a donné le nom de véficatoire.

Ce remede fe fait avec des mouches cantharides deffechées & mifes en poudre , qu'on agite avec du levain & un peu de vinaigre pour en faire une maffe. Les Auteurs qui nous y font mêler le vinaigre , nous difent que la fermentation qui doit arriver du mélange du vinaigre avec le fel alkali des cantharides , augmente la vertu du véficatoire. Il y en a d'autres qui prétendent que l'acide du vinaigre doit affoiblir l'action du véficatoire plutôt que de l'augmen-

Hhh

ter, puifqu'il énerve le fel volatil des cantharides, d'où dépend toute leur force. Je ne fais point lefquels ont raifon, mais je m'en tiens à l'expérience, qui me fait voir qu'en y mettant un peu de vinaigre, elles font fort bien l'effet qu'on en attend.

Son application.

On fe fert des véficatoires en plufieurs maladies où il faut irriter vivement les fibres & tirer avec une grande violence les férofités au dehors, comme dans l'apoplexie, dans l'épilepfie, & dans les migraines; on les applique pour lors par-derriere le cou, & on en fait un grand emplâtre H que l'on met entre les deux épaules. C'eft un bon remede contre les morfures des bêtes venimeufes & contre la goutte; on en couvre un morceau de linge I qu'on met fur la morfure. Ils font auffi excellens pour les fluxions des oreilles & des yeux; on en fait pour lors un emplâtre K figuré en croiffant, qu'on applique derriere l'oreille; & on eft foulagé de la douleur des dents, quand on en met un petit emplâtre rond L fur l'artere temporale.

Ses différences.

Le Chirurgien doit rendre fon véficatoire plus ou moins fort, fuivant la partie & la maladie; il doit mettre moins de mouches cantharides pour une fille ou une femme, parce qu'elles ont la peau plus délicate, principalement quand on les applique à la tempe ou derriere les oreilles; mais on en doit mettre davantage pour une vieille perfonne, à caufe de la dureté de fa peau. Si on applique des véficatoires aux épaules contre l'apoplexie & l'épilepfie, ou à la cuiffe contre la goutte, il faudra en mettre fuffifamment pour exciter un plus grand nombre de veffies, & un plus grand écoulement de la férofité.

Avant que d'appliquer le véficatoire, il faut faire une légere friction à la partie, afin que l'effet s'en faffe plus vîte. On le laiffe fur la partie quatre ou cinq heures, & quelquefois davantage, felon la délicateffe des perfonnes & la difpofition où on les trouve. Lorfque l'épiderme eft élevé en veffies, la

douleur n'eſt plus ſi grande, & ces veſſies ſe trouvent pleines de ſéroſité : il faut les ouvrir pour la
laiſſer écouler ; on en procure même l'écoulement
pendant quelques jours, en mettant deſſus une
feuille de poirée M ; & plus on en fait ſortir, plus
le malade ſe trouve ſoulagé, & ſe tire plus tôt du
danger qui le preſſe ; c'eſt la fin qu'on ſe propoſe
dans cette opération. Quand elles ont ſuffiſamment
coulé pendant deux ou trois jours, on ſe ſert de
remedes deſſicatifs pour les guérir.

On trouve à préſent chez tous les Apothicaires
une compoſition d'emplâtre véſicatoire, qui eſt
plus commode que celle dont je viens de parler.
Quand on ne veut pas exciter tant de veſſies, on
en étend ſur un petit morceau de linge ou de taffetas, lorſqu'on en veut mettre derriere les oreilles
& aux tempes ; & c'eſt cet emplâtre qui trompa
une fille dont voici l'hiſtoire.

Une dame de qualité, auſſi-tôt après être accouchée, dit à une de ſes femmes de chambre de lui
faire un emplâtre de l'onguent de Mad. Fouquet,
qu'elle lui avoit donné à ſerrer, pour ſe le mettre ſur
le nombril : deux ou trois heures après, cette Dame
m'envoya chercher pour me faire voir un gros caillot de ſang qu'elle venoit de vider, & qu'elle
croyoit un faux germe, m'exagérant les obligations
qu'elle avoit à cet emplâtre, & les bons effets qu'il
produiſoit à toutes celles qui s'en ſervoient après
leurs couches. Peu d'heures après, cette Dame me
renvoya chercher fort alarmée d'une groſſeur qui
lui étoit venue au nombril, me diſant que c'étoient
ſes boyaux qui étoient ſortis. Je trouvai que c'étoit
une groſſe veſſie cauſée par cet emplâtre, qui n'é-
toit point celui de Madame Fouquet, mais un véſicatoire. Je perçai cette veſſie ; & comme il ne falloit point procurer d'écoulement de ſéroſité dans
cette occaſion, parce que l'humeur qui formoit la
veſſie & tout le mal s'écoula auſſi-tôt de lui-même,

Hhh ij

Ecoulement
des ſéroſités.

Autre ſorte
d'emplâtre.

Hiſtoire ſur
ce ſujet.

je mis un remede deſſus pour le deſſécher au plus tôt.
La femme de chambre avoit ces deux emplâtres
dans ſon coffre, & elle s'étoit trompée en prenant
celui de véſicatoire pour celui de Madame Fouquet,
qu'on croyoit avoir ſauvé la vie à cette Dame, pendant qu'il étoit encore enfermé dans le coffre.

FIG. LIX POUR L'ECCHYMOSE ET LES VERRUES.

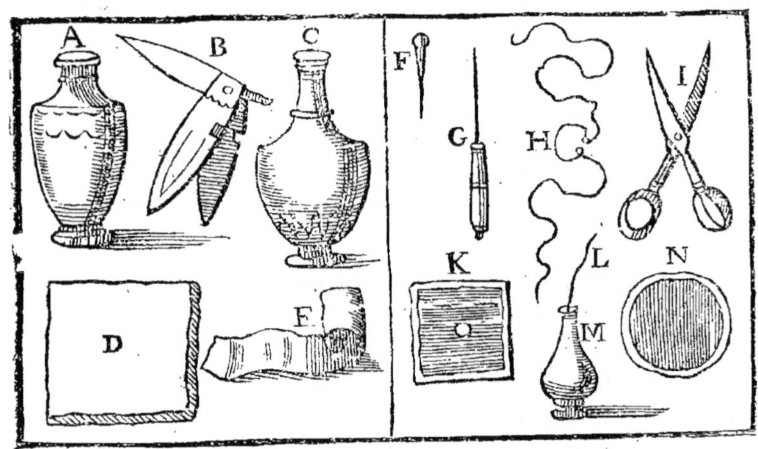

ECCHYMOSE vient du mot grec *Ecchumoſis*, qui
eſt dérivé de ἐξ, qui veut dire dehors, & de
χυμόειν, qui ſignifie ternir & donner une vilaine couleur, parce que cette maladie eſt un épanchement
de ſang ſous la peau, qui la ternit & la noircit.

Elle eſt cauſée par une contuſion ou meurtriſſure
qui, rompant les petites fibres des muſcles & les
petits vaiſſeaux capillaires, fait que le ſang s'ex-
travaſe en ſortant des vaiſſeaux, & qu'il teint la
peau d'une couleur livide & marbrée.

Il y en a de légeres, comme quand on n'a fait que
pincer la peau, ou après une ſaignée lorſque quelque goutte de ſang s'eſt coulée deſſous la peau; il y
en a de plus conſidérables, cauſées par une chure ou
par quelque coup de pierre ou de bâton; & il y en a

La cauſe de
l'ecchymoſe.

Ses diffé-
rences.

de très-grandes, comme j'en ai vu à une personne qui, voulant sauter un fossé, se fit un effort dans la jambe qui fit ouvrir un vaisseau, & où il se fit un si grand épanchement de sang dans toute cette partie, qu'elle en étoit gonflée, & qu'elle en devint toute noire.

Les légeres ecchymoses sont quelquefois avec peu ou point de douleur : elles ne sont point dangereuses, elles gâtent seulement la peau en la tachant d'une marque livide & marbrée. Quand le sang épanché est en petite quantité, il se résout insensiblement ; mais quand il y en a beaucoup, il fait un abcès qui ne se termine que par la suppuration : s'il y en avoit une très-grande quantité, il pourroit causer la gangrene & le sphacele, en comprimant trop la partie, & empêchant ainsi la chaleur naturelle d'y reluire. On remarque que les contusions & meurtrissures des jambes & des pieds ont plus de peine à se guérir que celles des autres parties, parce que la peau y étant plus épaisse & plus ferme, le sang y tient davantage & s'y dissipe plus difficilement. *Danger des grandes ecchymoses.*

Les ecchymoses viennent toujours de causes externes, comme d'un coup reçu, ou d'une chute qu'on a faite ; parce que quelque chose de pesant venant à tomber ou à frapper rudement notre corps, les vaisseaux se trouvant pressés par la force du coup, sont contraints de s'approcher & de se serrer les uns contre les autres, & le sang de s'échapper de leurs orifices dans la partie où ces vaisseaux se terminent. *Leurs causes.*
On guérit les légeres ecchymoses en mettant dessus du vin tiede, de l'eau-de-vie, de l'esprit de vin, de l'eau de la Reine d'Hongrie, ou du baume blanc de Fioraventi qu'on prend dans ce flacon A. On fait passer la lividité qui y reste, en ratissant du sceau de la Vierge, & le mettant sur la meurtrissure. Aux ecchymoses des yeux, qui arrivent dans les jeux de paume par un coup de balle reçu en cette partie, on y met d'abord de l'eau fraîche, qui est un bon ré- *Cure.*

Hhh iij

percuffif pour empêcher la trop grande enflure ; c'eft ce qu'on appelle avoir l'œil poché au beurre noir. L'eau fraîche y eft bonne le premier jour ; mais il faut des réfolutifs par la fuite : on fait un petit collyre avec des eaux de fenouil & d'euphraife, dans lefquelles on mêle le fafran, le camphre, & quelques gouttes de fel ammoniac.

Remedes pour les plus grandes.

Si la contufion eft grande, l'abfinthe bouillie dans le vin y eft bonne ; ou bien on fait infufer dans l'efprit-de-vin les fleurs de mille-pertuis, les noix mufcades, les cloux de girofles & l'écorce de grenade dont on frotte la partie. On y met encore des cataplafmes faits avec les quatre farines, la bryone, les fleurs de rofes, de camomille, de méliiot, & le ftyrax liquide ; on peut encore fe fervir d'un vin dans lequel on aura fait bouillir toutes les plantes aromatiques qui fubtilifent & raréfient l'humeur extravafée.

Obfervation.

Le premier bleffé que je panfai à la canonnade de Nimégue, en l'année 1702, étant à l'armée avec Monfeigneur le Duc de Bourgogne, fut un Garde du Corps qui avoit une groffe contufion à l'épaule, qui lui avoit caufé une grande ecchymofe. Ce fut un boulet de canon, qui, en paffant, avoit emporté la piece du jufte-au-corps & de la chemife, & qui avoit tellement meurtri fon épaule, qu'il ne la fentoit prefque pas. Je lui fis des fcarifications jufqu'au vif, dans lefquelles je mis de l'eau-de-vie où j'avois fait fondre du fel ; je continuai à le panfer à Cleves où étoit l'Hôpital de l'armée.

L'opération qu'on y fait.

Quand la contufion eft fi grande qu'elle menace de gangrene ou de fphacele, il faut ouvrir promptement & faire plufieurs incifions, tant pour ôter la grande tenfion, que pour faire dégorger la partie du fang & de la férofité qui étouffe la chaleur naturelle. Lorfque l'engorgement n'eft pas confidérable, on fe contente de faire des mouchetures avec la lancette B ; s'il eft plus grand, on fait des fcarifications

plus profondes ; mais s'ils étoient des plus grands,
on en viendroit aux taillades qu'il faut faire sentir
au malade en les profondant jusqu'au vif. On mettra dans ces ouvertures de l'esprit-de-vin camphré
qui est dans cet autre flacon C , & tout ce qui peut
animer & vivifier la partie , & par-dessus une compresse D & une bande E trempées dans le même
esprit-de-vin.

LES verrues, que le vulgaire appelle des porreaux,   *Des verrues.*
font de petites élévations rondes & raboteuses
qui arrivent à la peau, & particuliérement aux
mains des jeunes gens. On leur donne le nom de
porreaux, à cause qu'elles font composées de plusieurs petites pointes semblables aux racines de ces
plantes, ou bien parce qu'elles ont des racines
comme elles ; car effectivement elles en ont de répandues sous la peau, qui font qu'elles repoussent
souvent après les avoir fait tomber.

Le public veut que ce soit la crasse qu'on se laisse   *Leurs causes.*
amasser aux mains qui soit la cause des verrues, prétendant qu'il n'en vient point à ceux qui ont les
mains propres & qui les lavent tous les jours ; mais
les Savans en recherchent la cause dans les liqueurs
nourricieres devenues trop âcres. Ils disent donc
que les verrues ne sont que des excroissances charnues causées par l'extravasion du suc nourricier, qui
a rongé par son acrimonie les vaisseaux capillaires
de la peau. Il y en a de grosses, de moyennes, &   *Leurs diffé-*
de très-petites, dont le nombre est quelquefois si   *rences.*
grand qu'on a de la peine à les compter.

Les erreurs populaires font infinies fur le fait de   *Erreur du*
la guérison des porreaux : elles font toutes si extra-   *peuple.*
vagantes, qu'elles ne méritent pas d'être rappor-
tées ; & il y en a même qui croient que si quelqu'un
comptoit les porreaux d'un autre, il lui en viendroit un pareil nombre.

Il y en a qui prétendent les faire tomber en les

H h h iv

frottant souvent & rudement ; d'autres y fourrent la pointe d'une aiguille F , & mettant ce qui reste de l'épingle à la flamme de la chandelle , ils les cautérisent ainsi , & les brûlant de cette maniere , ils esperent les faire tomber. D'autres les cautérisent avec l'aiguille qu'ils ont fait rougir ; mais ces manieres ne sont pas sûres , & peuvent causer de la douleur & de l'inflammation. Les trois meilleurs moyens pour les guérir , sont de les lier , de les couper , ou de les consumer.

Leur remede.

La ligature ne convient qu'à celles qui sont grosses & qui ont la base étroite ; on la fait avec un crin de de cheval ou avec de la soie H : il y en a qui la trempent dans de l'eau arsénicale , afin qu'elle coupe plus tôt ; mais cette pratique est dangereuse. Souvent ceux qui ont des verrues ne consultent pas les Chirurgiens ; ils les lient eux-mêmes , & les font tomber par ce moyen.

De la ligature qu'on y fait.

Il y en a qui , impatiens de se voir de ces verrues , les coupent avec des ciseaux I ; mais c'est de la douleur qu'ils souffrent inutilement , si on ne se sert pas de quelque remede rongeant pour en manger les racines , car ces maux ne manquent pas de repousser & de revenir plus gros que la premiere fois. Il faut donc , étant coupées , les toucher avec l'huile de tartre par défaillance , ou mettre dessus les poudres d'alun ou de précipité rouge.

De leur incision.

La troisieme maniere est de les consumer avec des remedes capables de les corroder , comme sont l'esprit de vitriol , l'eau-forte , l'esprit de sel , ou le beurre d'antimoine ; mais il ne faut se servir de ces remedes qu'avec beaucoup de précautions , car ils brûleroient & feroient des escarres trop profondes. Il ne faut point abandonner ces remedes aux malades pour en faire l'application eux-mêmes ; & afin de la faire avec plus de sûreté, il faut composer un petit emplâtre K , troué dans le milieu de la grandeur de la verrue qu'on veut toucher ; on prend avec

De leur consomption.

un brin de paille L de la liqueur dans cette fiole
M , dont on touche le porreau ; cet emplâtre qui
couvre la circonférence du porreau , la garantit
contre le remede en cas qu'il vînt à en tomber quelques gouttes en l'appliquant , & empêche qu'il ne
s'étende & n'opere au delà de la verrue. J'en ai vu
tomber plusieurs par l'attouchement de l'esprit de
sel ; je le préfere aux autres, quoiqu'il ne soit pas si
corrosif ; j'aime mieux en appliquer plusieurs fois ,
que de courir le risque des inconvéniens que j'ai vu
arriver par l'eau-forte.

Quand on veut se donner la peine de bien conduire l'usage des remedes caustiques & consumans ,
cette maniere est préférable aux autres, parce qu'ils
en rongent jusqu'aux racines & qu'ils ne reviennent
point , & d'autant plus qu'on peut s'en servir
aux verrues qui sont trop petites pour être liées ou
coupées : l'emplâtre N acheve de les guérir.

Les médica-
mens causti-
ques y sont
préférables.

IL vient souvent à la superficie du corps de petites
excroissances dont la base est étroite , semblables
à de petites têtes ou à de petites perles applaties , qui
croîtroient beaucoup si on ne les empêchoit ; il en
naît en toutes les parties de la peau , & particuliérement aux paupieres. L'opération qu'on y fait ne
consiste qu'à les couper avec la pointe des ciseaux ;
elles sont si petites qu'elles ne jettent point de sang,
& qu'elles ne demandent aucun pansement. Il en est
venu plusieurs au Roi dans des temps différens, que
M. Felix lui a coupées de cette maniere ; la douleur
en est si légere qu'il ne la sentoit presque point ,
& les endroits où on les avoit coupées se guérissoient
d'eux-mêmes sans le secours de la Chirurgie.

De quelques
autres petites
excroissan-
ces.

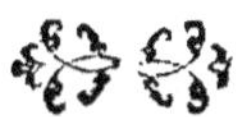

FIG. LX. POUR L'OUVERTURE D'UN CORPS.

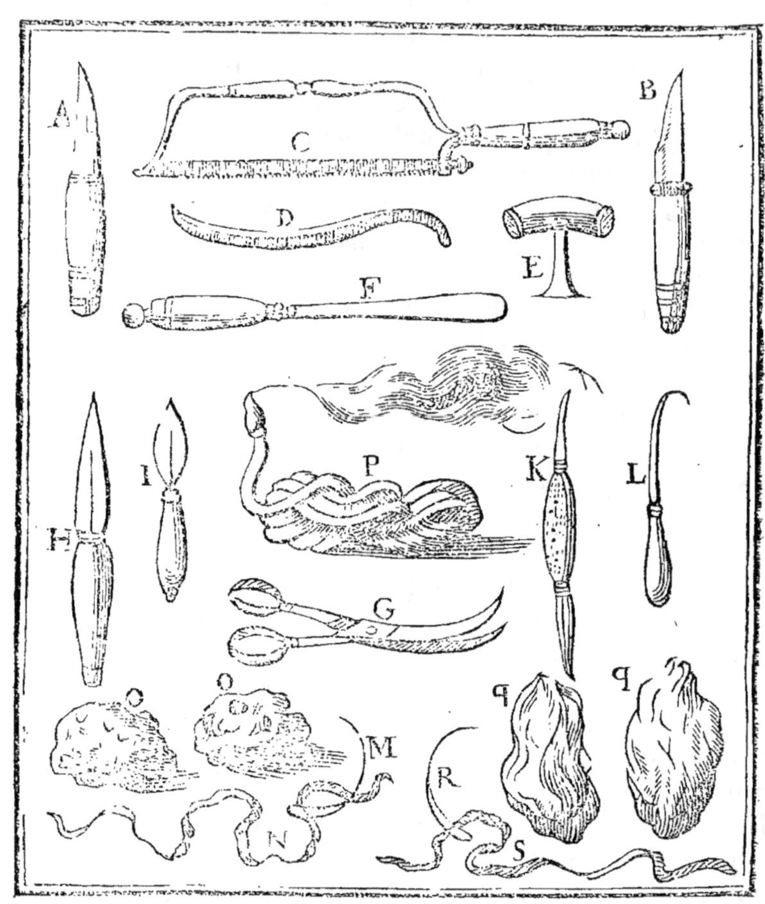

NOUS avons jusqu'à préfent fait toutes les opérations qui fe pratiquent fur l'homme vivant ;
venons à celles qui fe font fur l'homme mort. Elles
font deux ; l'une eft l'ouverture d'un corps , & l'autre eft l'embaumement. Quoique ces deux opérations ne foient point accompagnées des cris du
malade, & que les fujets fur lefquels elles fe font ne
fe plaignent point du Chirurgien , elles doivent

néanmoins être faites avec art, & l'adreſſe de l'Opérateur ne s'y doit pas moins faire voir que dans toutes les autres. Je vais vous les démontrer avec toute l'exactitude qu'elles demandent, & ce ſera par elles que nous finirons ce Cours d'Opérations.

Pluſieurs raiſons obligent d'ouvrir un corps après la mort : par exemple, il y aura beaucoup d'enfans dans une famille dont un viendra à mourir ; le pere & la mere le font ouvrir, pour tâcher, en découvrant la cauſe de ſa mort, de prévenir celle des autres.

Une mort prompte & ſubite qui épouvante une famille, ou qui excite la curioſité des Médecins & des Chirurgiens, oblige ſouvent d'ouvrir un corps après la mort, comme il eſt arrivé à deux perſonnes mortes à Verſailles. Dans la même année, un des Chefs du gobelet du Roi, tomba mort en ſervant à table Monſeigneur le Duc de Bourgogne, & quatre mois après un des Valets de pied du Roi tomba auſſi mort en ſe chauffant dans l'antichambre de Sa Majeſté. Je les ouvris tous deux en préſence des premiers Médecins de la Cour, & par ces ouvertures on fut confirmé que c'étoit l'interception de la circulation du ſang qui avoit été la cauſe de ces morts ſubites.

On trouve une perſonne morte, aſſaſſinée ou noyée ; il en faut faire l'ouverture, pour dreſſer un rapport fidele de l'état des parties offenſées, & ſouvent en exécution des Arrêts & des Sentences qui l'ordonnent. Si une perſonne eſt ſoupçonnée d'avoir été empoiſonnée, l'ouverture du corps rend témoignage de la vérité. Le Gouverneur des Pages de la Reine étant mort à Saint-Germain, la ſervante, peu contente de ſa Maîtreſſe, alla dire au Grand-Prévôt, qu'elle croyoit que c'étoit elle qui avoit empoiſonné ſon mari. Le Grand-Prévôt ſe ſaiſit de la veuve, & en avertit le Roi. M. Felix & moi nous eûmes ordre le lendemain de faire l'ouverture du corps : nous ne trouvâmes aucune apparence de poison ; la femme fut justifiée & relâchée sur notre rapport, & la servante s'enfuit pour éviter le châtiment que méritoit une pareille dénonciation.

On ouvre presque toutes les personnes de qualité, & particuliérement les Princes & les Rois, pour embaumer leurs corps avant que de les mettre dans le sépulcre de leurs Ancêtres. Mais, soit par l'une ou l'autre de ces causes qu'on soit obligé de faire ces ouvertures, il faut que le Chirurgien les fasse avec méthode, & de la maniere que je vais vous démontrer.

Temps déterminé pour ouvrir un cadavre.

Le temps de faire une ouverture est ordinairement vingt-quatre heures après la mort. Les Ordonnances le portent ainsi, & on ne doit point entreprendre de la faire que les vingt-quatre heures ne soient accomplies, quoiqu'on eût des signes certains qu'il seroit véritablement mort, & cela pour éviter les reproches du public, qui accuseroit le Chirurgien de trop de précipitation, & pour contenter ceux à qui on entend dire qu'ils chargeront leurs successeurs ou héritiers de ne les point ensevelir avant les vingt-quatre heures finies, de crainte qu'on ne les enterre encore vivans, persuadés que cela est arrivé souvent, par les contes qu'on leur a faits.

Préparatifs.

Il faut, quelque temps avant l'heure prise, que le Chirurgien envoye par ses garçons porter les instrumens nécessaires, qui sont une scie, des scalpels de plusieurs grandeurs, des ciseaux, des élévatoires, des aiguilles, du cordonnet, des éponges, quelques paquets d'étoupes, & enfin tout ce qui est marqué sur la planche LX.

Les garçons arrivés au logis du mort, mettront au milieu de la chambre une table assez longue pour y poser le corps ; ils étendront un drap sur la table, enfuite le corps deffus, à qui ils auront mis une feviette pliée en long en trois ou quatre doubles circulairement, pour cacher par bienféance les parties de la génération, & particuliérement quand c'eft une femme; on mettra par-deffus un autre drap qui couvrira tout le corps. Ils mettront fous la table un grand baffin, pour y jeter les entrailles à mefure qu'on les videra, & un feau plein d'eau pour laver les éponges; ils demanderont le linge néceffaire, ils prépareront de la bougié, & attendront ceux qui doivent être préfens à l'ouverture.

La compagnie arrivée, l'Opérateur & les garçons qui font pour l'aider, mettent chacun une ferviette devant eux, afin de ne fe point gâter. Pour moi qui ai fait fouvent des anatomies & de ces ouvertures, j'avois des tabliers & des manches de toile faites exprès, dont je me fervois plus commodément que des ferviettes. *Ajuftement de l'Opérateur & des garçons.*

Le corps découvert, l'Opérateur commencera par la tête, continuera par la poitrine, & finira par le ventre : cet ordre eft moins embarraffant que de commencer par le ventre; car, étant obligé de retourner le corps pour voir le cerveau, le ventre étant ouvert, toutes les parties qu'il contient fortiroient & incommoderoient beaucoup : c'eft fuppofé qu'on veuille examiner ces trois parties; car, s'il y avoit une plaie au ventre ou à la poitrine qui fût le fujet de l'ouverture, il faudroit ouvrir cet endroit pour connoître la plaie & en faire fon rapport, fans être obligé pour lors de travailler fur la tête. *Par où l'on doit commencer.*

L'Opérateur prendra ce fcalpel A fait en couteau, ou cet autre B fait en biftouri, dont il fera à la tête une incifion longitudinale, depuis la racine du nez jufqu'à la nuque du cou, & une tranfverfale, depuis une oreille jufqu'à l'autre, ces deux incifions faifant une croix fur le fommet de la tête : il levera enfuite fes quatre parties qu'il *Manuel de l'opération.*

féparera du crâne, & qui tombant en bas, laifferont le crâne à découvert. Prenant alors la fcie C, qu'il pofera fur l'os frontal affez près des fourcils, il commencera à le fcier, en faifant tenir là tête par un ferviteur, pour l'empêcher de vaciller. L'os frontal étant fcié, il conduira peu à peu la fcie fur l'un des temporaux, & enfuite fur l'autre, lefquels étant fciés, on retourne le corps pour en faire autant à l'os occipital.

Ufage de l'é-lévatoire.

Toute la circonférence du crâne étant fciée, on prend cet élévatoire D, dont on fourre un des bouts dans la voie de la fcie, pour faire éclater quelques éminences qui excedent au dedans l'épaiffeur du crâne, & que la fcie n'aura point entiérement coupées. Si on ne peut pas y réuffir avec l'élévatoire, cet inftrument E fait en forme de forêt en viendra à bout, parce qu'il a plus de force ; auffi eft-il fait à ce deffein ; car en mettant la partie qui eft plate dans l'ouverture de la fcie, & en donnant un tour de main à droite & à gauche, on fait éclater ce qui tenoit, ce qu'on reconnoît bientôt au bruit qu'il fait & qu'on entend lorfqu'il fe caffe. On gliffe enfuite cet inftrument F, fait en forme de grande fpatule emmanchée, entre le crâne & la dure-mere, pour en féparer tous les filamens qui l'attachent aux endroits des futures.

Séparation de la dure-mere.

Le crâne étant levé, on le place à côté de la tête, pour mettre dedans les morceaux du cerveau à mefure qu'on les coupe ; on effuie la dure-mere, qui eft humectée par le fang forti des vaiffeaux capillaires rompus ; on la coupe dans toute fa circonférence avec ces cifeaux courbes G ; on la releve par fes deux côtés vers le haut de la tête, où elle ne tient plus que par la pointe de la faux qui eft attachée en devant de l'apophyfe de l'os ethmoïde, appelée *crifta galli*, crête de coq. On coupe avec les mêmes cifeaux cette pointe de la dure-mere, & on voit que ce redoublement de la dure-mere qui fépare le cerveau en partie droite & en partie gauche, reſſemble à une faux, c'eſt ce qui lui en a fait donner le nom. Toute la dure-mere ainſi levée, on la rejette vers la partie poſtérieure de la tête, & pour lors on découvre la pie-mere qui enveloppe le cerveau juſque dans toutes ſes circonvolutions.

Quand on veut faire une démonſtration exacte du cerveau, on le coupe par parties, pour faire voir les trois différentes ſubſtances qui le compoſent ; mais on ſe contente ici, en éloignant la partie droite de la gauche, d'ouvrir avec le manche du ſcalpel dans la ſubſtance calleuſe, les deux ventricules ſupérieurs qui ſont faits en forme de croiſſant ; on coupe enſuite la plus grande partie du cerveau pour découvrir le troiſieme ventricule, puis on leve la voûte à trois piliers, ſoit par-devant où il n'y a qu'un pilier à lever, ſoit par-derriere où il en faut lever deux, & cela ſelon l'habitude & l'adreſſe de l'Opérateur à faire ces Démonſtrations. La voûte levée, on voit le quatrieme ventricule ; on découvre par la ſuite le cervelet, dans lequel on donne un coup de ſcalpel H, ou de cet autre marqué I, pour en voir la ſubſtance ; & s'il y avoit quelque choſe de particulier à diſſéquer, on ſe ſerviroit du ſcalpel K qui a deux différens tranchans à ſes deux extrémités, & de l'érigne L avec laquelle on tient & on éleve les vaiſſeaux qu'on veut diſſéquer. On ôte enfin tout le cerveau, pour voir s'il n'y a point de ſang épanché, ou rien de particulier à ſa baſe. Le tout bien examiné, on remet toute cette ſubſtance à ſa place ; & après l'avoir renfermée dans le crâne, on prend l'aiguille M enfilée du cordonnet N, & on coud les quatre coins du cuir chevelu qu'on a relevé, pour en couvrir la calotte du crâne, & pour contenir le tout dans ſon lieu ordinaire.

L'Opérateur fait, par ſes garçons, retourner le

cadavre, en le remettant fur le dos; & lui ayant mis une ferviette fur le vifage, pour le cacher aux fpectateurs, il fait une grande incifion longitudinale depuis le cou jufque fur les os pubis, & une autre tranfverfale de la partie lombaire gauche jufqu'à la droite. Par cette incifion, il coupe les tégumens, les mufcles & le péritoine tout enfemble, ce qui fait d'abord voir les parties contenues dans le ventre, dont la premiere eft l'épiploon qui nage fur les boyaux; on examine l'eftomac qui eft placé dans l'hypochondre gauche, les inteftins grêles qui occupent toute la partie ombilicale, les gros qui entourent les grêles de toutes parts, le méfentere qui eft le lien commun de tous les boyaux, le foie qui remplit l'hypochondre droit, & la rate qui trouve fa place dans le gauche conjointement avec l'eftomac.

Si on eft obligé d'ôter ces parties pour examiner les vifceres qu'elles couvrent, il faut, avant que de le faire, lier les inteftins en deux endroits, l'un proche l'eftomac, & l'autre proche l'anus, afin que les matieres qu'ils contiennent ne puiffent pas fortir. On les met dans le baffin qui eft fous la table, & on imbibe le fang & les liqueurs épanchées dans cette capacité, avec les éponges OO, qu'on lave à plufieurs fois dans le feau d'eau préparé & deftiné à cet effet. On examine les reins, les gros vaiffeaux, les parties de la génération, & la veffie; ou s'il y avoit quelque chofe de particulier à voir, on feroit approcher la bougie P, qui eft très-commode dans ces fortes de Démonftrations, pour en découvrir jufqu'aux moindres particules fenfibles.

Afin de pouvoir pénétrer dans la poitrine, il faut féparer du fternum les parties mufculeufes qui la couvrent, & avec un fort fcalpel couper les cartilages qui font à l'extrémité de chaque côte, tant du côté droit que du côté gauche; puis, féparant

le

le premier os du sternum d'avec les deux bouts des clavicules, avec lesquelles il est fortement attaché, il faut lever le sternum tout entier, comme j'ai dit dans mon Anatomie, afin de voir plus commodément les parties contenues.

Les parties qui se présentent les premieres sont les poumons, qu'on trouve souvent altérés en quelque maniere, parce qu'étant les plus délicates de tout le corps, & toujours en action, elles ne peuvent pas si bien résister que les autres ; & c'est la raison pourquoi la plus grande partie des hommes périssent par cet endroit. Les poumons sont séparés par une membrane longitudinale, qui est le médiastin, auquel est attachée une grande poche qu'on appelle le péricarde, qui est l'enveloppe du cœur. On ouvre ce péricarde, qui très-souvent contient de l'eau dans laquelle nage le cœur. On fait ensuite deux incisions au cœur, l'une à droite, l'autre à gauche, pour voir s'il n'y a rien au dedans des ventricules & dans les oreillettes, où on trouve souvent des corps graisseux qu'on nomme des polypes du cœur ; on imbibe avec les mêmes éponges les sérosités qu'on trouve épanchées dans la poitrine, & après avoir fait attention s'il n'y a rien à la plevre, on remet toutes ces parties dans leur place. On prend ces deux paquets d'étoupes QQ, on les étale, & on en met un sur les parties de la poitrine, & l'autre sur celles du ventre : on remet le sternum par dessus, & rapprochant les tégumens, on fait recoudre le corps par un serviteur, qui, avec l'aiguille R enfilée de ce petit ruban S, fait la suture du Pelletier, tant à l'incision longitudinale qu'à la tranversale.

Je n'entrerai point dans le détail des indispositions qui peuvent se trouver dans toutes ces parties, cela me meneroit à l'infini ; je vous dirai seulement que, quelque chose qui s'y rencontre, le Chirurgien doit dès le même jour dans son cabinet,

le mettre par écrit, parce qu'il y a des circonftances particulieres qui, avec le temps, peuvent
s'échapper de la mémoire.

Si c'eft un pere ou une mere qui ait fouhaité que
fon enfant foit ouvert, pour tâcher de conferver les
autres, par la connoiffance de ce qui aura fait
mourir celui-là, le Chirurgien doit faire une relation de tout ce qu'il aura trouvé, & la leur donner, afin qu'elle leur ferve de guide dans les maladies qui furviendroient aux autres.

Si c'eft par Ordonnance de Juftice que l'ouverture ait été faite, il faut que le Chirurgien en faffe
un rapport fidele, qu'il ne charge point trop les
Accufés, ni qu'il n'autorife pas les Criminels.

Si un corps a été ouvert pour découvrir la caufe
d'un fait particulier, d'une mort fubite, ou d'une
maladie furprenante, le Chirurgien doit en dreffer
un mémoire pour en faire part au Public ; car nous
ne devons pas feulement faire tous nos efforts pour
nous rendre habiles dans notre Profeffion, mais
nous fommes encore obligés de travailler pour l'inf-
truction des autres.

Ainfi, pour un homme empoifonné, on doit fuivre ce modèle :

Nous fouffignés Médecins & Chirurgiens du
Roi, certifions que par l'Ordonnance de M. le
Lieutenant Criminel, nous avons ouvert le corps
de M. A. où l'eftomac livide & fphacélé à l'extérieur, contenoit dans fa cavité une liqueur épaiffe
& rougeâtre, dont un morceau de pain imbibé ayant
été donné à un chien, l'a fait expirer dans des convulfions ; de plus, la tunique intérieure de ce vifcere
nous a paru enflammée & cautérifée, s'étant féparée en lambeaux d'avec le refte. Ces impreffions malignes, que nous ne pouvons attribuer qu'a un poi-
fon arfénical, s'étant communiquées à plufieurs autres parties des premieres voies, doit à notre avis
avoir caufé la mort fubite audit M. A.

Après les ouvertures des corps des personnes de la premiere qualité, la coutume est de faire une relation claire & succincte des faits qu'on a trouvés, sans s'étendre en des raisonnemens qui souvent sont inutiles. C'est ce qui se pratiqua à l'ouverture du corps de M. le Marquis de Louvois, mort le 16 Juillet 1691. Cette relation fut portée au Roi, après avoir été signée par quatre Médecins présens à l'ouverture, savoir, M. Daquin, M. Fagon, aujourd'hui premier Médecin, M. Duchesne & M. Seton ; & par quatre Chirurgiens, savoir, M. Felix, M. Gervais, M. Dutertre, & moi qui avois été choisi par la famille pour la faire.

Ambroise Paré, qui a été premier Chirurgien de plusieurs Rois, nous a fait part, dans ses Œuvres, des relations d'ouvertures des corps des Rois qu'il avoit servis ; elles sont toutes signées des Médecins & des Chirurgiens qui étoient présens, & nous ne voyons point qu'elles le soient d'aucun Apothicaire ; & encore aujourd'hui, dans toutes les relations d'ouvertures de corps des personnes de la Famille Royale que j'ai faites ou que j'ai vu faire, tous les Chirurgiens en charge ont signé conjointement avec les Médecins, & jamais les Apothicaires, quoique souvent ils aient été présens à ces ouvertures.

Par qui les rapports doivent être signés.

Fig LIX. POUR L'EMBAUMEMENT.

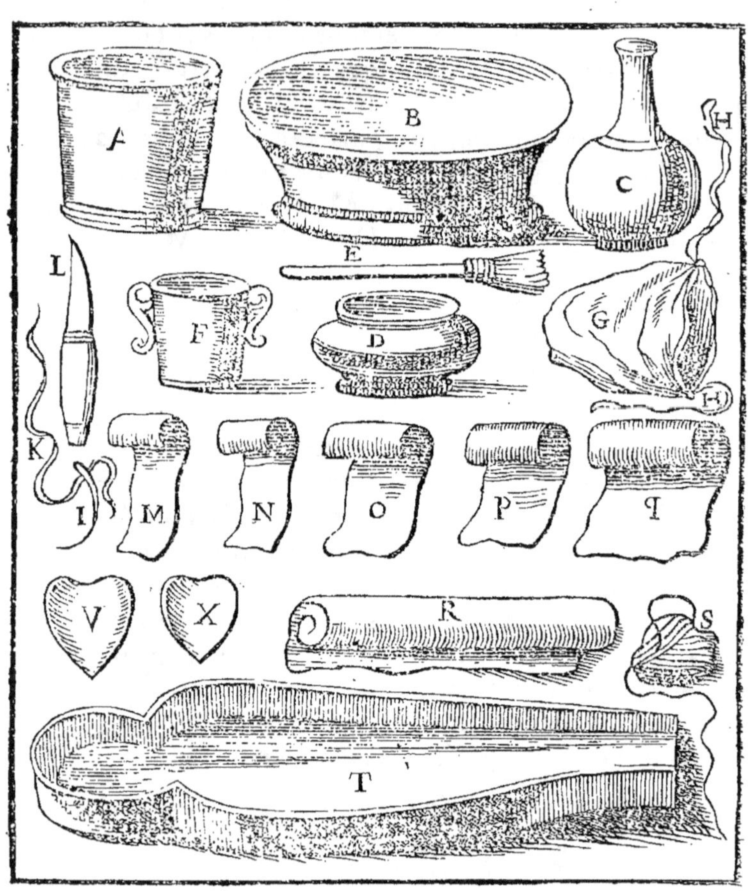

Usage des embaumemens.

L'EMBAUMEMENT est une opération presqu'aussi ancienne que le monde ; elle s'est pratiquée de tout temps ; &, soit par vénération pour les parens, soit que ce fût un point de Religion, on travailloit à conserver les morts. L'Arabie & l'Egypte nous en fournissent une infinité d'exemples ; mais aujourd'hui on n'embaume que les grands & les riches, dont les parens veulent bien faire cette dépense.

M. Penicher, Maître Apothicaire de Paris, nous a donné un Traité des embaumemens selon les Anciens & les Modernes, dans lequel on voit de savantes recherches sur ce sujet. Il rapporte les embaumemens de David, d'Alexandre, & de plusieurs autres ; c'est pourquoi je vous y renvoie pour satisfaire votre curiosité. Mais il nous donne en habile Apothicaire tant de sortes de poudres balsamiques, qu'il jetteroit dans l'embarras du choix qu'on en doit faire, si on ne connoissoit pas qu'elles sont presque toutes semblables. Au reste, il prétend que c'est l'Apothicaire qui préside dans les embaumemens, que la composition & l'application du baume sont de son fait, & que le Chirurgien n'est là que pour faire les incisions & les bandages qu'il lui prescrit ; mais ce qui se pratique tous les jours détruit ce que cet Auteur avance. C'est le Chirurgien qui fait seul les embaumemens, c'est lui qui est chargé de tout ; & après que l'Apothicaire a fait & fourni ce qu'on lui a demandé, il ne se mêle plus de rien, à moins qu'il ne veuille, comme un des Garçons Chirurgiens, donner à l'Opérateur les choses nécessaires à mesure qu'il les demande.

Souvent les Chirurgiens préparent eux-mêmes ce dont ils ont besoin pour les embaumemens, & particuliérement dans les Armées, lorsqu'il faut conserver un corps pour le porter dans le tombeau de ses ancêtres. Mais chez les personnes Royales qui ont un Apothicaire en charge, c'est toujours lui qui prépare tout ce qui est nécessaire, suivant le mémoire que lui en donne le premier Médecin pour la qualité du baume, & suivant la quantité que lui en demande le Chirurgien, qui la mesure à la grandeur du corps qu'il doit embaumer. Il est vrai, comme remarque M. Penicher, que l'Apothicaire est payé par le Trésorier de l'argenterie, qui fait un état des frais funéraires, & qui le paie pour ce qu'il a fourni , comme les Crieurs pour la tenture , les Ciriers pour la cire , les Plombiers pour le cercueil , & une infinité d'autres : mais s'il est payé comme Marchand , l'argent qu'il reçoit pour ses fournitures ne lui donne aucun droit de préséance au dessus du Chirurgien , ni ne l'autorise pas à lui prescrire les instrumens qu'il doit tenir prêts , les incisions qu'il faut faire , & les bandages qu'il doit préparer.

Il est encore vrai que le Médecin n'a rien pour sa présence , ni le Chirurgien pour ses peines ; mais M. Penicher se trompe en disant que le Chirurgien n'a pour récompense de son travail que les dépouilles & les linges qui ont servi dans l'ouverture du corps & dans l'embaumement ; il devroit savoir que ces linges sont les droits des Garçons Chirurgiens , qu'ils ont le soin de ne point laisser perdre ; que M. Felix le leur a toujours abandonné ; que j'en ai usé de même , & que les Chirurgiens n'ôtoient point ordinairement ce droit à leurs Garçons.

M. Penicher cite pour un modele d'embaumement , celui qui fut fait à Madame la Dauphine. Il ne faut pas s'étonner si la relation qu'il en donne n'est pas juste dans plusieurs circonstances ; il l'a écrite sur un mémoire que l'Apothicaire de cette Princesse lui en a fourni , lequel , croyant que la Pharmacie est tellement au dessus de la Chirurgie , que cell-ci ne peut point lui disputer le pas , a tiré par ce mémoire tous les avantages qui lui ont paru pouvoir soutenir son opinion ; mais comme c'est moi qui ai fait cet embaumement , personne n'en peut mieux parler. Je ne vous en ferai point ici l'histoire , pour éviter la répétition , parce que la maniere dont je vais vous montrer qu'il faut faire un embaumement parfait , vous instruira de tout ce qui s'est passé dans celui de Madame la Dauphine.

Après l'ouverture du corps , & la relation faite

Droits des garçons Chirurgiens dans les embaumemens.

D'une relation de l'embaumement de Madame la Dauphine.

& signée sur les faits particuliers qui s'y sont trouvés, les Médecins & les Chirurgiens se retirent, laissant au Chirurgien qui doit travailler, le soin & la conduite de l'embaumement ; c'est pourquoi, tout roulant sur lui, il fait apporter dans la chambre du mort tout ce qui lui est nécessaire pour l'embaumer, & que l'on fait consister en trois choses ; 1°. en ce qui est du fait du Plombier ; 2°. en ce qui appartient au Chirurgien ; 3°. en ce qui regarde l'Apothicaire.

Trois choses nécessaires à l'embaumement.

Le Plombier averti, vient prendre les ordres du Chirurgien sur la grandeur du cercueil, parce que, s'il se contentoit de prendre la mesure sur le corps, il se trouveroit trop petit pour le contenir après qu'il seroit embaumé ; il lui commande un barril de plomb pour mettre les entrailles, & une boîte aussi de plomb, faite de deux pieces, pour renfermer le cœur après être embaumé, lui ordonnant d'apporter le tout dans la chambre du mort à l'heure qu'il lui marque.

Le fait du Plombier.

Le principal de l'appareil du Chirurgien consiste en des bandes ; car pour les instrumens, ce sont les mêmes dont il s'est servi pour faire l'ouverture du corps. Il faut qu'il prépare cinq bandes, deux de la largeur de trois doigts & de quatre aunes de long chacune pour bander les bras, deux de quatre doigts de large & six aunes de long pour bander les jambes & les cuisses, & une autre plus large & plus longue pour faire les circonvolutions nécessaires autour du corps.

L'appareil du Chirurgien.

Ce que l'Apothicaire prépare consiste en trois choses ; 1°. en une poudre de plantes aromatiques bien pilées dans un mortier ; 2°. en une autre poudre de gommes & de drogues odorantes subtilement pulvérisées ; 3°. en un liniment pour en frotter tout le corps.

L'office de l'Apothicaire.

Cette premiere poudre qui est la plus grossiere, & qui sert à remplir les grandes cavités & à mettre avec les entrailles, est composée de vingt-quatre ou vingt-cinq plantes différentes, dont on prendra des unes les feuilles, des autres les racines ou les fleurs, & des autres les écorces ou les semences. Voici les meilleures & celles qu'on trouve le plus commodément. Les feuilles de laurier, de myrte, de romarin, de sauge, de baume, de rhue, d'absinthe, de marjolaine, d'hysope, de thym, de serpolet, de basilic; les racines d'iris, d'angelique, de flambe, de calamus aromaticus; les fleurs de roses, de camomille, de mélilot, de lavande; les écorces de citrons & d'oranges; les semences d'anis, de fenouil, de coriandre, de cumin. A toutes ces plantes bien mises en poudre, il faut ajouter quelques livres de sel commun & de tan, ensorte que le tout ensemble fasse jusqu'à trente livres de pesanteur.

De l'autre poudre qui est plus fine, il en faut dix livres; & elle doit être composée de dix ou douze drogues odorantes & capables de conserver les corps des siecles entiers : savoir, de myrrhe, d'aloès, d'oliban, de benjoin, de styrax calamite, de gerofle, de noix muscade, de canelle, de poivre blanc, de soufre, d'alun, de sel de salpêtre; le tout enfin sera bien pulvérisé & passé par le tamis.

Le liniment sera composé de térébenthine, d'huile de laurier, de styrax liquide, & de baume de Copahu; car pour celui du Pérou, il est si rare & si cher, que lui seul couteroit plus que tout le reste de l'embaumement; trois livres de ce liniment suffisent pour faire les embrocations nécessaires.

Outre ces trois articles, l'Apothicaire fera apporter trois ou quatre pintes d'esprit de vin, cinq ou six gros paquets d'étoupes, du coton, deux aunes de toile cirée de la plus large, & un paquet de grosse ficelle. Avec tous ces préparatifs, le Chi-

Plantes dont on compose les poudres.

Composition du liniment.

rurgien eſt en état de commencer l'embaumement, qu'il exécute de la maniere ſuivante.

Ayant fait approcher de lui le barril de plomb **A**, il prend quelques poignées de la groſſe poudre qui eſt dans ce grand baſſin **B**, qu'il met au fond du barril, & par deſſus il étend une partie des entrailles; il remet encore un lit de poudre, & enſuite des entrailles; & il continue ainſi de lits en lits juſqu'à ce qu'il ait mis dans le barril toutes les parties qui étoient contenues dans la tête, la poitrine & le ventre, à l'exception du cœur qu'il ſépare, & qu'il met dans une porcelaine tremper dans de l'eſprit de vin, juſqu'à ce qu'après avoir achevé d'embaumer le corps, il puiſſe embaumer le cœur en particulier. Il faut obſerver qu'il doit finir par un lit de la poudre, & que s'il y avoit peu à dire que le barril ne fût plein, il y faudroit mettre par deſſus un paquet d'étoupes pour achever de l'emplir; mais ſi le Fondeur l'avoit fait trop grand, il lui faudroit faire couper ce qu'il y auroit de trop ſur la hauteur, afin que le couvercle étant ſoudé, il ne reſte point de vide dans le barril.

Les trois ventres vidés, on les lave avec de l'eſprit de vin qui eſt dans le flacon **C**, avant de les remplir. On commence par la tête, en empliſſant le crâne de poudres & d'étoupes mêlées enſemble, & y en faiſant entrer tout autant qu'elle en peut contenir: on remet le crâne à ſa place, & avant que de coudre le cuir chevelu par deſſus, on met entre l'un & l'autre de la poudre balſamique la plus fine qui eſt dans ce vaſe **D**. On verſe dans la bouche de l'eſprit de vin pour la laver, & on l'emplit de cette poudre avec du coton; on en fait autant dans les narines & dans les oreilles; & enſuite avec le pinceau **E** on fait une embrocation ſur tout le viſage, la tête & le cou, de ce liniment **F**; & après, mettant de la poudre fine ſur toutes ces parties, il s'en forme une croûte ſur toute la ſuperficie. On met la tête dans ce linge G , fait en forme de coiffe de nuit qui a des cordons H H qu'on tire pour ferrer le cou , afin que toute la tête foit ainfi exactement enveloppée.

On emplit de poudre & d'étoupes la poitrine & le ventre qui pour lors ne font plus qu'une grande cavité; car, levant les entrailles , on a ôté le diaphragme qui les féparoit l'une de l'autre. On ne doit point ici épargner les poudres, il faut qu'elles dominent : & les étoupes n'y font employées que pour les foutenir & les lier enfemble : on remet le fternum à fa place ; & après l'avoir couvert de la poudre fine , dont on fait entrer entre les côtes & les tégumens, on fait une future avec l'aiguille I, enfilée du cordonnet K, depuis le cou jufqu'aux os pubis , & une autre tranfverfale depuis une des parties lombaires jufqu'à l'autre.

On fait au bras avec ce fcalpel L , quatre grandes taillades de la longueur d'un demi-pied chacune , & profondes jufqu'à l'os , & autant à l'avant-bras, qu'on lave avec de l'efprit de vin , & qu'on emplit de la poudre odorante; on couvre le bras du liniment avec le même pinceau, & on le faupoudre du même baume qui s'y attache aifément à caufe du liniment : on prend la bande M, avec laquelle on commence par la main , qu'on bande par des circonvolutions fort ferrées , jufqu'à l'épaule où doit finir la bande. Pendant que le Chirurgien accommode ainfi un bras, il fait faire la même chofe à l'autre par un ferviteur, qui avec la bande N l'enveloppe comme il voit faire à l'Opérateur.

La même manœuvre fe fait aux cuiffes & aux jambes, excepté que les incifions s'y font plus longues, plus profondes & en plus grande quantité qu'aux bras; ces parties ainfi tailladées reffemblent aux haut-de-chauffes des Suiffes. Après avoir été imbibées d'efprit de vin, on les emplit de poudres aromatiques. Le liniment pofé & les poudres par-deſſus, l'Opérateur applique la bande à une cuiſſe, pendant qu'un ſerviteur met la bande P à l'autre. Ces deux bandes commencent aux pieds & finiſſent aux aînes.

On retourne le cadavre pour faire de pareilles inciſions au dos, à l'endroit des reins, & aux feſſes; & ſi le ſujet étoit gras, on en feroit tout autour du ventre & de la poitrine. Les lotions, les embrocations & l'application des poudres étant faites avec la bande Q qui eſt fort large & très-longue, en commençant par le bas du ventre, on enveloppe ſi exactement le corps, qu'il n'y a pas une ſeule partie qui ne ſoit couverte.

Le corps ainſi emmailloté, on le poſe ſur la toile cirée R, dans laquelle on l'enferme tout entier, en la coupant de maniere qu'elle puiſſe l'embraſſer de toutes parts ſans faire aucun pli; & avec la ficelle S, qui doit avoir dix ou douze aunes de long, on commence à la ſerrer à l'endroit du cou, pour former la figure de la tête, afin qu'elle puiſſe s'accommoder à celle du cercueil; on continue pluſieurs tours autour du corps de demi-pied en demipied, de maniere qu'il doit être ſerré fortement, comme un ballot qu'on voudroit mettre au Meſſager.

On l'enſevelit enſuite dans un linceul dont on noue avec un cordon les deux bouts aux deux extrémités du corps, en ſorte que le linceul ait une poignée à chacune de ſes extrémités; on fait approcher le cercueil T de la table où eſt le corps; & ſi c'eſt une perſonne du Sang Royal, ſa Dame d'honneur prend une poignée du linceul qui eſt du côté de la tête, & ſa Dame d'atour celle qui eſt du côté des pieds, & elles la mettent dans le cercueil, comme étant du devoir de leur charge de lui rendre ce dernier ſervice.

Si le Chirurgien a des poudres balſamiques de reſte, il les répand dans le cercueil, & il en remplit les vides avec des paquets de plantes aromatiques qu'il doit avoir préparées à cet effet ; enfuite de quoi le Plombier met le deffus du cercueil, qu'il foude tout autour le plus proprement & le plus exactement que faire fe peut.

Embaumement du cœur.   Pendant qu'on travaille à fouder le cercueil, le Chirurgien embaume le cœur. Il le prend dans la porcelaine où il l'avoit mis, il le lave plufieurs fois avec de l'efprit de vin, il emplit les ventricules de ce vifcere avec de la poudre balfamique la plus fine qu'il a gardée exprès, & il l'enfevelit dans un morceau de toile cirée : après avoir encore mis de cette poudre dans la toile pour envelopper tout le cœur, il le lie & le ferre avec de la petite ficelle, donnant à ce petit paquet la figure d'un cœur ; puis, le mettant dans cette moitié de boîte de plomb V, il le recouvre de cette autre moitié X, & il fait fouder enfemble ces deux moitiés par le Plombier en fa préfence, dans toute la circonférence de la boîte.

Le cercueil étant foudé, on le met fur deux tréteaux au milieu de la chambre, & on le couvre d'un drap mortuaire. On met deffus le cercueil la boîte qui renferme le cœur qu'on couvre d'un crêpe, & on les laiffe là l'un & l'autre, jufqu'à ce qu'on les emporte dans les fépultures qui leur font deftinées.

Embaumement de quelques Anciens.   Quelques Anciens ont prétendu avoir inventé une maniere d'embaumement préférable aux autres, qui étoit d'ôter généralement toutes les chairs, en ne laiffant que la peau & les os, & de fubftituer à leur place des poudres & drogues aromatiques : mais en ufer ainfi, ce n'eft pas préferver un corps de la pourriture, c'eft feulement conferver la peau & le fquelette.

De plufieurs Modernes.   Il y a des Modernes qui propofent des manieres plus faciles. Il y en a de plufieurs efpeces dont M. Penicher a rempli fon Livre, c'eft pourquoi je ne vous les rapporterai pas. Je me contenterai de vous dire que l'histoire de l'embaumement que je viens de vous faire, est celui que j'ai pratiqué sur Mesdames les Dauphines, & sur plusieurs personnes de la premiere qualité, étant celui que je crois le meilleur de tous.

J'ai oui dire qu'anciennement on faisoit des sépulcres de plâtre, au milieu desquels on mettoit le corps qu'on couvroit aussi de plâtre ; que dans ces sortes de sépultures les corps s'y conservent long-temps sans jeter aucune mauvaise odeur, parce que le salpêtre qui est dans le plâtre résiste à la pourriture, & que le plâtre, en s'imbibant des sérosités puantes qui sortent du corps, empêche les mauvaises exhalaisons. _{Conservation des corps par le plâtre.}

Ce fait doit faire naître la pensée de le mettre en usage, & voici comme je crois qu'il s'y faut prendre : c'est de faire faire un cercueil de plomb ou de bois de grandeur proportionnée au corps ; & y ayant mis ce corps tout nud, on aura trois ou quatre augées de plâtre passées au sas, qui, après avoir été gâchées, feront versées aussi-tôt dans le cercueil, de maniere qu'y en ayant mis jusqu'au bord, le corps soit tout enfermé dans le plâtre ; par ce moyen on peut garder un corps plusieurs jours au logis, & on peut le laisser dans les caves où on met les morts, sans craindre la puanteur. A mon avis, on ne peut faire un embaumement plus aisé & à moins de frais. _{Maniere d'en faire.}

On parle aussi de l'embaumement que certaines terres sablonneuses, où l'air seul fait conserver des corps qui y restent exposés. On voit, par exemple, dans la cave des Cordeliers de Toulouse, plusieurs cadavres d'hommes & de femmes, qui s'y font conservés en leur entier depuis trois ou quatre siecles, par la vertu des exhalaisons qui ayant pénétré un temps ces corps, en auront fixé les parties molles ou liquides, & comme pétrifié les parties

charnues & osseuses ; ce qu'on peut expliquer en
supposant qu'une quantité de corpuscules salins &
roides se feront insinués dans les pores de toutes
ces parties, qui par la forte compression de ces petits coins étant resserrées en un volume beaucoup
moindre que le naturel, compose avec eux des
masses très-dures, capables de résister aux injures
du temps, & de retenir la forme & la grosseur hu-
maine, parce que la place que les humeurs & les
chairs ont abandonnée en diminuant de leur di-
mension, se trouve justement remplie par la multitude de ces atômes coagulans & pétrifiques.

Au reste, la longue durée des corps embaumés
dépend non seulement de la bonté des drogues
qu'on y emploie, mais encore de la qualité des sujets ; car il y en a de si pénétrés de graisse & d'autres sucs pourrissans, caustiques & fermentatifs, qu'ils
surmontent en peu d'années toute la force des meilleurs baumes ; au lieu que d'autres naturellement
plus secs, & imbibés de liqueurs plus balsamiques,
comme les corps des personnes qui auront mené
une vie plus tempérée & plus frugale, se préserve-
ront eux-mêmes de corruption, & leurs fibres ces-
sant d'être amollies par l'humide radical & atténuées
par le feu naturel, se roidiront par des contractions
spontanées, & se fortifieront de plus en plus contre
les agens extérieurs ; en sorte que pour les garantir
de la pourriture, on ne sera pas obligé de les embaumer avec tant de soin.

Par le récit que je viens de vous faire de l'embaumement en général, vous pouvez juger lequel
des deux y doit présider, ou du Chirurgien ou de
l'Apothicaire : c'est le premier qui fait tout ce qu'il
y a à faire, & qui travaille immédiatement sur le
corps humain, & l'autre ne fait que pulvériser des
plantes & des gommes. Dans les consultations sur
les maladies Chirurgicales, les Chirurgiens signent
les Ordonnances conjointement avec les Médecins,

& les Apothicaires ne font que les exécuter; les rapports & les relations des ouvertures des corps font fignés des Médecins & des Chirurgiens, & jamais des Apothicaires. On remarque que dans les états des Maifons Royales, les Médecins font enregiftrés les premiers, puis les Chirurgiens, & enfuite les Apothicaires. Enfin le Roi voulant donner des gratifications aux Officiers de Madame la Ducheffe de Bourgogne, qui l'avoient été querir au Pont de Beauvoifin, il mit de fa main fur l'état qui lui en fut préfenté, pour M. Bourdelot, Médecin, mille écus; pour moi, Chirurgien, quinze cents livres, pour M. Riqueur, Apothicaire, mille livres. Et après toutes ces marques de diftinction & de préférence, comment les Apothicaires peuvent-ils pretendre difputer le pas aux Chirurgiens? Permis à eux de fe repaître de cette bonne opinion d'eux-mêmes qui ne fait aucun tort à la Chirurgie, puifqu'ils font les feuls de ce fentiment.

Nous voilà, MESSIEURS, parvenus à la fin du Cours d'Opérations que je m'étois propofé de vous faire; j'ai tâché de n'oublier aucune de celles que la Chirurgie eft obligé de faire pour la confervation du corps humain. Je l'ai pris dès le moment de fa naiffance, en commençant par enfeigner la maniere de faire la ligature de l'ombilic, qui eft la premiere opération qu'il eft obligé de fouffrir auffi-tôt qu'il voit le jour; enfuite, parcourant toutes les parties de fon corps, en vous faifant voir les operations que chacune d'elles demande, & finiffant par l'ouverture de fon corps & par l'embaumement, vous voyez que je ne l'ai point quitté qu'il n'ait été enfermé dans le tombeau.

Conclufion.

F I N.

TABLE
ALPHABÉTIQUE
DES MATIERES.

La Lettre R indique les Matieres contenues dans les Remarques.

A

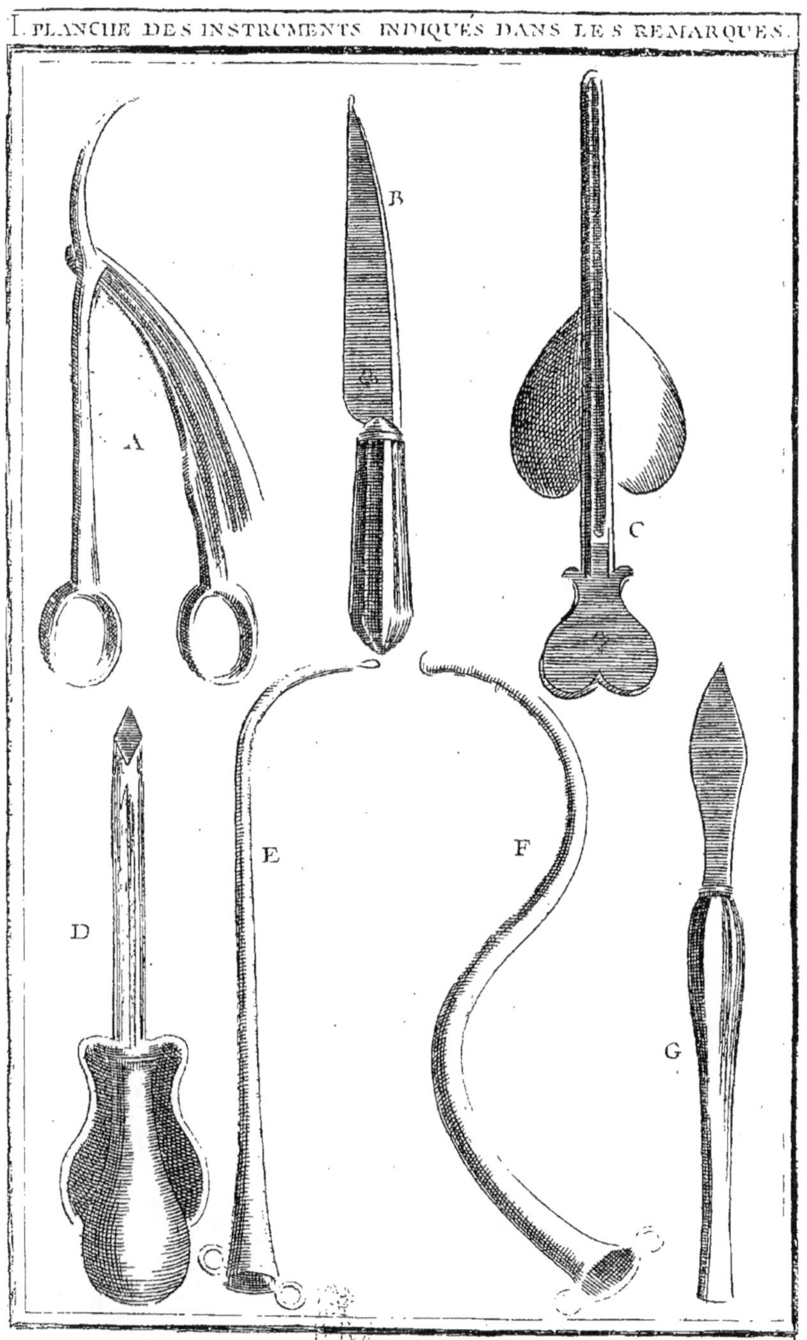
A
B
C
D
E
F
G

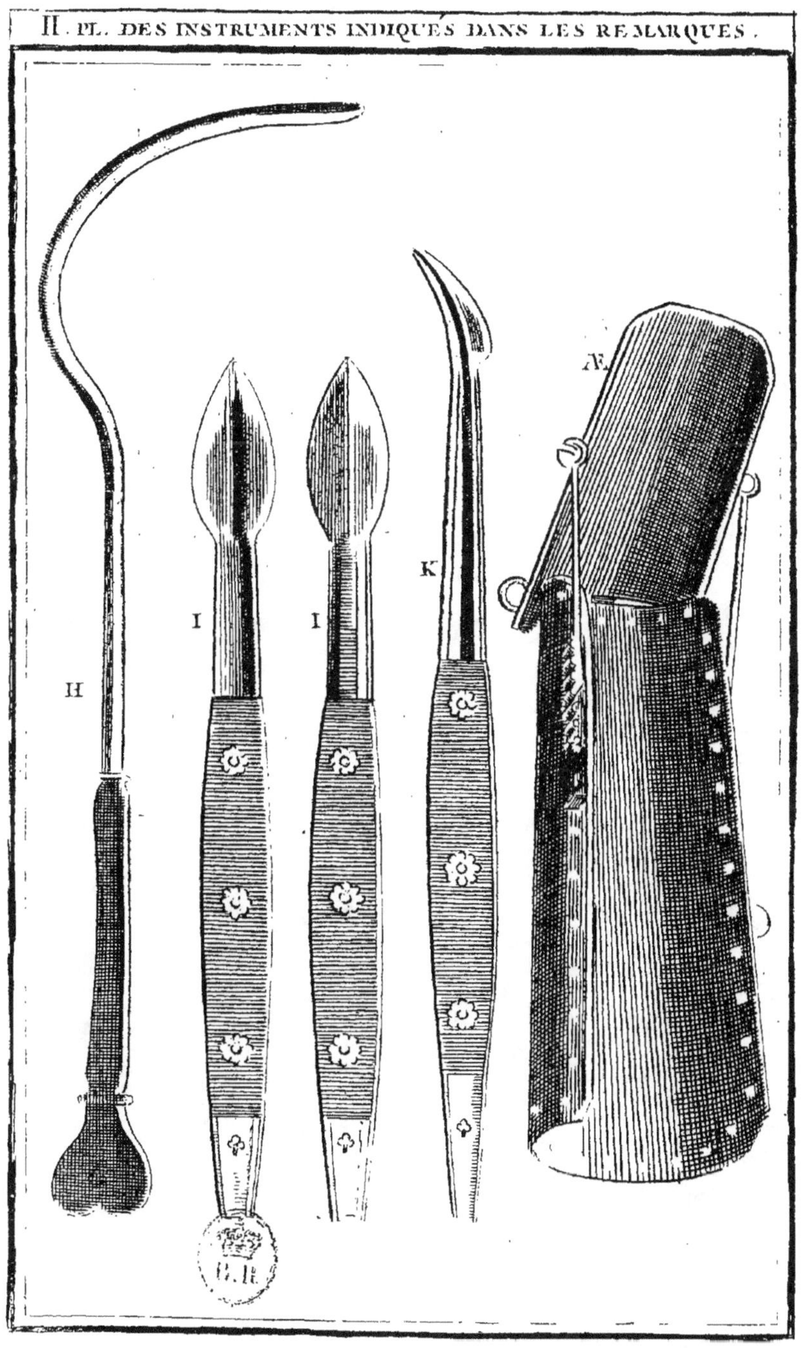

III. PL. DES INSTRUMENTS INDIQUÈS DANS LES REMARQUES.

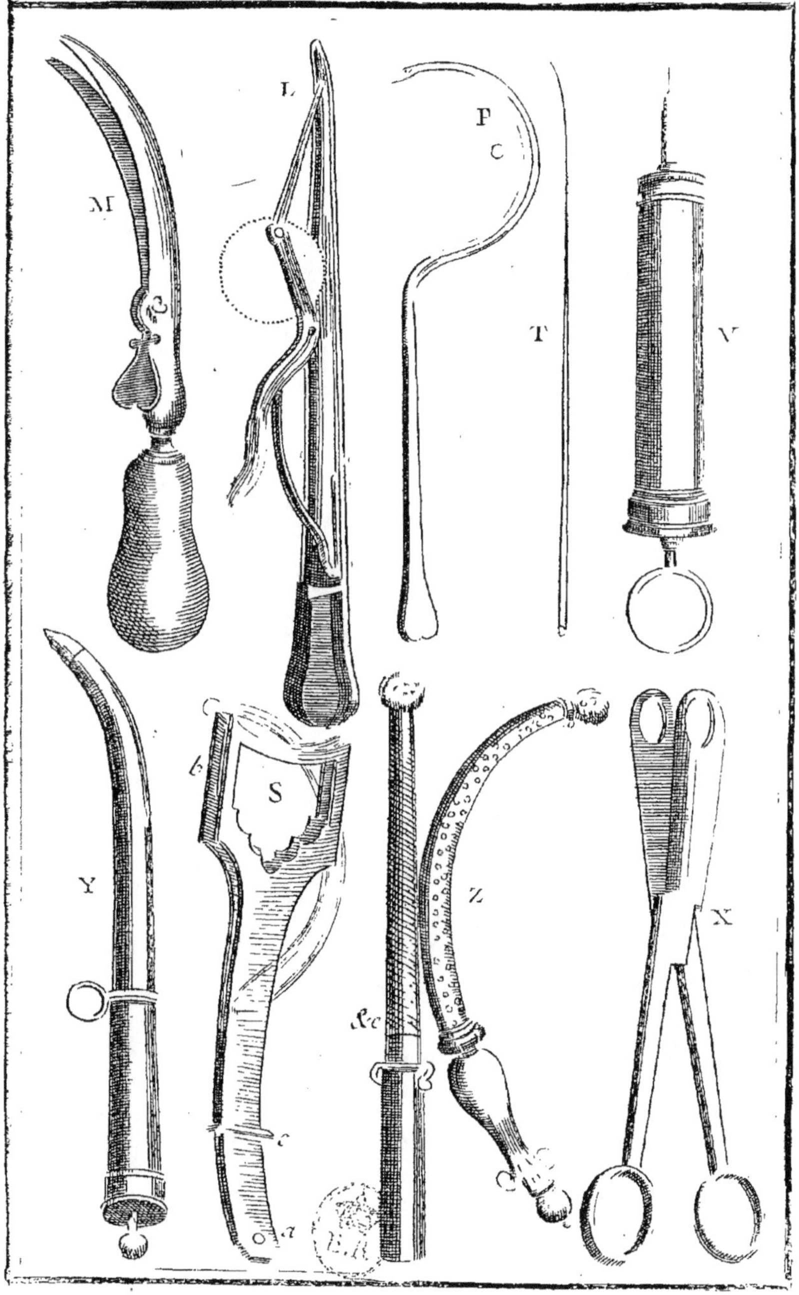

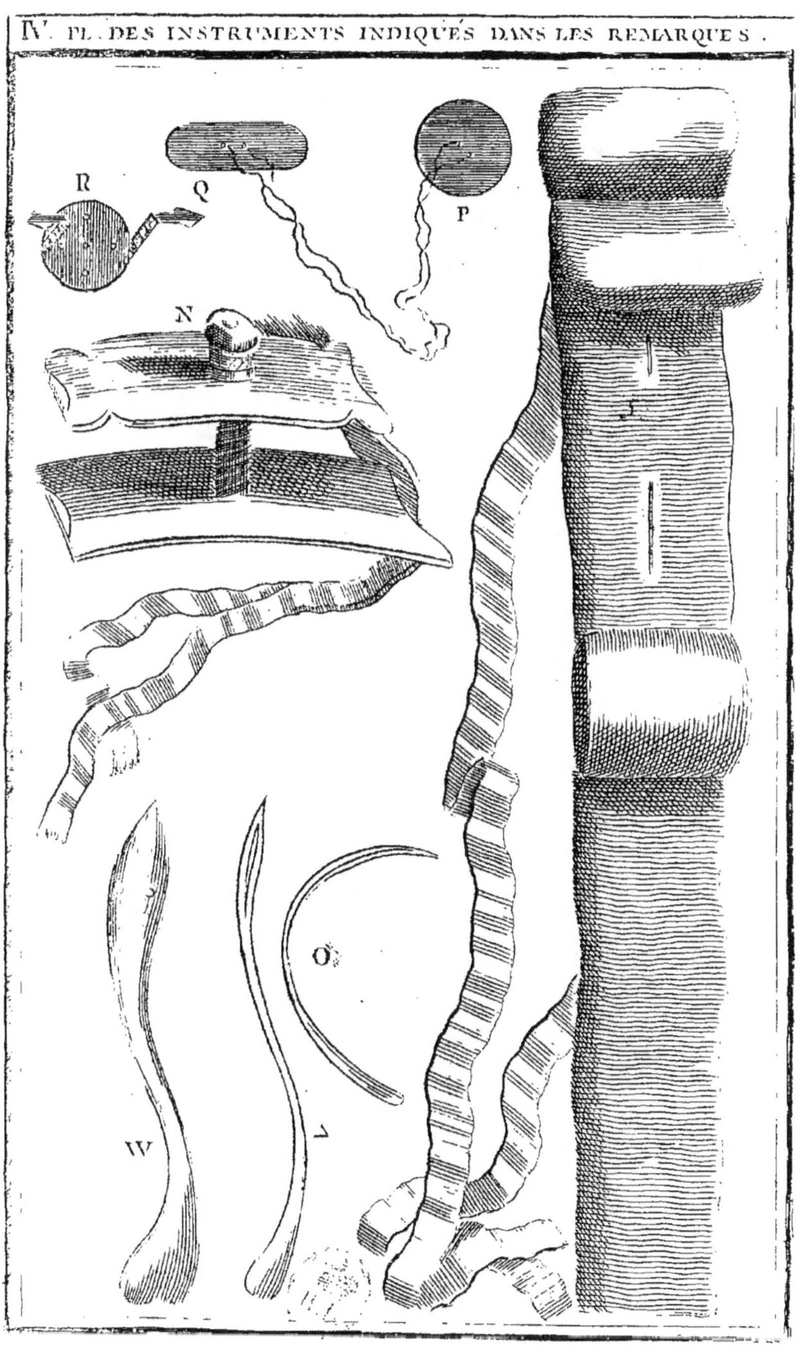
R
Q
P
N
O
W
V

Kkk

Kkk ij

B

D

I.

K.

L.

M.

O.

P.

Speculum

Y

Fin de la Table des Matieres.

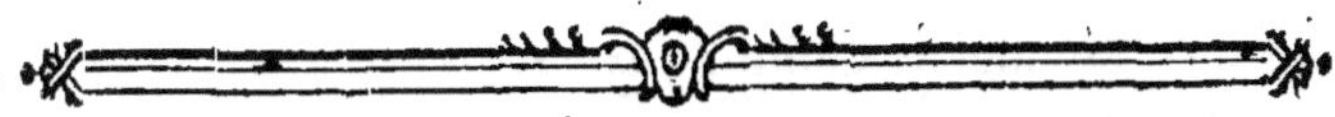

EXTRAIT
DU CATALOGUE

DES LIVRES DE MÉDECINE, ANATOMIE, CHIRURGIE, HISTOIRE NATURELLE, BOTANIQUE, PHARMACIE, CHIMIE, &c.

Qui se trouvent chez MÉQUIGNON l'aîné, Libraire, rue des Cordeliers, près des Ecoles de Chirurgie.

Albini Historia Musculorum Hominis, *in-4. fig.* 16 l.
   De Sceleto humano Liber, *in-4.* 12 l.
   Tabulæ Ossium humanorum, *in-fol.* C. Max.
   Explicatio Tabularum Anatomicarum Barth. Eustachii, *in-fol.* C. Max.
Allen, Abrégé de toute la Médecine-Pratique, *in-12.* 7 vol. 21 l.
Amand, Observations sur la pratique des accouchemens, *in-8. br* 3 l.
Aphorismes de Chirurgie, commentés par *Van-Swieten*, traduits & enrichis de notes par M. *Louis*, 7 vol. *in-12.* 21 l.
Aquapendente, (Fab. ab.) Opera omnia Anatomica & Physiologica, *in fol. fig.* 36 l.
   Opera Chirurgica, *in-fol. fig.* 16 l.
Astruc, de Morbis Venereis libri IX, *in-4. 2 vol.* 18 l.
   Le même Ouvrage en françois, quatrieme édition, revue & augmentée de notes & de remarques par M. *Louis*, 4 *vol. in-12.* 12 l.
   Traité des tumeurs, *in-12. 2 vol.* 6 l.
   Traité des Maladies des femmes, *in 12.* 7 vol. 17 l. 10 s.
Aubry, les Oracles de Cos, *in 8.* 6 l.
Baglivi Opera omnia Medico - Practica & Anatomica, *in 4.* 12 l.
Ballonii Opera Medica, *in-4.* 4 *vol.* 36 l.
Barbaud, Traité des Accouchemens, *in-12. 2 vol.* 6 l.
Bartholini (Thomæ) Anatomia, *in-8. fig.* 9 l.
Baudelocque, l'Art des Accouchemens, *in-8. 2 vol. fig.* 12 l.

Baumé, Manuel de Chimie, *in-12.* 3 l.

    Elémens de Pharmacie, *in-8. fig.* 7 l.

    Chimie expérimentale & raisonnée, 3 *vol. in-8. fig.* 18 l.

Beauchéne, de l'influence des Affections de l'Ame dans les Maladies nerveufes des Femmes, *in-8. br.* 2 l. 8 f.

Bertin, Traité d'Oftéologie, 4 *vol. in-12. fig.* 12 l.

Bertrandi, Opérations de Chirurgie, *in-8. fig.* 6 l.

Bidloo, Anatomia Corporum humanorum, *in-fol. C. Max* 120 l.

Boerhaavii (Herman.) Aphorifmi de cognofcendis & curandis morbis, *in-12.* 3 l.

    Iidem, cum Commentario Ger. Van-Swieten, *in-4.* 5 *vol.* 60 l.

Bomare, Dictionnaire d'Hiftoire naturelle, *in-4. 6 vol.* 72 l.

    Le même, *in 8. 9 vol.* 54 l.

Bordenave, Effais de Phyfiologie, *in-12.* 2 *vol. br.* 4 l. 10 f.

Bordeu, Recherches fur le pouls, *in-12. 4. vol.* 10 l.

    Les Tomes 3 & 4 féparément. 5 l.

Bourdet, l'Art du Dentifte, *in-12. 2 vol.* 6 l.

Bourru, l'Art de fe traiter foi-même dans les Maladies vénériennes, *in-8.* 9 l.

Buchan, Médecine domeftique, traduite par Duplanil, 5 *vol. in 8.* 30 l.

Burton, Syftême complet de l'Art des Accouchemens, 2 *vol. in-8. fig.* 14 l.

Caftelli Lexicon Medicum Græco-Latinum, *in-4.* 15 l.

Chabert, Obfervat. de Chirurgie pratique, *in-12.* 2 l. 10 f.

    Chirurgie complette, fuivant le fyftême des Modernes, *in-12. 2 vol.* 6 liv.

Chomel, Abrégé de l'Hiftoire des Plantes ufuelles, *in-8.* 6 l.

Chopart & *Default*, Traité des Maladies Chirurgicales & des Opérations qui leur conviennent, 2 *vol. in-8. br.* 6 l. 10 f.

    Le Tome II fe vend féparément, 3 l. 5 f.

Col de Villars, Cours complet de Chirurgie, *in-12 6 vol.* 25 l.

Cornaro, De la fobriété & de fes avantages, *in-12.* 2 l. 8 f.

Cowper, Anatomia corporum humanorum, cxx. Tabulis ad vivum exprefforum, *in-fol. C. Max.* 60 l.

Davach de la Riviere, Miroir des Urines, *in-12.* 2 l. 10 f.

Dazille, Obfervations fur les maladies des Negres, *in-8. br.* 3 l. 12 f.

Deleurye, Traité des Accouchemens, nouvelle édition, *in-8.* 6 l.

Deidier, Traité des Tumeurs contre nature, *in-12.* 3 l.

Default. Voyez *Chopart.*

Deshaies-Gendron, Traité des maladies des yeux, *in-12.* 2 *vol.* 6 l.

(3)

Devaux , l'Art de faire les rapports en Chirurgie , *in*-12.
                                        3 l.

Deventer , Observations sur le manuel des Accouchemens ,
    in-4. *fig.*   10 .

Dictionnaire d'Anatomie & de Physiologie, *in*-8. 2 *vol.* 15 l.
        de Santé , *in*-8. 2 *vol.*   10 l.

        de Chirurgie , Tome III du précédent , *in*-8.   5 l.

        Vétérinaire, *in*-8. 6 *vol. fig.*   24 l.

Diemerbroeck , Anatomia corporis humani , *in*-4. *fig.*   9 l.

Dionis , Opérations de Chirurgie , 8e édition , *in*-8.   8 l.
        Les mêmes , *reliées en deux volumes.*   9 l.

Doublet , Mémoire sur les maladies vénériennes des enfans
    nouveaux-nés , *in*-12. *br.*   1 l. 4 s.

Duchanoy , l'Art d'imiter les Eaux Minérales , *in*-12.   3 l.
    Usage des Narcotiques dans les Fievres intermitten-
    tes , *in*-12. *br.*   15 sols.

Dujardin , Histoire de la Chirurgie , continuée par M.
    Peyrilhe , 2 *vol. in*-4.   28 l.

Eustachii Tabulæ Anatomicæ , cum explicatione Albini ,
    in-fol.   36 l.

Fabre . Traité des maladies vénériennes , *in*-8. *avec le sup-
    plément.*   7 l. 4 s.

Ferrein , Elémens de Chirurgie-Pratique , *in*-12.   3 l. 12
      Cours de Médecine-Pratique , *in*-12. 3 *vol.*   9 l.

      Cours de Matiere médicale , *in*-12. 3 *vol.*   9 l.

Formules Médicinales des Hôpitaux de Paris , *in*-12.   3 l.
      De l'Hôpital de Lyon , *in*-12.   3 l.

Foujols , Avis au Peuple sur les Hernies ou Descentes ,
    in-12. *br.*   1 l. 16 s.

Freind , Emménologie , *in*-12.   2 l. 10 s.
    Histoire de la Médecine , *in*-4.   18 l.

Garangeot , Opérations de Chirurgie , *in*-12. 3 *vol. fig.* 9 l.

Gardanne , Recherches sur les maladies vénériennes , *in*-8.
                                       4 l.

Gastellier , de la Fievre miliaire des femmes en couches ,
    in-8. *br.*   2 l.

Gaubius , l'Art de dresser les Formules , *in*-12.   3 l.
      Pathologie , traduite par M. Sue le jeune , *in*-12. 3 l.

Geoffroy , Matiere Médicale , *in*-12. 17 *vol.*   50 l.

Girard , Lupiologie , ou Traité des Loupes , *in*-12.   3 l.

Gorter (Jos. *de*) Medicinæ Compendium , *in*-4. 2 *vol.* 18 l.
      Chirurgia repurgata , *in*-4.   12 l.

Goulard , Œuvres de Chirurgie . *in*-12 , 2 *vol.*   5 l.

Haller (Alb. *de*) , Primæ Lineæ Physiologiæ , *in*-12.   3 l.
      Elementa Physiologiæ , *in*-4. 8 *vol.*   96 l.

      Disputationes Chirurgicæ , *in*-4. 5 *vol.*   60 l.

      Opera minora , *in*-4. 3 *vol.*   36 l.

(4)

Levret , l'Art des Accouchemens , *in-8. fig.*   6 l.
    Accouchemens laborieux , *in 8. fig.*   6 l.
    Avis aux meres qui veulent allaiter leurs enfans ,
    in-8. br.   2 l. 8 f.
Lieutaud , Précis de Médecine pratique , *in-8. 2 vol.*   10 l.
    Précis de Matiere médicale , *in 8. 2 vol.*   11 l.
    Essais Anatomiques , *in-8. 2 vol. fig.*   9 l.
Lorry , Traité des Alimens , *2 vol. in 12.*   6 l.
    De Melancoliâ & de Morbis melancolicis , *in 8.*
    2 vol.   10 l.
    De Morbis cutaneis , *in 4.*   14 l.
Macquer , Dictionnaire de Chimie , *in-8. 4 vol.*   20 l.
    Le même Ouvrage , *in 4. 2 vol. belle édition.*   30 l.
Magny , Mémoire sur le Rakitis , *in-8. br.*   3 l.
Martin , Traité de la Phlébotomie & de l'Artériotomie ,
    in 12.   2 l. 10 f.
    Traité du lait & de son usage , *in-12.*   2 l.
Mauriceau , Traité des Accouchemens , *in-4. 2 vol.*   18 l.
    Le Tome II séparément.   9 l.
Mazars de Cazeles , Mémoire sur l'Electricité médicale ,
    in 8. br.   18 f.
Mémoires de l'Académie de Chirurgie , *in-4. 5 vol. fig.* 70 l.
    Les mêmes , *in 12. 15 vol. fig.*   45 l.
Prix de la même Académie , *in 4. 5 vol.*   50 l.
    Les mêmes , *in-12. 13 vol.*   32 l. 10 f.
Morgagni , de Sedibus & Causis Morborum , édition de
    Lausanne , *in-4. 3 vol.*   30 l.
    Idem , édition de Naples , *in 4. 2 vol.*   24 l.
    Idem , édition de Louvain , *in-4. 2 vol.*   28 l.
Pallas , Observations sur la formation des Montagnes ,
    in 12. br.   1 l. 4 f.
Petit (J. Louis) , Maladies des Os , avec le Discours Histo-
    rique de M. Louis , *in-12. 2 vol. fig.*   6 l.
    Maladies Chirurgicales & Opérations qui leur
    conviennent , *in-8. 3 vol.*   20 l. 4 f.
Petit (Ant.) , Mémoire sur le mécanisme & la cause de
    l'Accouchement , *in-8.*   6 l.
Portal , Précis de Chirurgie , *in-8. 2 vol. fig.*   16 l.
Pott (Percival) , Œuvres Chirurgicales , *in-8. 2 vol.*   12 l.
Quarin , Methodus medendarum Inflammationum , *in-12.*
    br.   2 l.
Quesnay , Traité de la Suppuration , *in-12.*   3 l. 12 f.
    de la Gangrene , *in 12.*   2 l. 10 f.
    de la Saignée , *in 12.*   3 l. 10 f.
    des Fievres , *in 12. 2 vol.*   6 l.
    Economie animale , *in 12. 3 vol. fig.*   10 l.
Ravaton , Pratique moderne de la Chirurgie , édition don-
    née par M. Sue , *in 12. 4 vol. fig.*   12 l.

Raulin, Instructions succintes sur les accouchemens, *in* 12. fig.   2 l.

    Maladies des femmes en couches, *in* 12.   2 l. 10 f.

Retz, Météorologie appliquée à la Médecine, *in* 8. *fig. br.*   3 l. 12 f.

Roederer, Elémens de l'Art des Accouchemens, *in* 8. *fig.*   6 liv.

Rosen, Traité des maladies des enfans, *in*-8.   6 l.

Roussel, Systême physique & moral de la femme, *in*-12.   3 l.

Sabatier, Traité complet d'Anatomie, *in*-8. 3 *vol.*   13 l. 10 f.

Senac, Traité de la structure du cœur, de son action & de ses maladies, *in*-4. 2 *vol. fig.*   36 l.

    Maladies du cœur, *in*-12. 2 *vol.*   6 l.

Smellie, Théorie & pratique des Accouchemens, *in*-8. 4 *vol. fig.*   21 l.

Sue, Dictionnaire de Chirurgie, *in* 8. *fig.*   5 l.

    Elémens de Chirurgie, latin françois, *in* 8.   5 l.

    Les mêmes, françois seulement, *in* 8.   3 l.

Sydenham, Médecine pratique, trad. par Jault, *in* 8.   7 l.

Tissot, Avis au Peuple sur sa santé, *in*-12.   3 l.

    De la santé des Gens de Lettres, *in* 12.   2 l.

    Essai sur les Maladies des Gens du monde, *in* 12.   2 l. 10 f.

    L'Onanisme, Dissertation sur les Maladies produites par la Masturbation, *in*-12.   2 l. 10 f.

    Maladies des Nerfs, *in* 12. 5 *vol.*   12 l. 10 f.

    Traité de l'Epilepsie, *faisant le Tome* 5, *séparément.*   3 l.

Van-Swieten, Maladies des armées, *in*-12. *p. f.*   2 l.

    Commentaria in Herm. Boerhaave Aphorismos de cognoscendis & curandis morbis, *in* 4. 5 *vol.*   60 l.

Whyte (Charles), Avis aux femmes enceintes & en couches, *in*-12. *fig.*   3 l.

Whytt (Robert), Traité des Vapeurs, Maladies nerveuses, Hypocondriaques & Hystériques, *in*-12. 2 *vol.* 6 l.

Winslow, Anatomie du corps humain, *in*-12. 4 *vol. fig.* 12 l.

Zimmermann, De l'Expérience en Médecine, *in*-12. 3 *vol.*   9 l.

    Traité de la Dyssenterie, *in*-12.   2 l. 10 f.

On trouve chez le même Libraire un assortiment très-ample d'autres Livres de Médecine & de Chirurgie tant anciens que modernes, de France & des Pays étrangers.

APPROBATIONS.

J'AI examiné, par ordre de Monseigneur le Garde des Sceaux, LE COURS D'OPÉRATIONS, &c. par feu M. DIONIS, avec des REMARQUES, &c. La méthode facile, l'étendue ménagée, & la clarté de cet Ouvrage, déjà plusieurs fois approuvé, l'ont toujours fait estimer également utile pour conduire les commençans, & pour servir de répertoire général aux habiles. Les Remarques judicieuses ajoutées à cette Edition, en augmentent considérablement l'utilité par les éclaircissemens, les avis & les exemples qu'elles renferment, ce qui m'a fait juger le tout très-digne d'être imprimé. A Paris, le 31 Décembre 1735. *Signé*, WINSLOW.

J'AI lu, par ordre de Monseigneur le Chancelier, LE COURS D'OPÉRATIONS, &c. par feu M. DIONIS, avec des REMARQUES par M. DE LA FAYE. Ce Livre excellent par lui-même, se trouve considérablement enrichi par les Notes qui y sont jointes, & le tout ensemble fait un Ouvrage très-digne d'être imprimé. A Paris, ce 4 Juillet 1756. *Signé*, MORAND, Censeur Royal.

J'AI lu, par ordre de Monseigneur le Chancelier, *le Cours d'Opérations*, *&c.* par feu M. DIONIS, avec des Remarques par M. DE LA FAYE. Cet Ouvrage excellent dans son principe, a été enrichi par des Notes très-utiles & très-importantes, qui le rendent très-digne d'être réimprimé, persuadé que le public le recevra toujours avec plaisir. A Paris, ce 8 Mars 1763, *Signé*, SUE, Censeur Royal.

J'AI lu, par ordre de Monseigneur le Vice-Chancelier, *le Cours d'Opérations de Chirurgie, démontrées au Jardin Royal*, par M. DIONIS. Malgré les progrès que la Chirurgie a faits depuis que l'Auteur a écrit ce Traité d'Opérations, on n'a pas cessé de l'estimer, parce qu'il contient les fruits précieux d'une expérience de cinquante années, par un Praticien éclairé, & la plupart des principes défectueux sont corrigés par les remarques judicieuses & utiles de l'Editeur. Je crois en conséquence qu'on peut en permettre la réimpression A Paris, le 11 Septembre 1765. *Signé*, LOUIS, Censeur Royal.

PRIVILEGE DU ROI.

LOUIS, PAR LA GRACE DE DIEU, ROI DE FRANCE ET DE NAVARRE : A nos amés & féaux Conseillers, les Gens tenant nos Cours de Parlement, Maîtres des Requêtes ordinaires de notre Hôtel, Grand-Conseil, Prévôt de Paris, Baillifs, Sénéchaux, leurs Lieutenans Civils, & autres nos Justiciers qu'il appartiendra : SALUT. Notre bien amé le sieur MOUTARD, Libraire, Nous a fait exposer qu'il désireroit faire réimprimer & donner au Public un Ouvrage intitulé : *Opérations de Chirurgie* de DIONIS, par LA FAYE, s'il nous plaisoit de lui accorder nos Lettres de Privilége à ce nécessaires. A CES CAUSES, voulant favorablement traiter l'Exposant, nous lui avons permis & permettons de faire imprimer ledit Ouvrage autant de fois que bon lui semblera, & de le vendre, faire vendre par-tout notre Royaume pendant le temps de quinze années consécutives, à compter du jour de la date des présentes. FAISONS défenses à tous Imprimeurs, Libraires & autres personnes de quelque qualité & condition qu'elles soient, d'en introduire d'impression étrangere dans aucun lieu de notre obéissance ; comme aussi d'imprimer ou faire imprimer, vendre, faire vendre, débiter ni contrefaire ledit Ouvrage sous quelque prétexte que ce puisse être, sans la permission expresse & par écrit dudit Exposant, ou de celui qui le représentera, à peine de saisie & de confiscation des exemplaires contrefaits, de six mille livres d'amende, qui ne pourra être modérée, pour la premiere fois, de pareille amende & de déchéance d'état en cas de récidive, & de tous dépens, dommages & intérêts, conformément à l'Arrêt du Conseil du 30 Août 1777, concernant les contrefaçons. A la charge que ces Présentes seront enregistrées tout au long sur le Registre de la Communauté des Imprimeurs & Libraires de Paris, dans trois mois de la date d'icelles ; que l'impression dudit Ouvrage sera faite dans notre Royaume & non ailleurs, en beau papier & beaux caracteres, conformément aux Réglemens de la Librairie, à peine de déchéance du présent Privilége ; qu'avant de l'exposer en vente, le Manuscrit qui aura servi de copie à l'impression dudit Ouvrage, sera remis dans le même état où l'Approbation y aura été donnée, ès mains de notre très-cher & féal Chevalier, Garde des Sceaux de France, le sieur HUE DE MIROMESNIL ; qu'il en sera ensuite remis deux Exemplaires dans notre Bibliotheque publique, un dans celle de notre Château du Louvre, un dans celle de notre très-cher & féal Chevalier, Chancelier de France, le sieur DE MAUPEOU ; & un dans celle dudit sieur HUE DE MIROMESNIL. Le tout à peine de nullité des Présentes : du contenu desquelles vous mandons & enjoignons de faire jouir ledit Exposant & ses hoirs, pleinement & paisiblement, sans souffrir qu'il leur soit fait aucun trouble ou empêchement. Voulons que la copie des Présentes, qui sera imprimée tout au long au commencement ou à la fin dudit Ouvrage, soit tenue pour dûment signifiée, & qu'aux copies collationnées par l'un de nos amés & féaux Conseillers-Secrétaires, foi soit ajoutée comme à l'original. Commandons au premier notre Huissier ou Sergent sur ce requis, de faire, pour l'exécution d'icelles, tous actes requis & nécessaires, sans demander autre permission, & nonobstant clameur de Haro, Charte Normande, & Lettres à ce contraires : Car tel est notre plaisir. DONNÉ à Paris, le deuxieme jour de Juin, l'an de grace mil sept cent soixante dix neuf, & de notre Regne le cinquieme.

Par le Roi en son Conseil.

LE BEGUE.

Regiſtré ſur le Regiſtre XXI de la Chambre Royale & Syndicale des Libraires & Imprimeurs de Paris, fol. 124, conformément aux diſpoſitions énoncées dans le préſent Privilége dernier & définitif, & à la charge de remettre à ladite Chambre les huit exemplaires preſcrits par l'article CVIII du Réglement de 1723. A Paris, ce 31 Août 1779.

Signé, A. M. LOTTIN l'aîné, Syndic.

JE ſouſſigné, cede & tranſporte à M. MÉQUIGNON aîné, Libraire, tous mes droits au Privilége ci-deſſus, pour en jouir en toute propriété. A Paris, ce 7 Septembre 1780.

Signé, MOUTARD.

Regiſtrée la préſente Ceſſion ſur le Regiſtre XXI de la Chambre Royale & Syndicale des Libraires & Imprimeurs de Paris, N°. 519, fol. 286, conformément aux anciens Réglemens, confirmés par celui du 28 Février 1723. A Paris, ce 30 Octobre 1780. Signé, LECLERC, Syndic.